AF523806

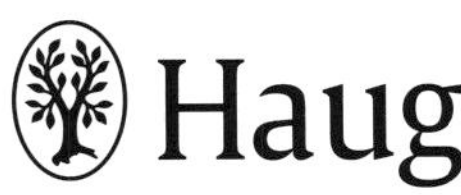
Haug

Heilpraktiker-Kolleg

Lernmodul 12:
Nervensystem

Jürgen Sengebusch

65 Abbildungen

Karl F. Haug Verlag · Stuttgart

Bibliografische Information der Deutschen Nationalbibliothek
Die Deutsche Nationalbibliothek verzeichnet diese Publikation in der Deutschen Nationalbibliografie; detaillierte bibliografische Daten sind im Internet über http://dnb.d-nb.de abrufbar.

Ihre Meinung ist uns wichtig! Bitte schreiben Sie uns unter:
www.thieme.de/service/feedback.html

Wichtiger Hinweis: Wie jede Wissenschaft ist die Medizin ständigen Entwicklungen unterworfen. Forschung und klinische Erfahrung erweitern unsere Erkenntnisse, insbesondere was Behandlung und medikamentöse Therapie anbelangt. Soweit in diesem Werk eine Dosierung oder eine Applikation erwähnt wird, darf der Leser zwar darauf vertrauen, dass Autoren, Herausgeber und Verlag große Sorgfalt darauf verwandt haben, dass diese Angabe **dem Wissensstand bei Fertigstellung des Werkes** entspricht.
Für Angaben über Dosierungsanweisungen und Applikationsformen kann vom Verlag jedoch keine Gewähr übernommen werden. **Jeder Benutzer ist angehalten**, durch sorgfältige Prüfung der Beipackzettel der verwendeten Präparate und gegebenenfalls nach Konsultation eines Spezialisten festzustellen, ob die dort gegebene Empfehlung für Dosierungen oder die Beachtung von Kontraindikationen gegenüber der Angabe in diesem Buch abweicht. Eine solche Prüfung ist besonders wichtig bei selten verwendeten Präparaten oder solchen, die neu auf den Markt gebracht worden sind. **Jede Dosierung oder Applikation erfolgt auf eigene Gefahr des Benutzers.** Autoren und Verlag appellieren an jeden Benutzer, ihm etwa auffallende Ungenauigkeiten dem Verlag mitzuteilen.

Karl F. Haug Verlag in Georg Thieme Verlag KG
Rüdigerstraße 14, 70469 Stuttgart, Germany
www.thieme.de

Printed in Germany

Zeichnungen: Christine Lackner, Ittlingen; Mit Übernahmen aus Schünke M, Schulte E, Schumacher U, Prometheus LernAtlas der Anatomie. Illustrationen von Voll M und Wesker K. 6. Aufl. Stuttgart: Thieme.
Covergestaltung: © Thieme
Layout: J. Böger/Thieme
Satz: L42 AG, Berlin
Druck: AZ Druck und Datentechnik GmbH, Kempten

DOI 10.1055/b000000708

ISBN 978-3-13-243981-8 1 2 3 4 5 6

Auch erhältlich als E-Book:
eISBN (PDF) 978-3-13-244138-5
eISBN (epub) 978-3-13-244139-2

Wo datenschutzrechtlich erforderlich, wurden die Namen und weitere Daten von Personen redaktionell verändert (Tarnnamen). Dies ist grundsätzlich der Fall bei Patienten, ihren Angehörigen und Freunden, z. T. auch bei weiteren Personen, die z. B. in die Behandlung von Patienten eingebunden sind. Eventuelle, personenbezogene Daten in den Fallbeispielen, Prüfungsdialogen, Vertiefungsfragen sind fiktiv. Die jeweilige Handlung ist frei erfunden.

Die abgebildeten Personen haben in keiner Weise etwas mit der Krankheit zu tun.

Thieme Publikationen streben nach einer fachlich korrekten und unmissverständlichen Sprache. Dabei lehnt Thieme jeden Sprachgebrauch ab, der Menschen beleidigt oder diskriminiert, beispielsweise aufgrund einer Herkunft, Behinderung oder eines Geschlechts. Thieme wendet sich zudem gleichermaßen an Menschen jeder Geschlechtsidentität. Die Thieme Rechtschreibkonvention nennt Autor*innen mittlerweile konkrete Beispiele, wie sie alle Lesenden gleichberechtigt ansprechen können. Die Ansprache aller Menschen ist ausdrücklich auch dort intendiert, wo im Text (etwa aus Gründen der Leseleichtigkeit, des Text-Umfangs oder des situativen Stil-Empfindens) z. B. nur ein generisches Maskulinum verwendet wird.

Herzlich Willkommen!

Ihr Ziel ist die Erlaubnis zum Ausüben der Heilkunde. Wir möchten Sie auf diesem Weg begleiten. Die Lernmodule des **Heilpraktiker-Kollegs** vermitteln Ihnen alle Kenntnisse, die Sie als Grundlage für diesen Beruf und für das Bestehen der amtsärztlichen Überprüfung benötigen.
Auf dieser Seite geben wir Ihnen eine Einführung in die didaktischen Elemente der einzelnen Lernmodule, damit Sie mit dem HP-Kolleg optimal lernen können. **Viel Erfolg!**

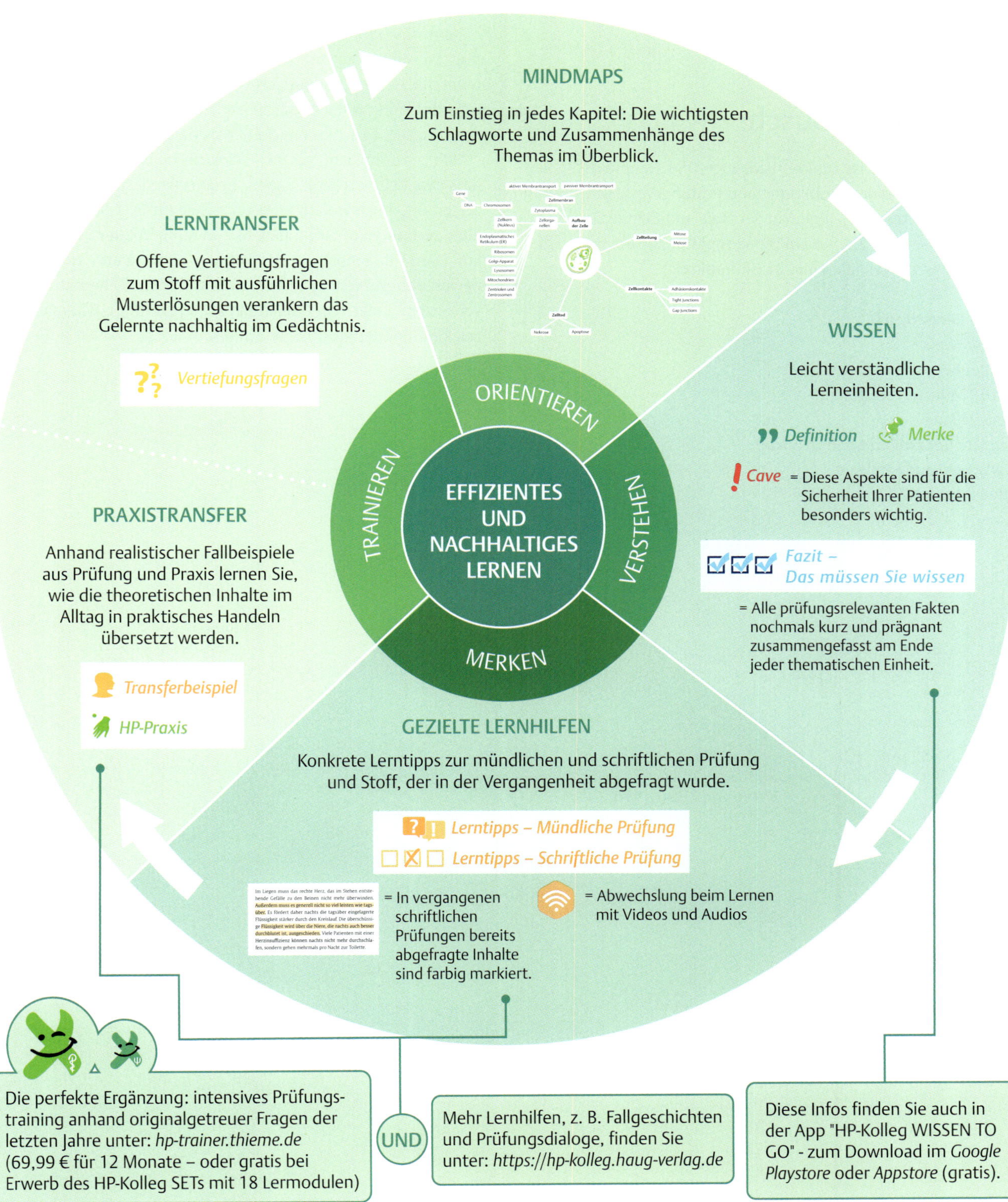

Die perfekte Ergänzung: intensives Prüfungstraining anhand originalgetreuer Fragen der letzten Jahre unter: *hp-trainer.thieme.de* (69,99 € für 12 Monate – oder gratis bei Erwerb des HP-Kolleg SETs mit 18 Lermodulen)

UND

Mehr Lernhilfen, z. B. Fallgeschichten und Prüfungsdialoge, finden Sie unter: *https://hp-kolleg.haug-verlag.de*

Diese Infos finden Sie auch in der App "HP-Kolleg WISSEN TO GO" - zum Download im *Google Playstore* oder *Appstore* (gratis).

Der Autor

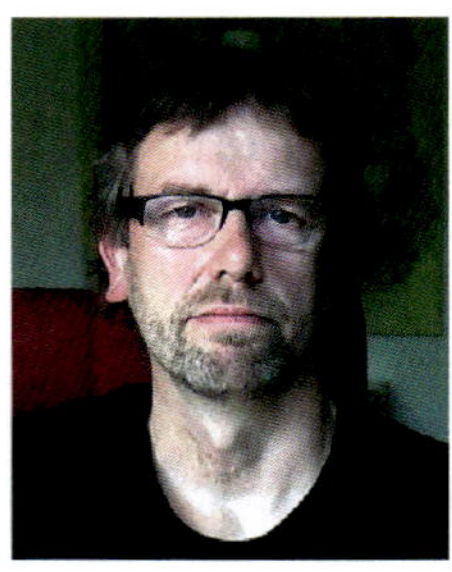

Jürgen Sengebusch

Jürgen Sengebusch ist Diplom-Pädagoge und Heilpraktiker, seit über 25 Jahren in der Ausbildung und Prüfungsvorbereitung von Heilpraktikeranwärter/-innen an der Hufeland-Schule Senden tätig und betreibt u. a. eine Online-Lernplattform für diesen Bereich. Er lebt in Westfalen und in Südfrankreich.

Jürgen **Sengebusch**
art und weise
Kappenberger Damm 423
48163 Münster/Westfalen
Deutschland
www.heilpraktikerlernzentrum.de
www.hufelandschule.de
info@artuweise.de

Vorwort

Wenn ein Bagger versehentlich ein Glasfaser gekappt hat, steht man als Beobachter manchmal staunend daneben: Sooo viele kleine Käbelchen in dem einen dicken Strang ... Und dadurch laufen Informationen, bewegte Bilder, Töne, Steuerungen für Maschinen und mehr? Ein Wunder?

Nein, das Wunder ist in uns selbst! Denn digitale Kommunikation ist nichts gegen das, was an Informationsaustausch im menschlichen Körper passiert – v. a. mithilfe des Nervensystems. Dass das keine einfache Sache ist, liegt auf der Hand. Ebenso wie die Tatsache, dass dies ungeheuer spannend ist.

Wie – vereinfacht gesagt – elektrische Ströme ermöglichen, dass wir Schutzreflexe haben, Erfahrungen speichern, Gefühle zeigen und noch viel mehr, erklärt viele unserer Besonderheiten, aber auch unserer Störungen. Mit anderen Worten: es lohnt sich auf jeden Fall, Einblick in das Netzwerk aus Gehirn, Rückenmark, peripheren Nerven, Synapsen zu bekommen. Sicher ist das Nervensystem nicht das einfachste aller (Prüfungs-)Themen, aber fraglos eines der grundlegendsten.

Inhaltsverzeichnis

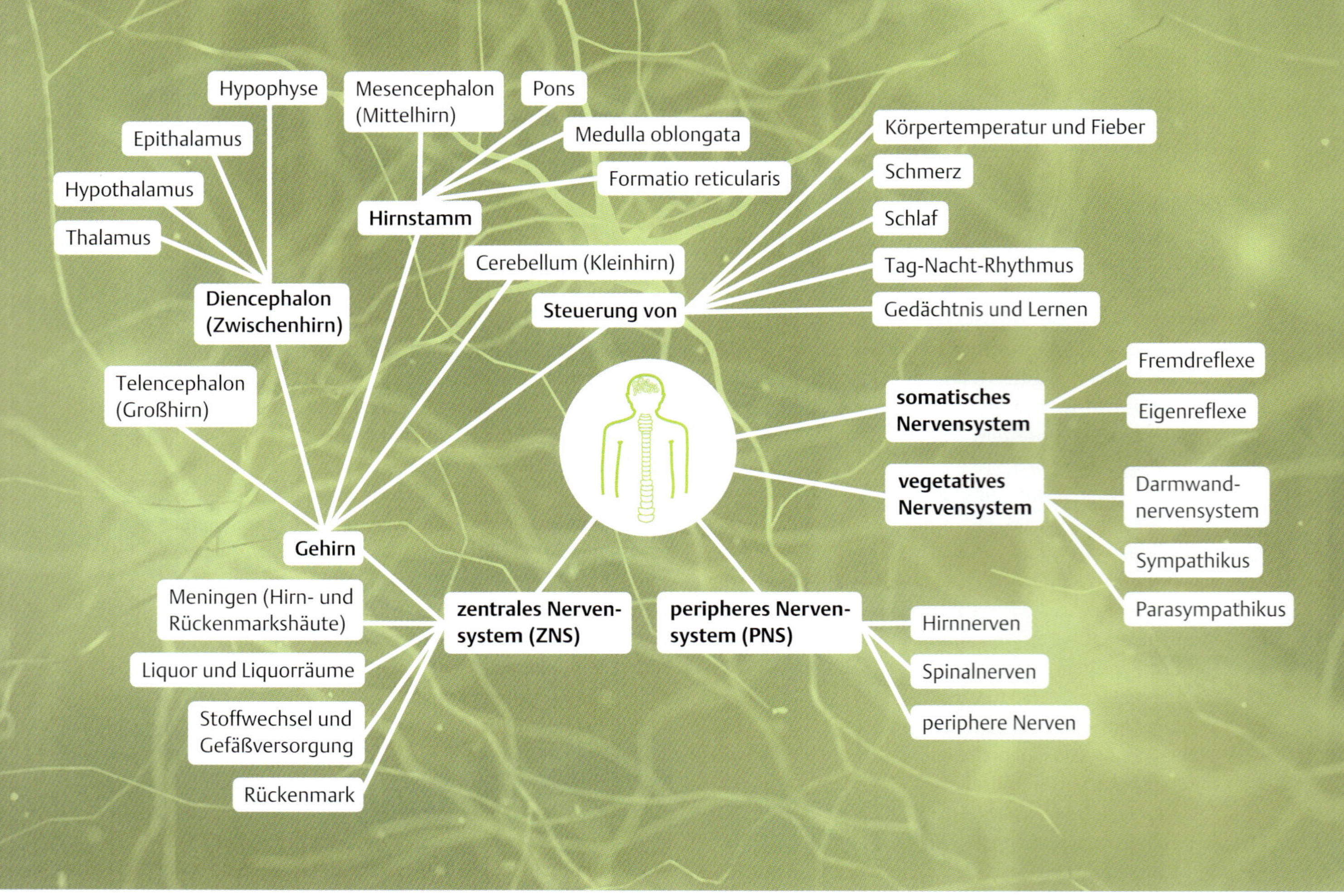

1 Anatomie und Physiologie des Nervensystems

Das Nervensystem ist neben dem endokrinen System die übergreifende Instanz unseres Körpers, die

- Informationen erfasst, auswertet, speichert,
- in spontane oder langfristig wirkende Reaktionen oder
- Regelmechanismen umsetzt und **Organfunktionen** und
- **Bewegungsabläufe** steuert.

Unter anderem stellt das Nervensystem die Kommunikation des Körpers mit der Außenwelt sicher. Es ist Grundlage für Lernen, Bewusstsein, Denken und Gefühle.

1.1 Überblick und Einteilung

Das Nervensystem ist ein äußerst komplexes Konstrukt – anatomisch wie auch funktionell betrachtet. Die Kenntnis der wichtigsten Strukturen und Vorgänge ist unabdingbar, um den Pathomechanismus und die Symptomatik vieler Erkrankungen nachzuvollziehen. Das Nervensystem kann nach verschiedenen Kriterien unterteilt werden.

Nach anatomischen Kriterien unterscheidet man (▶ Abb. 1.1):

- **Zentralnervensystem (ZNS)** mit Gehirn und Rückenmark. Das Rückenmark verbindet die Peripherie mit dem Gehirn und schaltet ein- und austretende Impulse um; das Gehirn verarbeitet und speichert Signale.
- **peripheres Nervensystem (PNS)** mit allen Nerven, die außerhalb des zentralen Nervensystems liegen; es leitet Impulse aus der Peripherie zum ZNS und vom ZNS zur Peripherie.

Nach funktionellen Kriterien unterscheidet man:

- **vegetatives Nervensystem**: erhält die lebenswichtigen Organtätigkeiten aufrecht; es steuert z. B. die Atmung, regelt Kreislauf, Stoffwechsel und Fortpflanzung und innerviert die Darmmuskulatur. Das vegetative Nervensystem wird auch als **unwillkürliches, viszerales** oder **autonomes Nervensystem** bezeichnet. Innerhalb des vegetativen Nervensystems (S. 39) kann nochmals differenziert werden in das sympathische, parasympathische und enterische Nervensystem. Vereinfacht gesagt, befindet sich der Körper im Aktionszustand, wenn der **Sympathikus** überwiegt, im Ruhezustand, wenn der **Parasympathikus** überwiegt. Das **enterische** System bezeichnet das Darm- oder Eingeweidenervensystem, umgangssprachlich auch „Bauchhirn" genannt.
- **somatisches** (oder auch animalisches oder zerebrospinales) **Nervensystem** mit allen Neuronen (Nervenzellen), die Erregungen vom ZNS über motorische Nervenfasern zu quergestreiften Muskeln und von den Sinnesrezeptoren über sensible Nervenfasern zum ZNS leiten. Das somatische Nervensystem wird auch als **willkürliches** Nervensystem bezeichnet.

Abb. 1.1 Zentrales und peripheres Nervensystem.

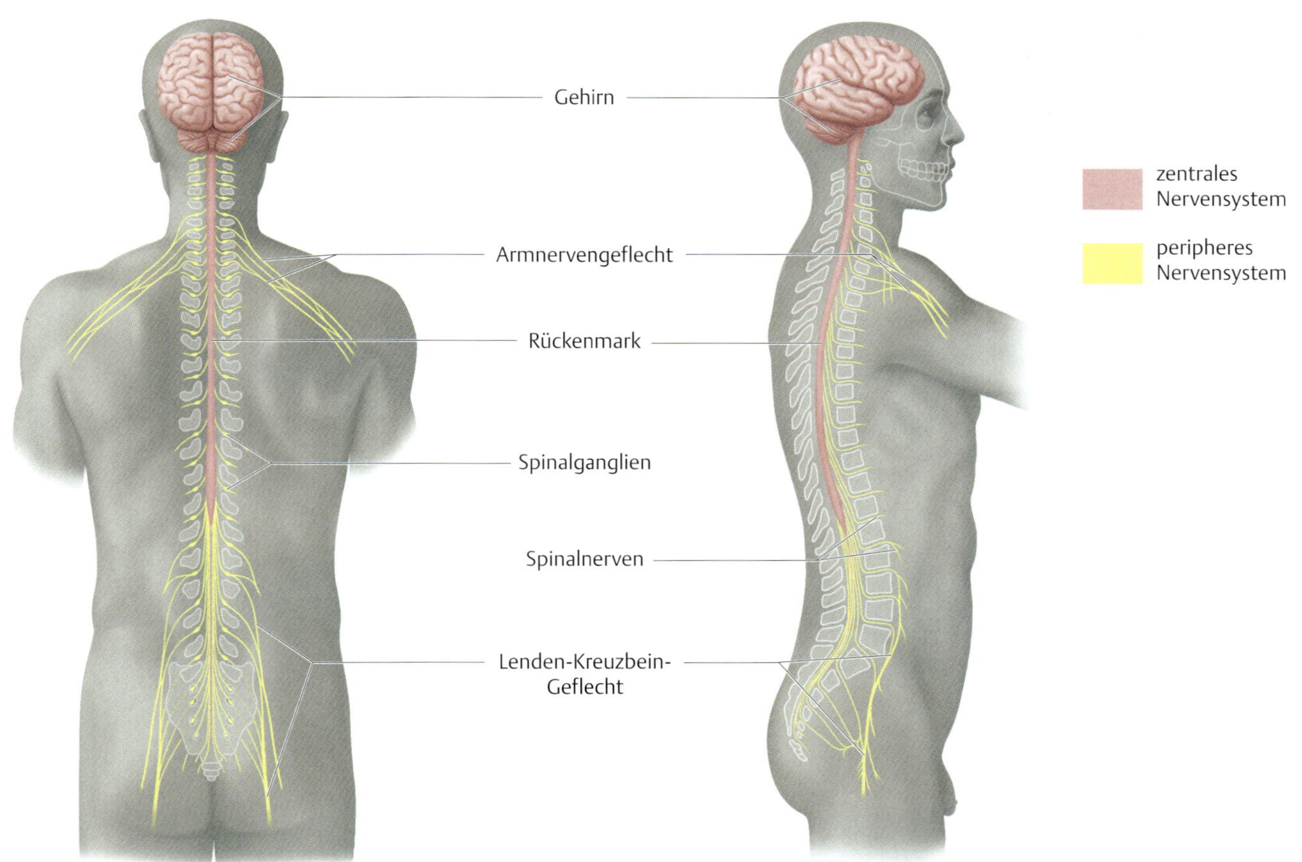

Das zentrale Nervensystem (ZNS) besteht aus Gehirn und Rückenmark. Es geht in das periphere Nervensystem (PNS) über, das die Reize vom ZNS in die Peripherie bzw. umgekehrt leitet. Das PNS ist nicht komplett dargestellt. *Abb. aus: I care Anatomie Physiologie, 2. Auflage Thieme; 2020. Nach: Schünke M, Schulte E, Schumacher U, Hrsg. Prometheus LernAtlas - Allgemeine Anatomie und Bewegungssystem. Illustrationen von Voll M und Wesker K, 5. vollständig überarbeitete Auflage. Stuttgart: Thieme; 2018*

Diese Einteilungen sind ein Hilfs- und Denkkonzept zur Strukturierung (▶ **Abb. 1.2**). Die einzelnen Elemente des Nervensystems können nur schwer voneinander getrennt werden. Bei der **funktionellen Einteilung** ist es **unwichtig,** ob die entsprechende **Struktur zentral oder peripher** liegt. ZNS und PNS haben sowohl somatische als auch vegetative Anteile, genauso wie das somatische und das vegetative Nervensystem jeweils sowohl aus einem zentralen als auch einem peripheren Teil bestehen.

Wie Nervenzellen aufgebaut sind, welche Zellarten es gibt und was ein Axon und ein Dendrit sind, lesen Sie im Lernmodul 2 „Biologie, Pathologie, Infektiologie".

1.2 Zentrales Nervensystem (ZNS)

1.2.1 Das Gehirn

Das wichtigste Organ des ZNS ist das Gehirn (Enzephalon). Es ist die Hauptschaltstelle und gleichzeitig der wichtigste Informationsspeicher des Nervensystems. Es kann in unterschiedliche Funktionsbereiche unterteilt werden.

Seine Verbindung zur Peripherie ist das Rückenmark.

Lage des Gehirns

Das Gehirn liegt in der knöchernen Schädelkapsel, ist von Hirnhäuten umgeben und hat ein mittleres Gewicht von 1.350 g. Das Gehirn liegt der Schädelbasis, dem knöchernen Boden des Schädels, auf. Die obere, gewölbte Fläche wird vom Schädeldach, der Kalotte, umfasst.

Abb. 1.2 Somatisches und vegetatives Nervensystem mit enterischem Nervensystem.

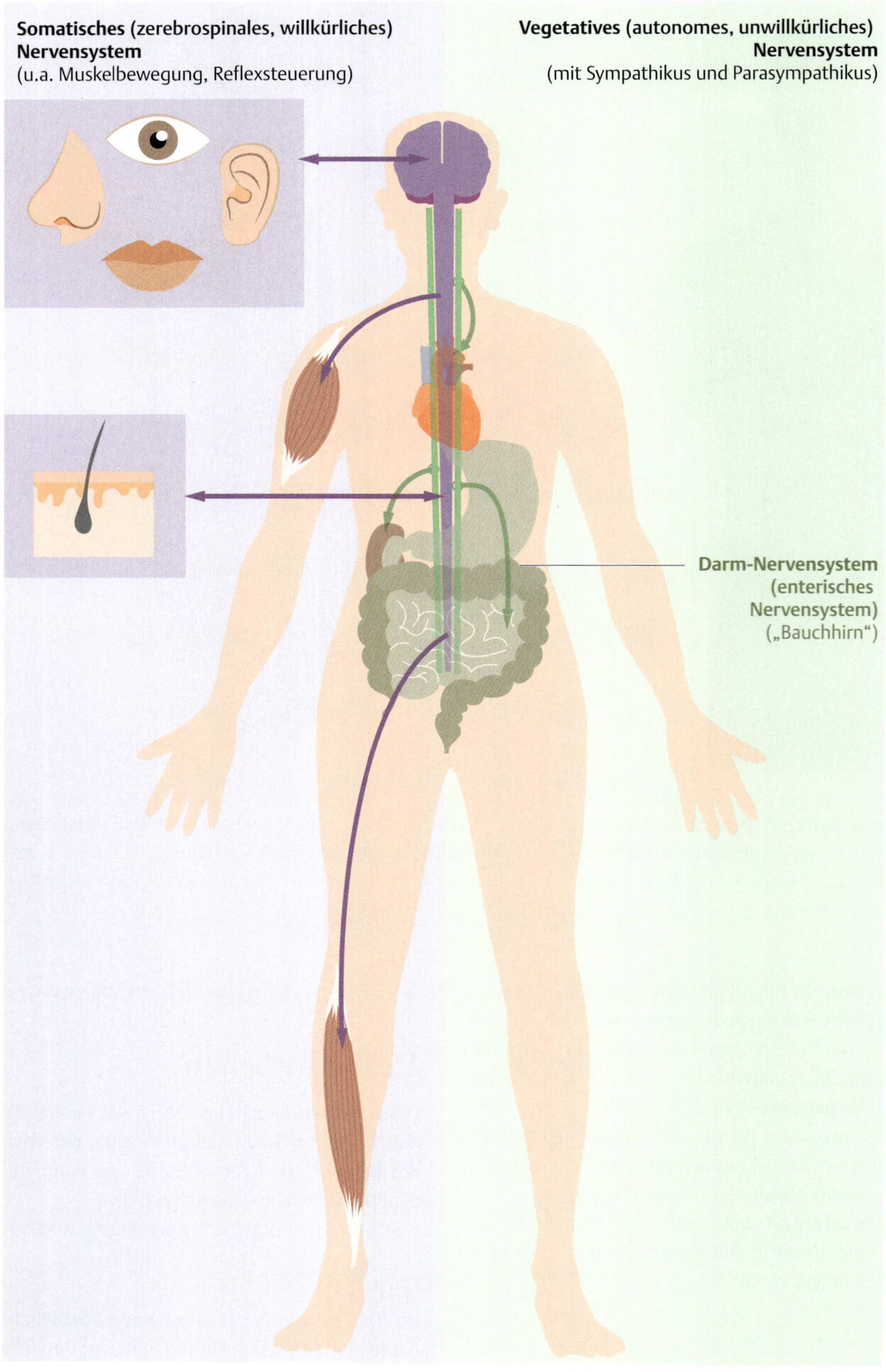

Vereinfachte Darstellung.

Abb. 1.3 Das Gehirn und seine Abschnitte.

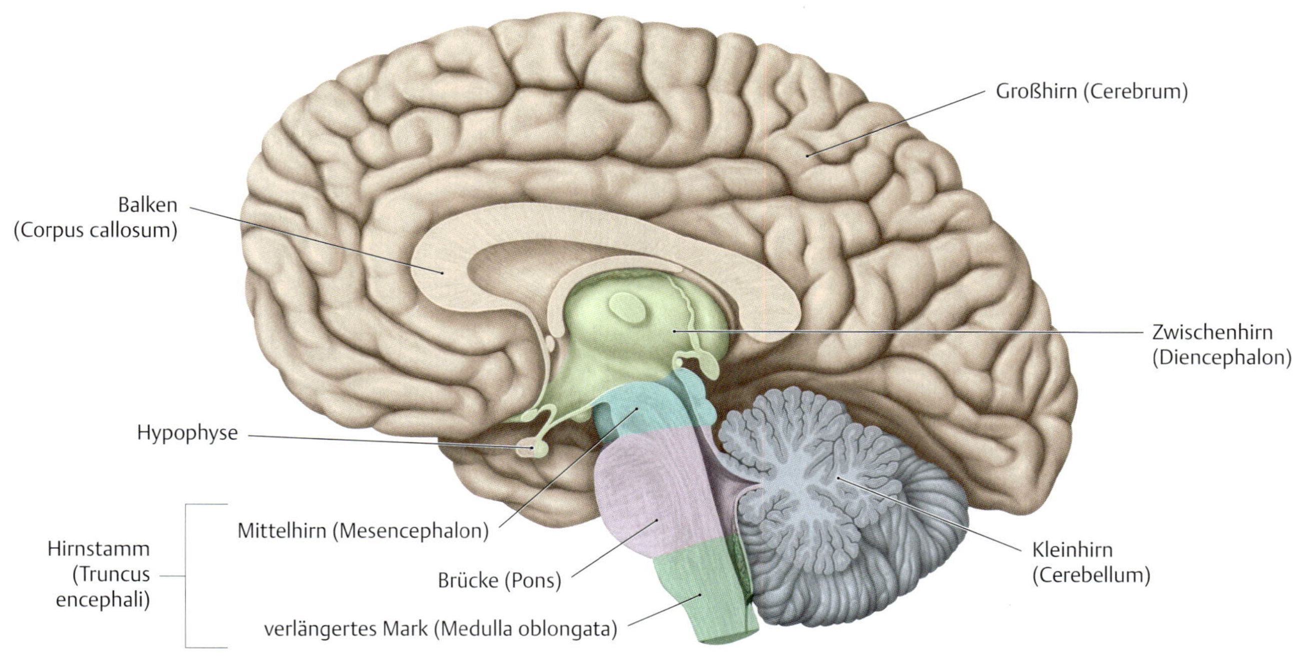

Längsschnitt durch das Gehirn. Das Gehirn gliedert sich in Großhirn, Zwischenhirn, Hirnstamm und Kleinhirn. Die Oberfläche der Großßhirnhemisphären ist in zahlreiche Windungen (Gyri) gelegt. *Abb. aus: Schünke M, Schulte E, Schumacher U, Voll M, Wesker K. Makroskopische Gliederung des Gehirns. In: Schünke M, Schulte E, Schumacher U, Voll M, Wesker K, Hrsg. Prometheus LernAtlas - Kopf, Hals und Neuroanatomie. 2., überarbeitete und erweiterte Auflage. Stuttgart: Thieme; 2009*

Einteilung des Gehirns

Man kann das Gehirn in folgende Abschnitte unterteilen (▶ **Abb. 1.3**):

- **Großhirn** mit Hirnrinde, 2 Großhirnhälften, Riechhirn, subkortikalen Kernen
- **Zwischenhirn** (Diencephalon) mit Thalamus, Hypothalamus, Hypophyse
- **Hirnstamm** (Truncus encephali) mit Mittelhirn (Mesencephalon), Brücke (Pons) und verlängertem Mark (Medulla oblongata)
- **Kleinhirn** (Cerebellum)

Verschiedene Abschnitte des Gehirns lassen sich zusammenfassen. Die Zuordnungen sind in wissenschaftlichen Beschreibungen und in der Literatur nicht immer einheitlich.

Fazit – Das müssen Sie wissen

Einteilung des Gehirns

Das Gehirn (Enzephalon) unterteilt sich in Großhirn, Zwischenhirn, Hirnstamm und Kleinhirn. Das **Großhirn** (Cerebrum) besteht aus 2 Hälften (Großhirnhemisphären), deren Oberfläche in zahlreiche Windungen (Gyri) gelegt ist. Das **Zwischenhirn** (Diencephalon) liegt zwischen Großhirn und Hirnstamm. Der längliche **Hirnstamm** (Truncus encephali) bildet den Übergang zum Rückenmark. Ihm sitzt das **Kleinhirn** (Cerebellum) an seiner Rückseite auf.

Graue und weiße Substanz des Gehirns

Im Gewebe des Gehirns lassen sich sowohl im Erscheinungsbild als auch funktionell 2 verschiedene Bereiche unterschieden (▶ **Abb. 1.4**):

- Die **graue Substanz** liegt vor allem an der Oberfläche und beherbergt hauptsächlich **Nervenzellkörper** in hoher Dichte.
- Die **weiße Substanz** liegt im Inneren des Gehirns und wird aus **Nervenbahnen** gebildet, die entweder von der Hirnrinde abwärtsziehen oder von unten aufsteigen.

Im Gehirn legt sich die graue Substanz in einigen Bereichen (Großhirn und Kleinhirn) wie eine Schicht über die weiße Substanz. In diesen Bereichen wird sie deshalb auch als Hirnrinde (**Kortex**) bezeichnet. Die Hirnrinde ist am Großhirn (s. u.) besonders stark entwickelt.

Fazit – Das müssen Sie wissen

Graue und weiße Substanz

Am Nervengewebe des ZNS lassen sich 2 Bereiche unterscheiden: Die **graue Substanz** besteht aus **Nervenzellkörpern**. Die **weiße Substanz** wird überwiegend von **Nervenfasern** gebildet.

Abb. 1.4 Weiße und graue Substanz.

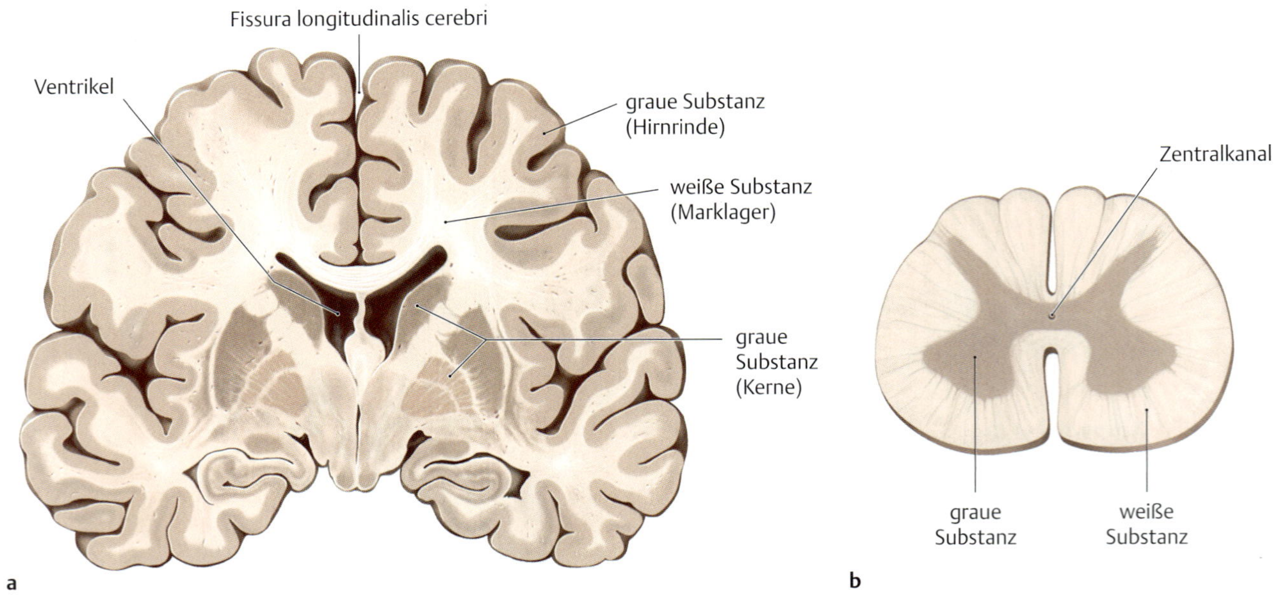

a Frontalschnitt durch das Großhirn. Im Gehirn liegt die weiße Substanz im Inneren, die graue Substanz vorwiegend an der Oberfläche (Hirnrinde). Im Inneren bildet sie die Kerne, die in die weiße Substanz eingebettet sind. *Abb. aus: Schünke M, Schulte E, Schumacher U. Prometheus LernAtlas - Kopf, Hals und Neuroanatomie. Illustrationen von M. Voll und K. Wesker. 5. Aufl. Stuttgart: Thieme; 2018*

b Querschnitt durch das Rückenmark. Hier liegt die graue Substanz innen, die weiße außen. *Abb. aus: Schünke M, Schulte E, Schumacher U, Voll M, Wesker K. 8.5 Aufbau eines Rückenmarkssegmentes. In: Schünke M, Schulte E, Schumacher U, Voll M, Wesker K, Hrsg. Prometheus LernAtlas - Allgemeine Anatomie und Bewegungssystem. 5., vollständig überarbeitete Auflage. Stuttgart: Thieme; 2018*

Großhirn (Telencephalon)

Definition

Das Großhirn

Das Großhirn (Telencephalon, Endhirn) macht – wie der Name andeutet – den größten Teil der Gesamthirnmasse aus. Es wiegt beim Erwachsenen ca. 1300 Gramm; makroskopisch sind 2 Hirnhälften sowie ein typisch wulstiges Oberflächenrelief zu erkennen.

Hemisphären

Makroskopisch sind eine **linke und eine rechte Hirnhälfte (Hemisphäre) erkennbar**, die durch einen Längsspalt unterteilt werden, aber nicht komplett voneinander getrennt sind. Sie stehen über Kommissurenbahnen, z. B. den Balken (Corpus callosum) in Verbindung. Das Kleinhirn ist durch einen Querspalt vom Großhirn getrennt.

Sulci und Gyri

Die Hemisphärenoberfläche zeigt ein typisches **Relief von Windungen (Gyri) und Furchen (Sulci**, siehe ▸ **Abb. 1.5)**. Die wichtigste Furche ist der Sulcus centralis (Zentralfurche) zwischen Stirn- und Scheitellappen.

Lappen

Einige der Furchen, die auf der Oberfläche des Großhirns erkennbar sind, sind besonders tief und unterteilen jede Großhirnhemisphäre in sog. Lappen (▸ **Abb. 1.6**), denen bestimmte Funktionsbereiche zugeordnet werden:

- Stirnlappen (Lobus frontalis): Persönlichkeit, kognitive und motorische Zentren, Kontrolle von Emotionen und des Sozialverhaltens
- Scheitellappen (Lobus parietalis): somatosensorische und visuelle Zentren, Verarbeitung somatosensorischer und visueller Reize
- Hinterhauptslappen (Lobus occipitalis): Sehen
- Schläfenlappen (Lobus temporalis): Hören
- Insellappen (Lobus insularis, ▸ **Abb. 1.6b**): Geschmack

Fazit – Das müssen Sie wissen

Aufbau des Großhirns

Die beiden Großhirnhälften werden durch den Balken (Corpus callosum) miteinander verbunden. Die Oberfläche jeder Großhirnhemisphäre gliedert sich in einen Stirn-, einen Scheitel-, einen Schläfen- und einen Hinterhauptslappen.

Abb. 1.5 Oberfläche des Gehirns.

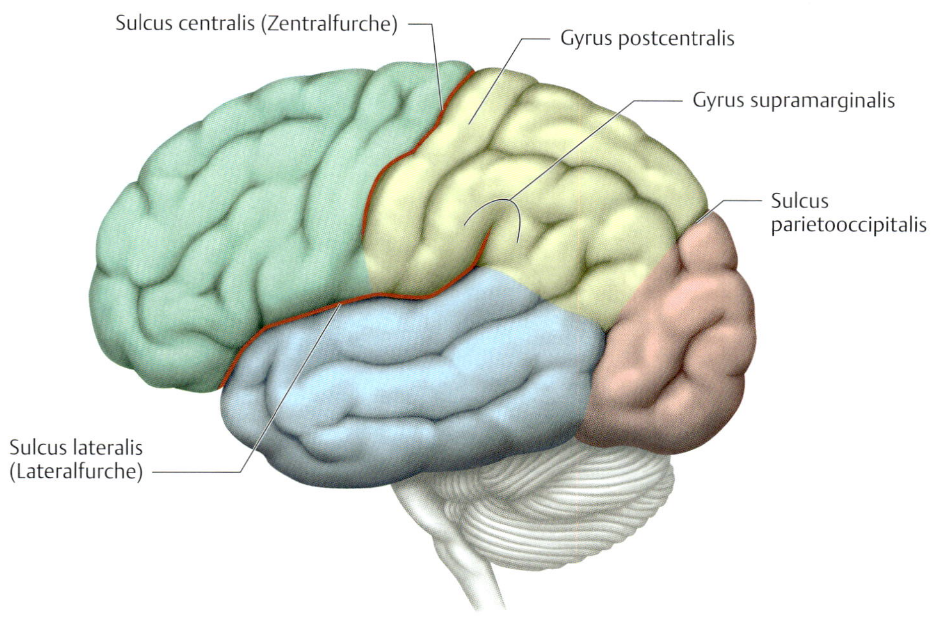

Linke Hirnhälfte von außen. Die Hirnwindungen (Gyri) und die Furchen (Sulci) sind deutlich zu sehen. *Abb. aus: Schünke M, Schulte E, Schumacher U. Prometheus LernAtlas - Kopf, Hals und Neuroanatomie. Illustrationen von M. Voll und K. Wesker. 5. Aufl. Stuttgart: Thieme; 2018*

Abb. 1.6 Großhirnlappen.

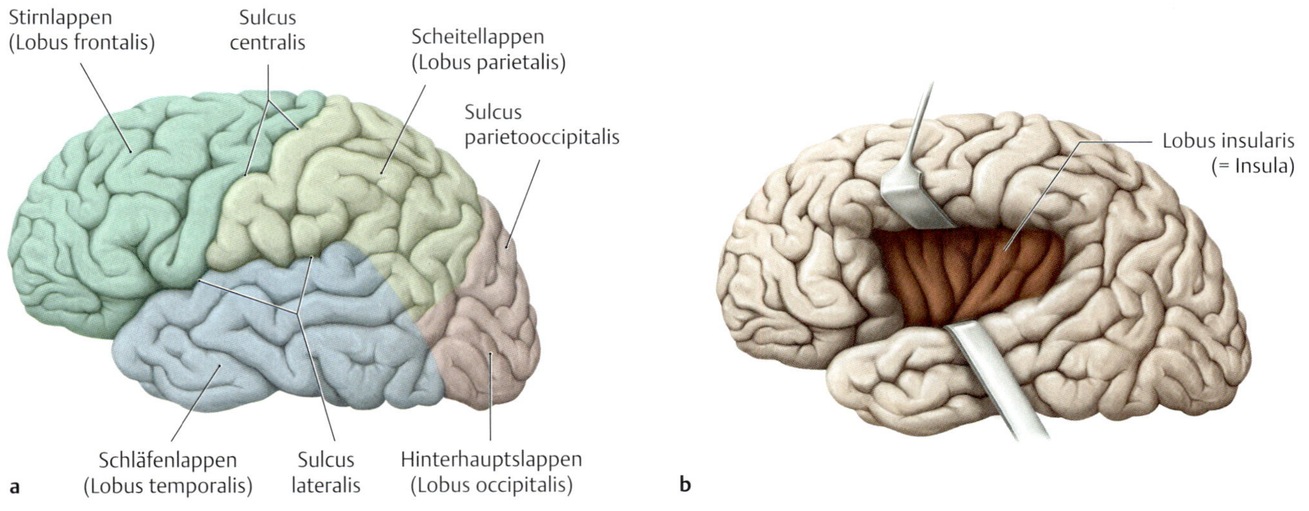

a Die verschiedenen Großhirnlappen sind zur besseren Unterscheidbarkeit unterschiedlich eingefärbt. *Abb. aus: Schünke M, Schulte E, Schumacher U. Prometheus LernAtlas - Kopf, Hals und Neuroanatomie. Illustrationen von M. Voll und K. Wesker. 5. Aufl. Stuttgart: Thieme; 2018*

b Insellappen (Lobus insularis). Ansicht mit aufgespreiztem Gehirn. Der Lobus insularis ist ebenfalls eingefärbt. *Abb. aus: Schünke M, Schulte E, Schumacher U, Voll M, Wesker K. 6.1 Entwicklung und äußere Struktur. In: Schünke M, Schulte E, Schumacher U, Voll M, Wesker K, Hrsg. Prometheus LernAtlas - Kopf, Hals und Neuroanatomie. 5. Auflage. Stuttgart: Thieme; 2018*

Rindenfelder

Innerhalb der Lappen unterscheidet man Rindenfelder (► **Abb. 1.7**). Dies sind Gebiete innerhalb des Großhirnkortex, in denen Nervenzellen liegen, die dieselben oder ähnliche Funktionen erfüllen (z. B.: die Motorik, das Sehen und Hören sowie die Interpretation der eingehenden Informationen). Alle Felder sind durch sog. Assoziationsbahnen miteinander verbunden.

Beispiele für Funktionen der Rindenfelder:

- **primäres motorisches Rindenfeld** (prämotorische Rinde im Stirnlappen): Ausgangspunkt der Pyramidenbahnen zur Steuerung der Willkürmotorik und der Feinmotorik
- **sekundäre motorische Rindenfelder** (motorische Rinde im Stirnlappen), z. B. motorisches Sprachzentrum (Broca-Zentrum)

Abb. 1.7 Hirnrindenareale.

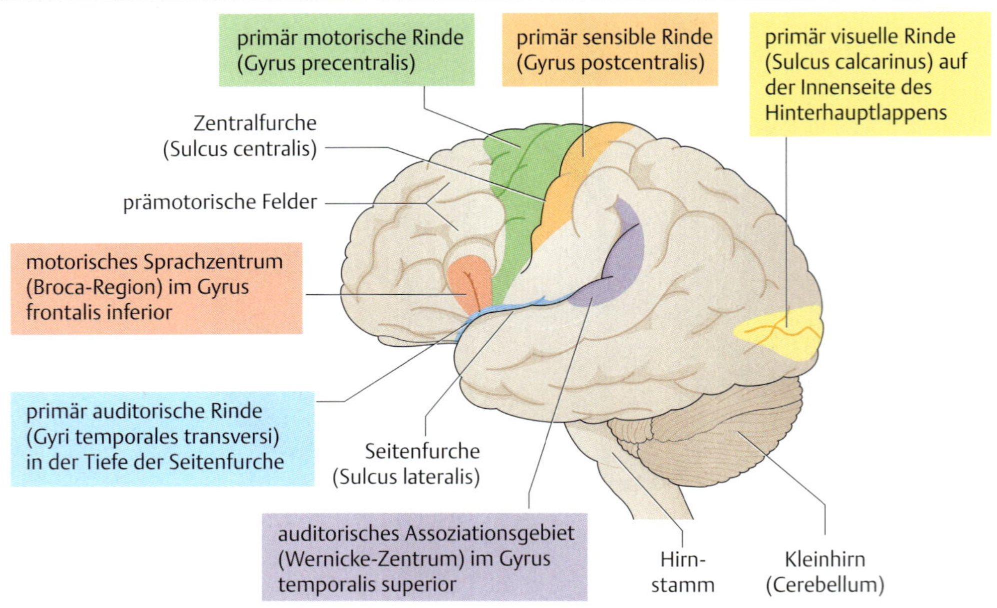

Funktionelle Hirnrindenareale in der linken Großhirnhemisphäre. *Abb. aus: Schünke M, Schünke G. Großhirn oder Endhirn (Telencephalon). In: Schünke M, Faller A, Hrsg. Der Körper des Menschen. 18., unveränderte Auflage. Stuttgart: Thieme; 2020*

- **primäres sensibles Rindenfeld** (im Scheitellappen): Endpunkt aller sensiblen Nervenbahnen, verantwortlich für bewusste Wahrnehmung
- **sekundäre sensible Rindenfelder** (sensorische Rinde im Scheitel- und Schläfenlappen): z. B. sensorisches Sprachzentrum (sog. Wernicke-Areal), Speicherung von Klangbildern (Verstehen der gesprochenen Sprache)
- **Sehrinde** (visuelle Rinde im Hinterhauptlappen): optisches Erinnerungsfeld (Verbindung zwischen optischen Eindrücken und Begriffen)
- **Hörrinde** (auditive Rinden am Schläfen- und Scheitellappen): akustisches Erinnerungsfeld (Verbindung zwischen akustischen Eindrücken und Begriffen)

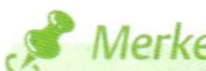 Merke

Zerebrale Ausfälle geben Hinweise auf die Lokalisation einer Erkrankung

Ausfälle können je nach Ausprägung Hinweise auf die Lokalisation eines Geschehens (z. B. Tumor, Blutung, Infarkt) geben. Das Gehirn kann bis zu einem bestimmten Grad Ausfälle kompensieren, z. B. indem neue synaptische Verbindungen entstehen und ein benachbartes Areal „einspringt".

Fazit – Das müssen Sie wissen

Rindenfelder

Die graue Substanz bildet im Gehirn die **Hirnrinde (Kortex)**. Nervenzellen mit ähnlichen Funktionen sind in der Hirnrinde zu **Rindenfeldern** angeordnet. Die **primären motorischen Rindenfelder** steuern die Bewegungen, sie befinden sich im Stirnlappen. Die **primären sensiblen Rindenfelder** befinden sich überwiegend im Scheitellappen und sind für die bewusste Wahrnehmung verantwortlich. Zu den **sensorischen Rindenfeldern** zählen auch das Hör- und das Sehzentrum. In den sekundären motorischen bzw. sensiblen Rindenfeldern werden Bewegungsabläufe bzw. Erfahrungen oder Fähigkeiten gespeichert.

Basalganglien

Die Basalganglien (auch subkortikale Kerne, Stammganglien oder Basalkerne) sind Ansammlungen von Nervenzellkörpern, die an der Basis der beiden Gehirnhälften in der weißen Substanz lokalisiert sind. Sie sind vor allem verantwortlich für die Balance von phasischen und tonischen Komponenten der Motorik, aber auch für kognitive und emotionale Leistungen und Reaktionen. Dazu gehören z. B. Spontaneität und Affekt, Antrieb und Willenskraft, vorwegnehmendes Denken und Planen sowie die Herausbildung von Erwartungen. Sie sind eng verbunden mit den motorischen, sensorischen und assoziativen Rindenarealen. Zu den Basalganglien gehören im engeren Sinne:

- **Streifenkörper** (Corpus striatum) mit Schweifkern (Nucleus caudatus), Schalenkern (Putamen) und blasser Kugel (Globus pallidus)
- **Putamen und Pallidum**; früher auch zusammengefasst als Linsenkern (Nucleus lentiformis); aus blasser Kugel (auch: blasser Kern = Globus pallidus) und Schalenkern (Putamen)
- **Claustrum** (Riechfunktion)
- Corpus amygdaloideum (**Mandelkern**)

Diese Kerngebiete haben enge funktionelle Beziehungen zum Nucleus ruber und zur Substantia nigra (sog. "schwarzer Kern", ein Kernkomplex im Mittelhirn).

Fazit – Das müssen Sie wissen

Basalganglien

Kleinere Ansammlungen grauer Substanz, die Kerne (Nuclei), liegen innerhalb der weißen Substanz im Inneren des Gehirns. Die Basalkerne im Großhirn koordinieren in Zusammenarbeit mit anderen Hirnbereichen (u. a. dem Mittelhirn) den Bewegungsablauf.

Riechhirn

Das Riechhirn (Rhinencephalon) bezeichnet eine funktionelle Einheit aus sehr verschiedenen Anteilen v. a. des Großhirns, die die Aufnahme und sehr komplexe Verarbeitung von olfaktorischen Signalen sicherstellt. Ausgangspunkt sind die paarig angelegten Riechkolben (**Bulbi olfactorii,** ▸ **Abb. 1.8**), von denen die Nerven des Tractus olfactorius als Teil der Riechbahn ausgehen und über komplexe Verschaltungen zu den entsprechenden Rindenfeldern ziehen. Aufgrund anatomischer und funktioneller Besonderheiten wird der Riechnerv nicht immer den Hirnnerven, sondern dem Gehirn selbst zugeordnet.

Die Bezeichnung „Riechhirn" wird insgesamt leider nicht einheitlich verwendet. Gelegentlich werden Teile des Riechsystems auch dem limbischen System zugeordnet.

Zwischenhirn (Diencephalon)

Definition

Zwischenhirn

Das Zwischenhirn (Diencephalon) liegt zwischen den beiden Großhirnhälften. Zum Diencephalon gehören u. a. folgende Strukturen: **Thalamus**, **Hypothalamus**, **Hypophyse** und **Epithalamus** mit **Epiphyse** (▸ **Abb. 1.9**).

Thalamus

Der Thalamus ist die größte Struktur des Zwischenhirns und **wichtigste Schaltstation** der Bahnen, die zum Großhirn aufsteigen, weshalb er häufig als **„Tor zum Bewusstsein"** bezeichnet wird. Er bildet ein unbewusst arbeitendes Integrationszentrum für fast alle sensiblen und sensorischen Afferenzen (Tiefen- und Oberflächensensibilität, Seh- und Hörfunktion; Ausnahme: Riechfasern). Äußere Signale werden durch Schaltung über den Thalamus zu **bewussten Empfindungen**. Der Thalamus erhält auch Informationen aus anderen Hirnteilen – z. B. dem Kleinhirn – und hat Anteil an der **Koordination** von Bewegungen.

Hypothalamus

Der Hypothalamus ist die **Schnittstelle** zwischen **Nerven**- und **Hormonsystem** und somit das Koordinations- und Kontrollzentrum des vegetativen Nervensystems. Er beeinflusst den **Wasser- und Elektrolythaushalt** und damit den Blutkreislauf sowie Grundfunktionen wie Hunger und Durst, Stoffwechsel, **Körpertemperatur** und Sexualität.

Abb. 1.8 Riechschleimhaut, Riechkolben und ihre zentralen Verbindungen.

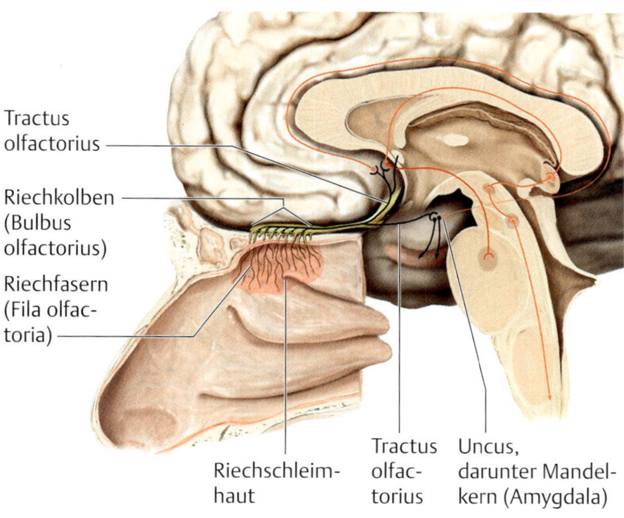

Ansicht im Mediansagittalschnitt. Die Riechschleimhaut liegt im Dach der Nasenhöhle, der Riechkolben befindet sich direkt über der Siebbeinplatte. *Abb. aus: Schünke M, Schulte E, Schumacher U, Voll M, Wesker K. 13.24 Geruchssinn. In: Schünke M, Schulte E, Schumacher U, Voll M, Wesker K, Hrsg. Prometheus LernAtlas - Kopf, Hals und Neuroanatomie. 5. Auflage. Stuttgart: Thieme; 2018*

Abb. 1.9 Zwischenhirn (Diencephalon).

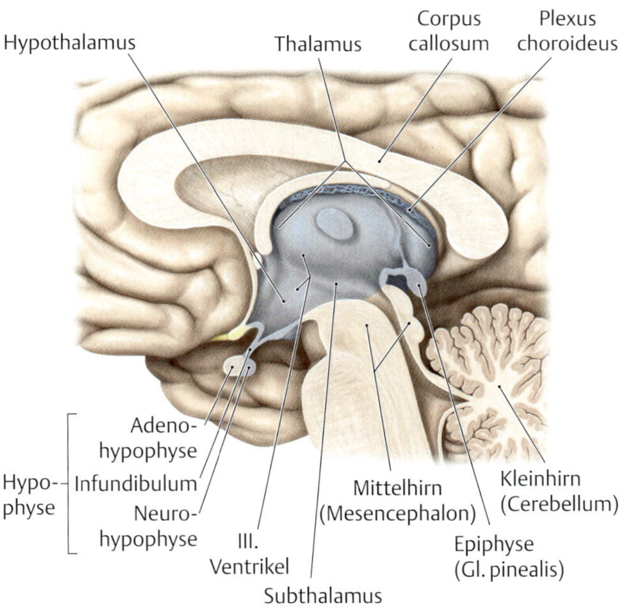

Das Zwischenhirn mit Thalamus, Hypothalamus und Neurohypophyse ist zur besseren Erkennbarkeit bläulich eingefärbt. Die Zirbeldrüse (Epiphyse) wird zum Epithalamus gerechnet. *Abb. aus: Schünke M, Schulte E, Schumacher U. Prometheus LernAtlas - Kopf, Hals und Neuroanatomie. Illustrationen von M. Voll und K. Wesker. 5. Aufl. Stuttgart: Thieme; 2018*

Abb. 1.10 Aufbau des Hirnstamms.

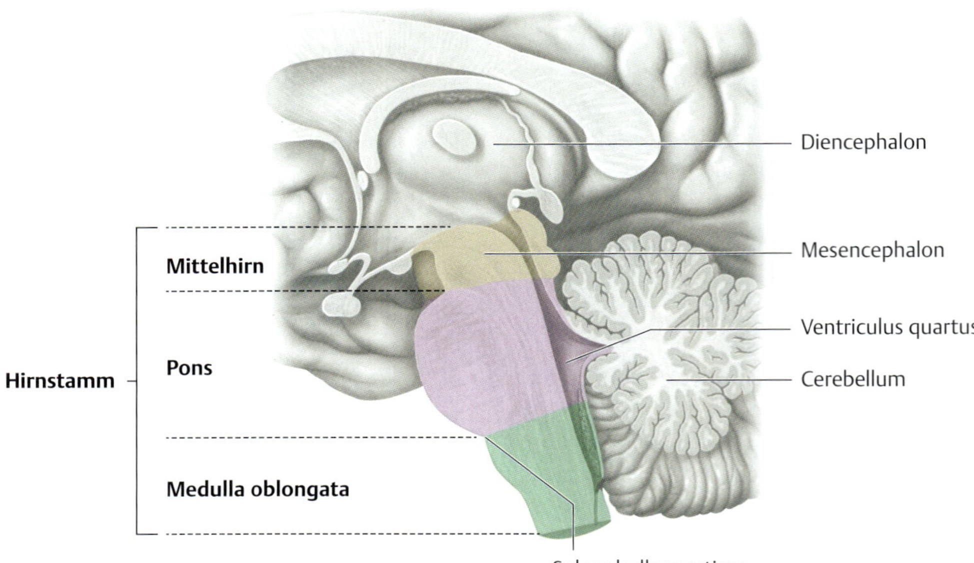

Abb. nach: Schünke M, Schulte E, Schumacher U, Voll M, Wesker K, Hrsg. Prometheus LernAtlas - Kopf, Hals und Neuroanatomie. 5. Auflage. Stuttgart: Thieme; 2018.

Der Hypothalamus verfügt über neurosekretorische Kerne, die effektorische Hormone bilden sowie Botenstoffe, die die Aktivität des Hypophysenvorderlappens steuern. Mehr Details zu Hormonen lesen Sie im Lernmodul 14 „Hormone und Stoffwechsel".

Epithalamus

Der Epithalamus ist ein sehr kleiner Teil des Zwischenhirns, etwa an der unteren Hinterseite des Thalamus gelegen und an der Steuerung des Tag-Nacht-Rhythmus (S. 512) beteiligt. Die **Epiphyse** (auch Zirbeldrüse) ist ein Teil des Epithalamus und Bildungsort für das Hormon Melatonin, das z. B. große Bedeutung für den Tag-Nacht-Rhythmus hat (S. 18).

Hypophyse

Die Hypophyse (Hirnanhangsdrüse) gehört funktionell zum **Hormonsystem**. In ihrem Vorderlappen bildet sie Hormone, die verschiedene Drüsen (z. B. die Schilddrüse) aktivieren. Diese Funktion unterliegt der Steuerung durch den Hypothalamus. In ihrem Hinterlappen (Neurohypophyse) werden die Hormone des Hypothalamus (u. a. Oxytocin) gespeichert und bei Bedarf abgegeben (S. 15).

Fazit – Das müssen Sie wissen

Zwischenhirn

Zum Zwischenhirn zählen der Thalamus, der Hypo-, der Epi- und der Subthalamus und die Neurohypophyse. Der **Thalamus** verarbeitet hauptsächlich sensible Reize und filtert die Informationen für die Weiterleitung ans Großhirn („Tor zum Bewusstsein"). Der **Hypothalamus** steuert das Hormonsystem, die Körpertemperatur und – genauso wie der **Epithalamus** – den Tag-Nacht-Rhythmus. Die **Neurohypophyse** setzt verschiedene Hormone frei, die im Hypothalamus gebildet werden.

Hirnstamm

Definition

Hirnstamm

Der Hirnstamm beginnt unterhalb des Zwischenhirns und endet an seinem Übergang ins Rückenmark. Seine gesamte Rückseite wird vom Kleinhirn verdeckt. Er ist Aus- bzw. Eingangsregion für alle Hirnnerven – mit Ausnahme des I. und II. Hirnnervs (S. 32). Der Hirnstamm umfasst 3 Anteile (▶ **Abb. 1.10**): **Mittelhirn** (Mesencephalon), **Brücke** (Pons) und **verlängertes Mark** (Medulla oblongata).

Merke

Störungen der Hirnnerven

Läsionen am Hirnstamm (z. B. durch Tumoren) können sich auf die Funktion der Hirnnerven auswirken, z. B. können die Augen nicht mehr nach oben oder unten bewegt werden.

Merke

Hirnstamm ist nicht gleich **Stammhirn**. Unter diesem Begriff werden üblicherweise folgende Strukturen zusammengefasst: Hirnstamm, Kleinhirn, Zwischenhirn und die Basalganglien des Gehirns.

Mittelhirn (Mesencephalon)

Das Mittelhirn bildet den obersten der 3 Hirnstamm-Anteile. Es enthält wichtige Zentren für die Bewegung, u. a. auch die **Reflexzentren zur Abstimmung optischer und akustischer Reize**: den roten Kern (**Nucleus ruber**), den schwarzen Kern (**Substantia nigra**) und die Kerne der Hirnnerven III und IV. Im Bereich des Mesencephalons sind auch der liquorführende Kanal (Aquaeductus cerebri) (S. 19) und die Sehnervkreuzung (**Chiasma opticum**) lokalisiert.

Pons

Unterhalb des Mittelhirns liegt die Brücke (Pons). Sie verbindet Groß- und Kleinhirn und beherbergt die Kerne der Hirnnerven V bis VII. Durch die Brücke ziehen alle Nervenbahnen, die vom Hirn ins Rückenmark absteigen oder von dort zum Gehirn ziehen.

Medulla oblongata

Die Medulla oblongata ist das **verlängerte Rückenmark** und stellt den Übergang zwischen Gehirn und Rückenmark dar. Sie hat eine Länge von ca. 3 cm und reicht durch das große Loch (Foramen magnum) des Schädelknochens.

An der Vorderseite der Medulla fallen Vorwölbungen auf – die beiden **Pyramiden**, in denen die **Pyramidenbahnen** laufen. Sie spielen eine herausragende Rolle bei der Steuerung von Bewegungen und verlaufen vom Großhirn ins Rückenmark. Rund 80 % dieser Bahnen kreuzen im Übergangsbereich zum oberen Halsmark auf die andere Seite. Das heißt, dass Nervenstränge, die aus der rechten Großhirnhälfte stammen, dort auf die linke Rückenmarksseite wechseln und umgekehrt. Dieser Bereich wird auch als **Pyramidenbahnkreuzung** bezeichnet.

In der Medulla oblongata liegen wesentliche Anteile funktioneller Zentren (das Atem-, Kreislauf- und Brechzentrum). Die Zentren nehmen Einfluss auf Herz-, Lungen- und Gefäßfunktionen. Sie erhalten Informationen aus peripheren Sensoren; die Medulla oblongata verfügt aber auch selbst über Chemorezeptoren (**Chemosensoren**), z. B. für die Messung des Serum-pH-Werts und des CO_2-Partialdrucks. Auch **Saug-, Schluck-, Husten-, Nies- und Würgereflexe** werden in der Medulla ausgelöst.

Formatio reticularis

Definition

Formatio reticularis

Die Formatio reticularis liegt im Hirnstamm und ist ein **Netzwerk** von verstreuten, miteinander verbundenen Neuronen, die anatomisch schwer voneinander abgrenzbar sind.

Diese Struktur zieht sich **durch den gesamten Hirnstamm bis zum Zwischenhirn**. Die Retikulärformation **vermittelt v. a. Signale** der Hirnnerven und aus dem Rückenmark an das Groß- und das Kleinhirn. Dies gilt insbesondere für Sinneseindrücke wie **Berührung, Schmerz- oder Temperaturempfinden**. Das Netzwerk enthält lebenswichtige funktionelle Zentren wie das **Kreislauf-** oder **Atemzentrum**, nimmt aber auch Einfluss auf motorische und vegetative Funktionen und die Hirnrinde (z. B. **Schlaf-Wach-Rhythmus** oder **Bewusstseinslage**).

Fazit – Das müssen Sie wissen

Hirnstamm

Der **Hirnstamm** gliedert sich in das Mittelhirn, die Brücke und das verlängerte Mark. Das **Mittelhirn** (Mesencephalon) enthält die Seh- und die Hörbahn. Die **Brücke** (Pons) liegt zwischen Mittelhirn und verlängertem Mark. Das **verlängerte Mark** (Medulla oblongata) verbindet das Gehirn mit dem Rückenmark. Durch Brücke und verlängertes Mark verlaufen viele Nervenbahnen zwischen Thalamus und Rückenmark. Die **Formation reticularis** ist ein Netzwerk, dessen Kerngebiete lebenswichtige funktionelle Zentren wie das Kreislauf- oder Atemzentrum enthalten.

Kleinhirn (Cerebellum)

Definition

Kleinhirn

Das Kleinhirn liegt unter den beiden Hinterhauptslappen des Großhirns in der hinteren Schädelgrube (Os occipitale) hinter dem Stammhirn. Es ist die wichtigste Koordinationsstelle für unsere Motorik.

Das Kleinhirn besteht aus 2 Hemisphären, die über den sog. Kleinhirnwurm (Vermis) miteinander verbunden sind. Es steht in Verbindung mit dem Großhirn, der Medulla oblongata, mit der Pons und dem Mittelhirn sowie mit dem Vestibularsystem und dem Rückenmark.

Das Kleinhirn ist das wichtigste Kontrollzentrum für die Motorik, insbesondere die Feinabstimmung willkürlicher Bewegungsabläufe und die Sicherstellung des Gleichgewichtssinns. Dazu integriert es viele Einzelinformationen der o. g. Hirnteile:

- Es sammelt Informationen aus dem Labyrinth (Gleichgewichtsorgan im Innenohr, siehe Lernmodul 12 „Sinnesorgane") und aus dem Sehapparat und ermöglicht die Orientierung im Raum.
- Es sammelt Informationen aus Muskeln und Gelenken, welche über das Rückenmark laufen (Tiefensensibilität), und ist an der Koordination von Muskeltonus, Muskelkraft und Muskelbewegungen beteiligt.
- Es ist verantwortlich für die zeitliche Koordination der Bewegungen über Regelkreise zwischen Großhirn und Kleinhirn (Zielmotorik).

Fazit – Das müssen Sie wissen

Kleinhirn

Das Kleinhirn liegt im Dreieck zwischen dem Hinterhauptslappen des Großhirns und dem Hirnstamm. Es besteht aus **2 Kleinhirnhemisphären**, die über den Kleinhirnwurm verbunden sind. Es arbeitet mit dem Großhirn zur **Feinabstimmung der Körperbewegungen** zusammen und mit dem Innenohr zum Erhalt des **Gleichgewichts**.

Grundfunktionen des Gehirns

Verschiedene Grundfunktionen werden durch das Gehirn koordiniert.

Körpertemperatur und Fieber

Zahlreiche Stoffwechselvorgänge im Körper setzen eine relativ konstante Körperkerntemperatur von etwa **37 °C** (36 – 38 °C) voraus. Das Steuerzentrum für die Körperkerntemperatur liegt im Hypothalamus, der die Balance von Wärmebildung und Wärmeabgabe regelt. **Thermorezeptoren** sowohl im Hypothalamus als auch in der Haut liefern die notwendigen Informationen. Zytokine, bestimmte Botenstoffe des Immunsystems, erhöhen den Temperatur-Sollwert im Hypothalamus und lösen so Fieber aus.

! Cave

Zerebrales Fieber

Läsionen in Hypothalamus, Mittelhirn und Hirnstamm (z. B. Raumforderungen durch Tumoren) können die physiologische Temperaturregulierung stören. Es kommt zu einem zerebralen Fieber. Typischerweise fehlen hier Schüttelfrost und Tachykardie bei Temperaturanstieg und Schwitzen bei Temperaturabfall. Dies ist ein Hirndruckzeichen und somit ein Alarmsignal.

Schmerz

Schmerz ist eine komplexe Sinneswahrnehmung, die v. a. als ein Warnsigal eine wichtige **Schutzfunktion** erfüllt. Schmerzempfinden kann durch verschiedene Rezeptoren ausgelöst werden: „reine" Schmerzrezeptoren (Nozizeptoren), aber auch Thermo- und Mechanorezeptoren. Schmerzreize können u. a. von chemischen Stoffen oder Entzündungsmediatoren ausgelöst werden. Schmerz entsteht als **bewusste Sinnesempfindung** im Kortex. Die Bewertung ist sehr individuell und hängt u. a. von Erfahrungen sowie kulturellen und sozialen Prägungen ab. Auch Emotionen spielen eine Rolle. Die Zunahme der Empfindlichkeit wird auch als **Schmerzgedächtnis** bezeichnet.

Schlaf

Der Schlaf dient der **Regeneration**, hat aber auch Einfluss auf das **Wachstum,** das Gedächtnis, das Immunsystem und verschiedene Stoffwechselzyklen des Organismus. Das Steuerungszentrum für den Schlaf-Wach-Rhythmus liegt im **Hirnstamm**. Hier laufen Informationen über den körperlichen Zustand (Ermüdung, Leistungsabfall) zusammen. Das Schlaf-Wach-Zentrum passt daraufhin die Aktivität der **Hirnrinde** an, indem es ggf. die Ausschüttung ihrer Neurotransmitter drosselt.

Tag-Nacht-Rhythmus

Der Schlaf-Wach-Rhythmus ist eng an den Tag-Nacht-Rhythmus sowie zahlreiche Stoffwechsel- und vegetative Vorgänge gekoppelt. Dieser sog. **zirkadiane Rhythmus** wird von einem Kern im **Hypothalamus** gesteuert. Die beiden wichtigsten Impulsgeber sind der Botenstoff Melatonin (S. 16) und Tageslicht.

Gedächtnis und Lernen

Das Speichern von Informationen und Lernen sind die Grundlagen für die Bewertung von Wahrnehmungen sowie bewusste und unbewusste Reaktionen. Ohne diese Fähigkeiten wäre die Kommunikation mit der Umwelt auf Reflexe beschränkt.

Eine Information muss 3 Stufen durchlaufen, um dauerhaft im Gedächtnis zu bleiben:

1. Zunächst gelangt sie ins **sensorische Gedächtnis**. Hier wird unbewusst darüber entschieden, ob sie wichtig ist oder nicht. Ist sie unwichtig, wird sie vergessen.
2. Ist sie wichtig, gelangt sie ins **Kurzzeitgedächtnis**. Für diese Entscheidung braucht das sensorische Gedächtnis max. 1 Sekunde. Im Kurzzeitgedächtnis gelangt die Information erstmalig ins Bewusstsein. Zur Entscheidungsfindung „Vergessen oder Behalten?" werden zusätzliche Informationen aus den anderen Bereichen des Gehirns herangezogen. Die Entscheidung fällt innerhalb einiger Minuten.
3. Wird die Information als wichtig eingestuft, geht sie ins **Langzeitgedächtnis** über. Im Langzeitgedächtnis wird die Information tage- bis lebenslang gespeichert.

1.2.2 Hirn- und Rückenmarkshäute (Meningen)

Definition

Meningen

Gehirn und Rückenmark sind von den Hirn- und Rückenmarkshäuten (**Meningen**) umgeben. Diese sind hauchfein, bilden eine **schützende mehrschichtige Hülle** um das ZNS, **befestigen** die Strukturen in der Schädelhöhle und im Wirbelkanal und puffern Stöße von außen. Zudem wirken sie beim Stoffwechsel des Nervengewebes mit und bilden die **Blut-Hirn-Schranke**.

Prinzipiell ist der Aufbau der Hirn- und der Rückenmarkshäute gleich: 3 Hautschichten liegen übereinander (▶ **Abb. 1.11**). Von außen nach innen sind dies: **Dura mater (harte Haut), Arachnoidea (Spinnengewebshaut) und Pia mater (weiche Haut)**.

Abb. 1.11 Hirnhäute.

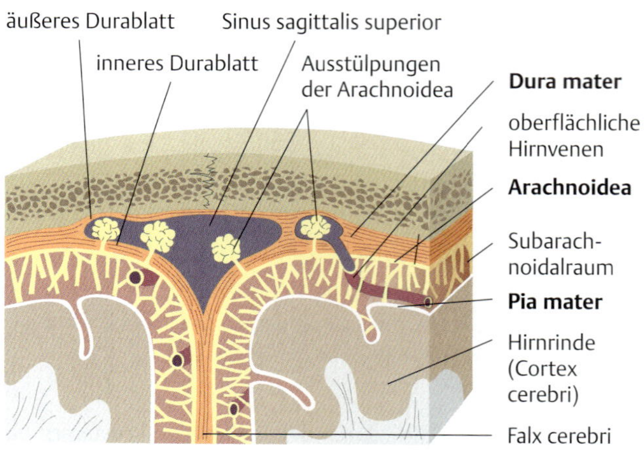

Frontalschnitt durch den Schädel etwa in Höhe der Zentralfurche. Das Gehirn ist von 3 Hüllen umgeben: der Dura mater, der Arachnoidea und der Pia mater. Die beiden Blätter der Dura mater sind im Bereich des Gehirns fest miteinander verbunden. Ausnahmen bilden nur die Stellen, an denen venöse Sinus oder Gefäße liegen. Im Bereich des Rückenmarks liegt zwischen der Knochenhaut und der Dura der Epiduralraum. *Abb. aus: I care Anatomie, Physiologie. 2. Auflage. Thieme; 2020. Nach: Bommas-Ebert U, Teubner P, Voß R: Kurzlehrbuch Anatomie und Embryologie. Thieme 2011*

Die Dura mater ist die harte Hirnhaut, die Arachnoidea und die Pia mater werden als weiche Hirn- bzw. Rückenmarkshäute bezeichnet.

Dura mater

Die harte Hirn- bzw. Rückenmarkshaut besteht aus straffem Bindegewebe. Sie liegt der Wand der Schädelhöhle bzw. des Wirbelkanals direkt an. Die Dura mater besteht aus 2 Schichten (Blättern), wobei das äußere Blatt fest mit den Schädelknochen verwachsen ist. Am Hirn liegen beide Schichten direkt aufeinander, außer an den Stellen, wo die Hirnsinus verlaufen. Die Dura mater zieht tief in die Spalträume zwischen den Großhirnhälften und zwischen Groß- und Kleinhirn. Dadurch bildet sie das sog. **Hirnskelett** und verleiht der weichen Hirnmasse Stabilität.

Bei der Dura mater des **Rückenmarks** bildet das äußere Blatt das Periost des Wirbelkanals. Zwischen dem äußeren und dem inneren Blatt befindet sich der sog. **Epi-** oder **Periduralraum**.

Arachnoidea

Die Arachnoidea (Spinnengewebshaut) ist eine gefäßfreie und nahezu durchsichtige Haut aus lockerem Bindegewebe. Sie ist von der Dura mater nur durch einen sehr dünnen Spalt getrennt.

Pia mater

Die ebenfalls aus lockerem Bindegewebe aufgebaute Pia mater ist mit dem Gewebe von Hirn und Rückenmark verwachsen. Dadurch folgt sie im Gegensatz zu den anderen Hirnhäuten allen Windungen und Einkerbungen der Gehirnoberfläche.

Zwischen Pia mater und Arachnoidea liegt der **Subarachnoidalraum**, in dem zahlreiche Gefäße verlaufen. Der Raum ist ausgefüllt mit Liquor.

Zusatzinfo

Nicht alle Hirnhäute können Kopfschmerzen erzeugen.

Im Gegensatz zur Dura mater und der Arachnoidea sind weder die Pia mater noch das Gehirn selbst schmerzsensibel innerviert. Kopfschmerzen gehen also – sofern ihr Ursprung im Gehirn liegt – immer von der Dura mater oder der Arachnoidea aus.

Fazit – Das müssen Sie wissen

Hirn- und Rückenmarkshäute

Gehirn und Rückenmark sind von den Hirn- und Rückenmarkshäuten (**Meningen**) umgeben. Sie bilden eine schützende mehrschichtige Hülle um das ZNS, befestigen die Strukturen in Schädelhöhle und Wirbelkanal, puffern Stöße von außen ab, wirken beim Stoffwechsel mit und bilden die Blut-Hirn-Schranke. Von außen nach innen: Dura mater (harte Haut), Arachnoidea (Spinnengewebshaut) und Pia mater (weiche Haut).

- Die **Dura mater** besteht aus straffem Bindegewebe, zieht tief in die Spalträume und bildet so das sog. Hirnskelett. Das äußere ihrer beiden Blätter ist fest mit den Schädelknochen verwachsen; im Rückenmark bildet es das Periost des Wirbelkanals.
- Die **Arachnoidea** ist eine gefäßfreie Haut aus lockerem Bindegewebe.
- Die **Pia mater** ist mit dem Gewebe von Hirn und Rückenmark verwachsen.

Zwischen Pia mater und Arachnoidea liegt der **Subarachnoidalraum**, in dem zahlreiche Gefäße verlaufen. Der Raum ist ausgefüllt mit Liquor.

1.2.3 Liquor und Liquorräume

Definition

Der Liquor (Liquor cerebrospinalis; Hirnwasser) ist eine Flüssigkeit, die in den äußeren Liquorräumen Hirn und Rückenmark umspült und weitere Hohlräume (sog. innere Liquorräume) füllt. Er hat Stoffwechsel- und Schutzfunktionen und übernimmt im ZNS die Funktion der Lymphe.

Der Liquor ist eine klare Flüssigkeit, weil er kaum Eiweiß und Zellen, lediglich physiologisch wenige Lymphozyten, enthält. Sein Glucose-Gehalt beträgt etwa 60–85 mg/dl (ca. 50 % des Serumgehalts); die Bestimmung kann wichtige Hinweis bei V. a. eine bakterielle Meningitis geben (S. 127).

Produktion und Rückresorption

Produziert wird der **Liquor** in den **Hirnkammern** (Ventrikeln) (S. 20). Dort befinden sich Adergeflechte (Plexus choroidei), aus denen er durch **Sekretions- und Diffusionsprozesse** abgesondert wird. Die Austauschmenge beträgt pro Tag rund 500–600 ml, wobei sich 100–200 ml in den Liquorräumen (s. u.) befinden.

Die **Rückresorption** ins Blut erfolgt an verschiedenen Stellen über die **venösen Sinus** am Gehirn und im Rückenmark. Dabei spielt die **Arachnoidea** eine entscheidende Rolle: Sie bildet feine Ausstülpungen, die durch die Dura mater bis in das Sinussystem reichen. Da der Liquordruck höher ist als der Venendruck, gelangt der Liquor über diese Aussackung aus dem Subarachnoidalraum ins venöse Blutsystem. Ein ähnlicher Resorptionsmechanismus findet sich außerdem an den Stellen, an denen die Spinalnerven das Rückenmark und die Hirnnerven das Gehirn verlassen.

Hirn- und Rückenmarksflüssigkeit werden etwa alle 7 Stunden ausgetauscht.

Funktion des Liquors

Der Liquor steht im steten Austausch mit der Gewebsflüssigkeit des ZNS-Gewebes und **transportiert von dort Stoffwechselprodukte ab.** Dadurch, dass der Liquor das Nervengewebe wie ein Wasserkissen umgibt, **schützt** er es außerdem vor Erschütterungen oder Stößen.

Liquorräume

Äußerer Liquorraum

Der äußere Liquorraum entspricht dem **Subarachnoidalraum**. Er erweitert sich an verschiedenen Stellen zu sogenannten Zisternen (▶ **Abb. 1.12**), der **Cisterna lumbalis** am Ende des Rückenmarks und der **Cisterna cerebellomedullaris** im verlängerten Mark (Medulla oblongata), kurz unterhalb des Kleinhirns (Cerebellum). Zu den **inneren Liquorräumen** zählen die Hirnkammern (Ventrikel) und der Zentralkanal des Rückenmarks.

Abb. 1.12 Bildung und Resorption des Liquors.

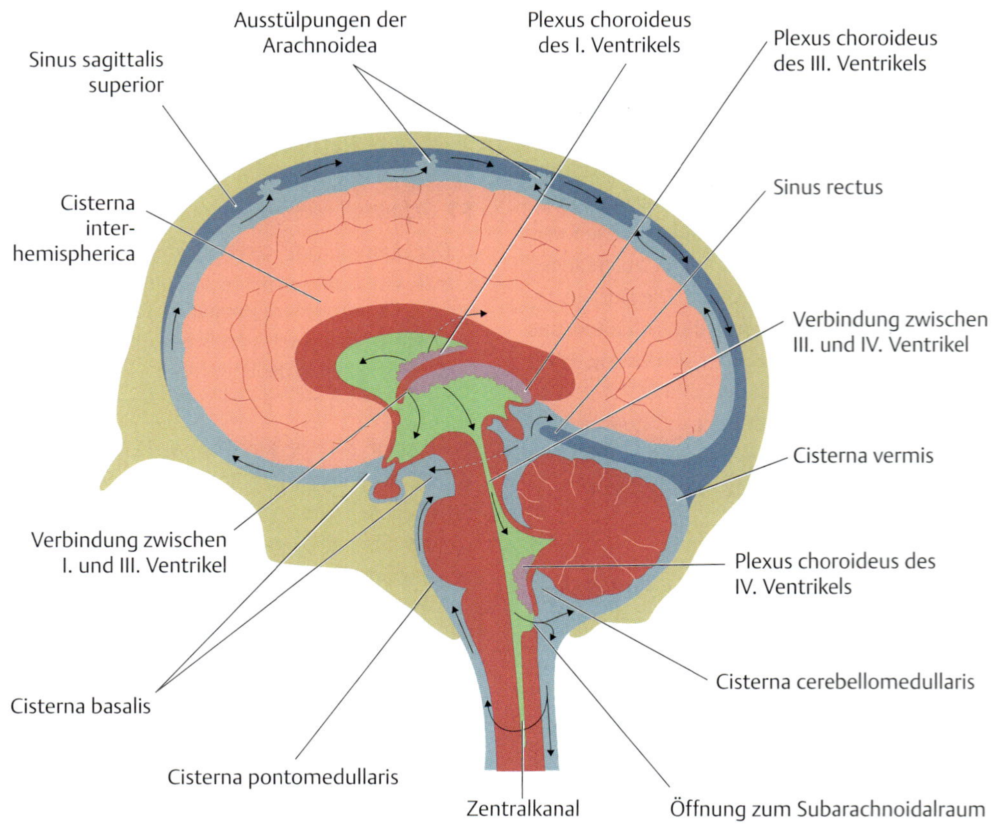

Der Liquor wird von den Plexus choroidei gebildet und in die Ventrikel abgegeben. Über die Verbindungen zwischen den Ventrikeln gelangt er in den IV. Ventrikel. Von dort fließt ein Teil weiter in den Zentralkanal, der andere Teil gelangt über die Öffnungen des IV. Ventrikels in den Subarachnoidalraum. Hier nimmt er seinen Weg über die verschiedenen Zisternen in Richtung Schädeldach. In diesem Bereich stülpt sich die Arachnoidea in den venösen Sinus sagittalis superior aus. Über diese Ausstülpungen wird der Liquor ins venöse Blut resorbiert. *Abb. aus: Schünke M, Schulte E, Schumacher U, Voll M, Wesker K. 5. Liquorräume. In: Schünke M, Schulte E, Schumacher U, Voll M, Wesker K, Hrsg. Prometheus LernAtlas - Kopf, Hals und Neuroanatomie. 5. Auflage. Stuttgart: Thieme; 2018*

Innere Liquorräume (Hirnventrikel und Zentralkanal)

Zu den **inneren Liquorräumen** gehören die **4 Hirnventrikel** und der **Zentralkanal des Rückenmarks**. Bei den Hirnventrikeln innerhalb des Gehirns handelt es sich um Hohlräume innerhalb der weißen Substanz des Gehirns:

- **I. und II. Ventrikel**: Die beiden Seitenventrikel sind die größten Hirnkammern und liegen jeweils in einer der beiden Großhirnhemisphären.
- **III. Ventrikel**: Der III. Ventrikel liegt im Zwischenhirn zwischen den beiden Thalami. Über kleine Öffnungen ist er mit den Seitenventrikeln und über den **Aquaeductus cerebri**, einen kleinen Kanal, mit dem 4. Liquorraum verbunden.
- **IV. Ventrikel**: Der 4. Ventrikel liegt an der Rückseite von Pons und Medulla oblongata, etwa auf Höhe des Kleinhirns. Er bildet eine rautenförmige Gestalt und ist der kleinste der Liquorräume. Über kleine Öffnungen steht er in Verbindung mit dem äußeren Liquorraum (Subarachnoidalraum). Vom IV. Ventrikel zieht der Zentralkanal des Rückenmarks nach unten.

Zentralkanal. Im Bereich des Rückenmarks befindet sich der Liquor im Zentralkanal. Dieser liegt etwa mittig im Rückenmark und durchzieht es auf seiner gesamten Länge. An seinem oberen Ende steht er in Verbindung mit dem IV. Ventrikel.

Fazit – Das müssen Sie wissen

Liquor und Liquorräume

Der Liquor (Liquor cerebrospinalis; Hirnwasser) ist eine klare, zell- und eiweißarme Flüssigkeit, die im **Subarachnoidalraum** Hirn und Rückenmark umspült (äußerer Liquorraum) und die **Hirnventrikel** und den **Zentralkanal** des Rückenmarks (innere Liquorräume) ausfüllt. Alle Liquorräume stehen miteinander in Verbindung. Der Liquor hat Stoffwechsel- und Schutzfunktionen.

Produziert wird der Liquor in den **4 Hirnventrikeln** und durch Sekretions- und Diffusionsprozesse abgesondert. Die Austauschmenge beträgt pro Tag ca. ½ Liter. Die **Rückresorption** ins venöse Blut erfolgt an verschiedenen Stellen über die venösen Sinus am Gehirn und im Rückenmark.

1.2.4 Gehirnstoffwechsel und Gefäßversorgung

Das Gehirn ist, wie z.B auch der Herzmuskel, einer der größten Sauerstoff- und Glukoseverbraucher im menschlichen Körper. Obwohl es nur ca. 2 % des Körpergewichts ausmacht, benötigt es rund 20 % des aufgenommenen Sauerstoffs und ca. 20–25 % der Glukose im Ruhezustand.

Um die Versorgung zu gewährleisten, entfallen in Ruhe rund **15 % des Herzzeitvolumens** auf die Gehirndurchblutung. Dieser Wert ist unabhängig von körperlicher Aktivität und wird durch Regelmechanismen **relativ konstant gehalten.** Innerhalb des Gehirns werden die Bereiche, die gerade aktiver sind, temporär besser versorgt. Dabei wird die graue Substanz stärker durchblutet als die weiße.

Die beiden Hemisphären werden durch weitgehend getrennte große arterielle Gefäßnetze versorgt.

Abb. 1.13 Arterien von Kopf und Hals im Überblick (Ansicht von links).

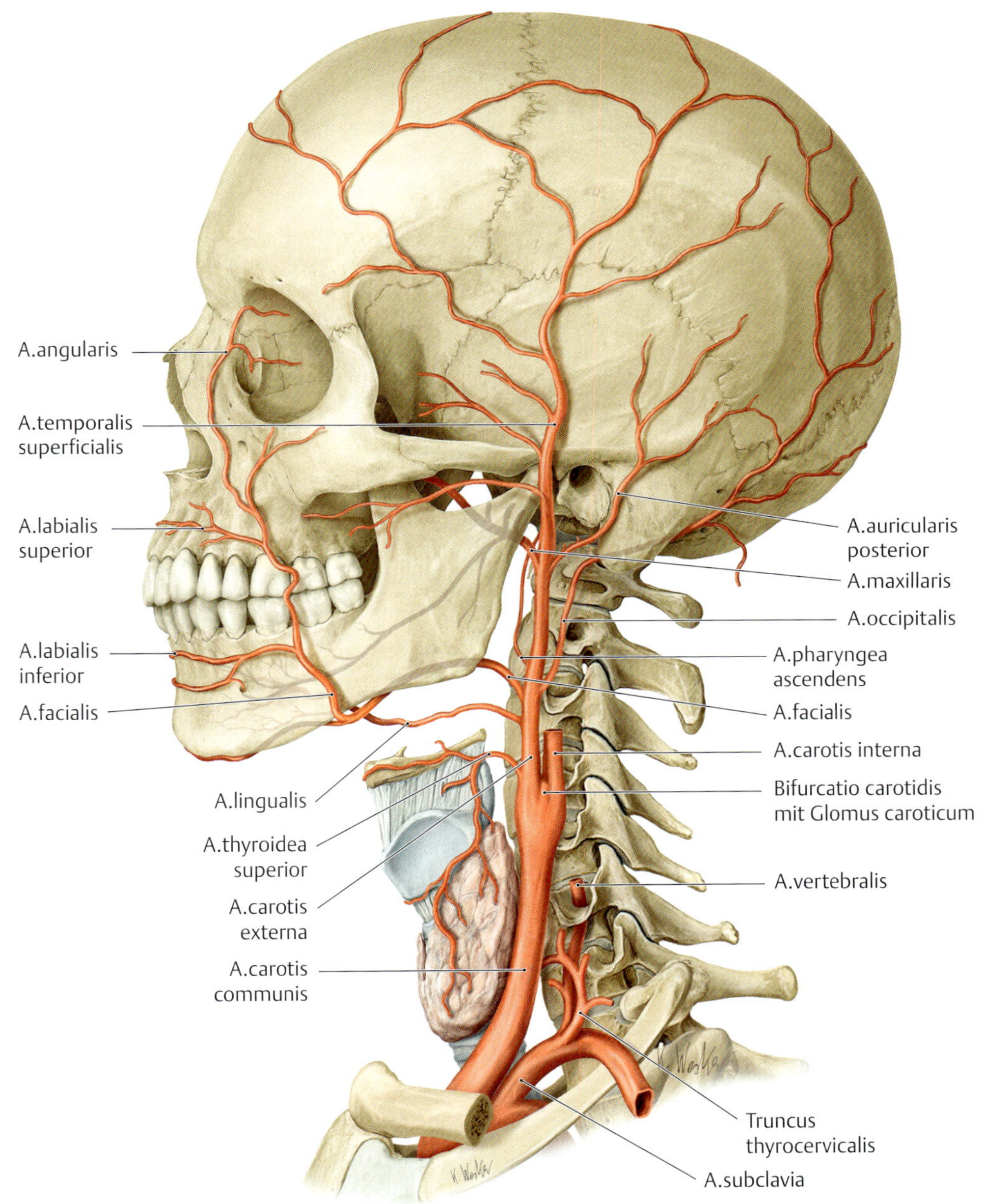

Kopf und Hals werden hauptsächlich von den beiden Karotiden, der A. carotis interna und der A. carotis externa, mit Blut versorgt. Sie entstehen durch die Aufteilung der A. carotis communis, die aus dem Aortenbogen entspringt, und sind miteinander verbunden (s. D). Die A. carotis interna versorgt im Wesentlichen – aber nicht ausschließlich – intrakranielle Strukturen (Gehirn), die A. carotis externa Hals und Kopf. *Abb. aus: Schünke M, Schulte E, Schumacher U, Voll M, Wesker K. 4.1 Systematik der arteriellen Versorgung an Kopf und Hals. In: Schünke M, Schulte E, Schumacher U, Voll M, Wesker K, Hrsg. Prometheus LernAtlas - Kopf, Hals und Neuroanatomie. 5. Auflage. Stuttgart: Thieme; 2018*

Abb. 1.14 Arterielle Versorgung des Gehirns.

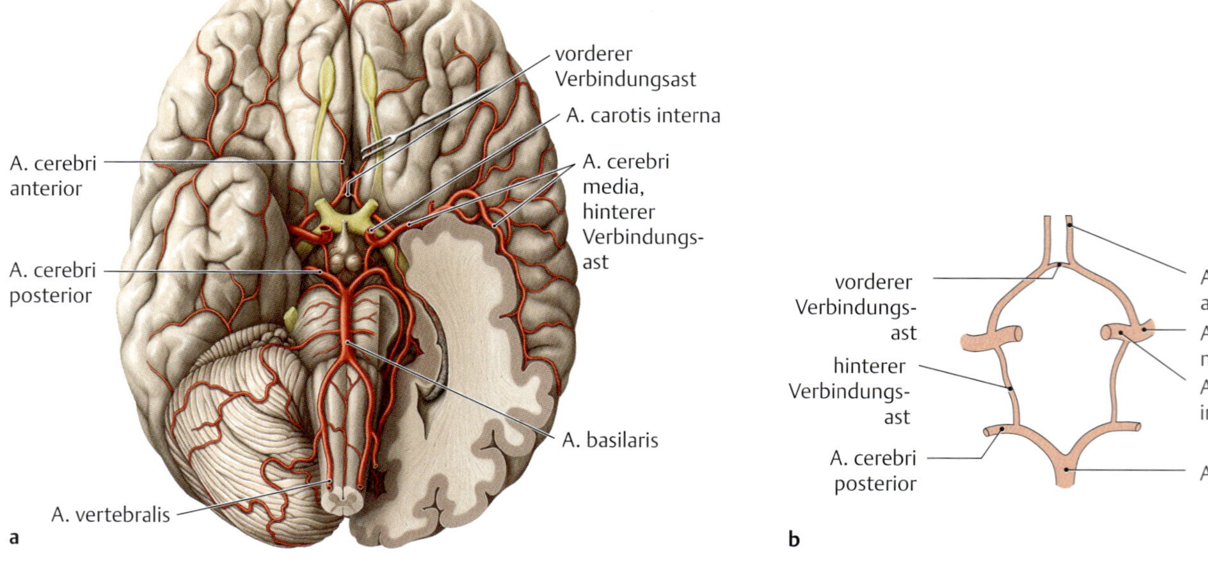

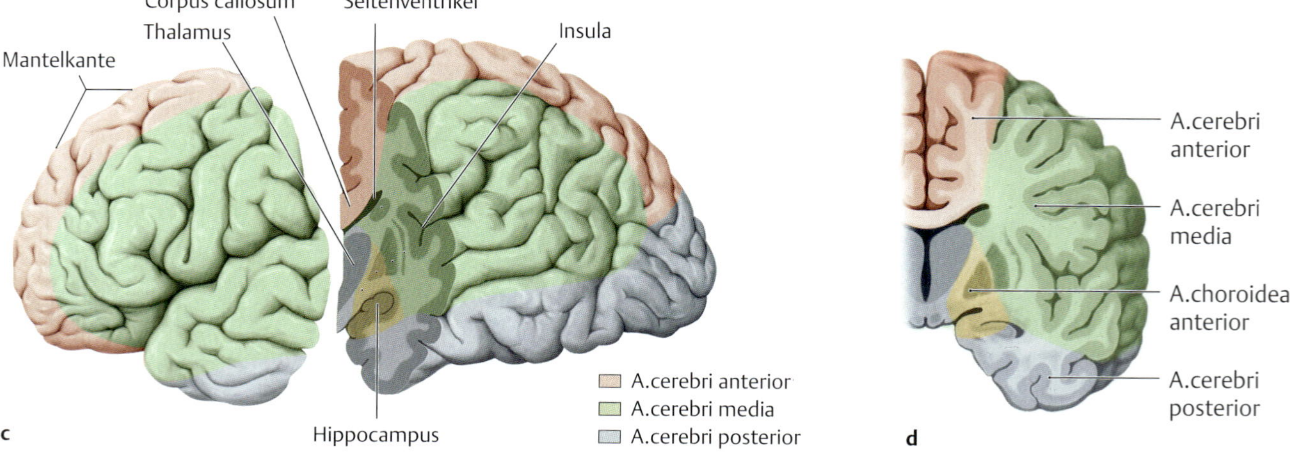

a Blick von unten auf die Hirnbasis. Auf der linken Seite wurden zur besseren Darstellung das Kleinhirn und der Schläfenlappen entfernt.
b Circulus arteriosus cerebri (arterieller Gefäßring an der Basis des Gehirns).
c Versorgungsgebiete der Aa. cerebri media, anterior und posterior, linkes Großhirn von lateral.
d Versorgungsgebiete der Aa. cerebri media, anterior und posterior, Frontalschnitt.

Abb. aus: Schünke M, Schulte E, Schumacher U. Prometheus LernAtlas - Kopf, Hals und Neuroanatomie. Illustrationen von M. Voll und K. Wesker. 5. Auflage. Stuttgart: Thieme; 2018

Arterien

Die wichtigsten versorgenden Gefäße des Gehirns sind die **beiden Halsschlagadern** (Aa. carotes). Sie entspringen links direkt aus dem Aortenbogen, rechts aus dem Truncus brachiocephalicus und teilen sich im Halsbereich auf in jeweils einen inneren und einen äußeren Zweig (▸ **Abb. 1.13**).

- Die **Aa. carotes internae** ziehen über einen Kanal im Felsenbein in die Schädelhöhle. Sie versorgen v. a. den vorderen Teil des Gehirns und die Augen. Die linke A. carotis interna versorgt das linke Auge.
- Der weitere Verlauf wird anhand einer der beiden (rechts und links) Aa. carotes geschildert. Nach dem Eintritt in die Schädelhöhle setzt sich die (zum Beispiel linke) A carotis interna als **A. cerebri media** (mittlere Gehirnarterie, ▸ **Abb. 1.14a**) fort. Diese verläuft an der Schädelbasis und gibt die **A. cerebri anterior** (vordere Gehirnarterie) ab. Die A. cerebri anterior versorgt die vorderen Bereiche des Gehirns.
- Die **Aa. carotes externae** beginnen im oberen Bereich des Schildknorpels. Der Hals wird von Ästen der A. carotis externa versorgt. Im Bereich des Kieferwinkels teilen sich von jeweils von der rechten und der linken A. carotis externa jeweils die Aa. faciales als Äste ab. Durch diese werden die größten Teile der Kopf- und Halsweichteile, Teile des knöchernen Schädels und die Dura mater versorgt.

Abb. 1.15 Venöse Gefäßversorgung des Gehirns.

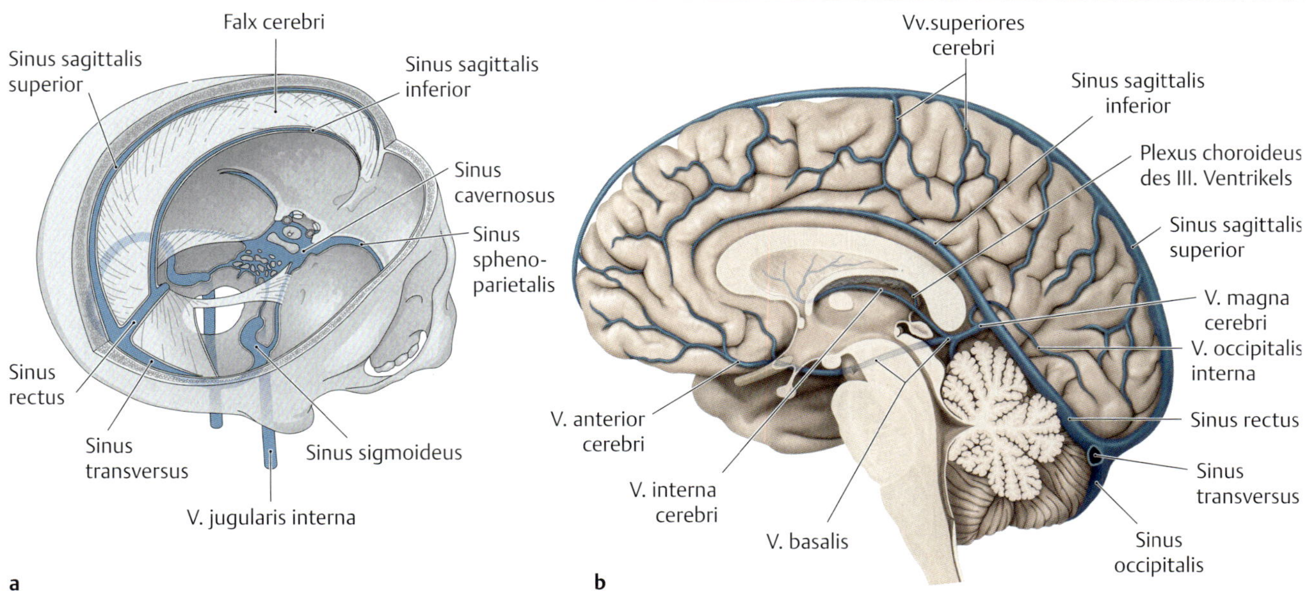

a Das Gehirn ist von mehreren venösen Blutleitern (Sinus) umgeben, die das Blut in die V. jugularis interna leiten.

b Die oberflächlichen und die tiefen Hirnvenen transportieren das Blut in die Sinus. Ansicht der Innenseite der rechten Hemisphäre.

Abb. aus: Schünke M, Schulte E, Schumacher U. Prometheus LernAtlas - Kopf, Hals und Neuroanatomie. Illustrationen von M. Voll und K. Wesker. 5. Aufl. Stuttgart: Thieme; 2018

- die **Aa. vertebrales** entspringen ebenfalls beidseitig den Aa. Subclaviae, verlaufen durch Querfortsätze der Halswirbelsäule und treten jeweils durch das Foramen magnum in die Schädelhöhle ein.
- Beide Gefäße vereinigen sich anschließend zur unpaarigen **A. basilaris**. In deren Verlauf in Richtung Frontallappen teilt sie sich wiederum in die rechte und die linke **A. cerebri posterior** (hintere Gehirnarterie), die zu den **hinteren Bereichen** des Gehirns (Hinterhauptslappen des Großhirns, Kleinhirn, Brücke, verlängertes Mark) ziehen.

Durch die entstehenden Verbindungsäste ergibt sich ein Gefäßring an der Hirnbasis, der **Circulus arteriosus cerebri** (▶ **Abb. 1.14b**) oder Circulus Willisi. Zahlreiche abzweigende kleinere Arterien versorgen kleinere Hirn- und Gesichtsareale (▶ **Abb. 1.14c**).

Venen

Das venöse Blut des Gehirns fließt über ein System aus oberflächlichen und tiefen Gefäßen ab (▶ **Abb. 1.15**). Es sammelt sich in venösen Blutleitern, den **Hirnsinus**, die von der **Dura mater** gebildet werden. Im Gegensatz zu anderen Venen im Körper besitzt ihre Wand keine Muskelschicht.

Die **oberflächlichen Venen** sammeln das Blut aus der Hirnrinde. Sie werden auch als **Brückenvenen** bezeichnet, weil sie teilweise durch die Arachnoidea und die Dura mater hindurch zum Sinus zwischen den beiden Großhirnhemisphären verlaufen.

Über die **Jugularvenen** verlässt das venöse Blut die Schädelhöhle und fließt in die obere Hohlvene (V. cava superior).

Fazit – Das müssen Sie wissen

Gehirnstoffwechsel und Sauerstoffversorgung

Das Gehirn kann als Energiequellen nur Glukose und Ketonkörper nutzen und benötigt sehr viel Sauerstoff. Es verfügt nur über einen geringen Energievorrat und ist deshalb auf eine gute Durchblutung angewiesen.

Hirnarterien

Die Hirnarterien stammen aus der A. carotis interna oder der A. vertebralis. Aus ihnen gehen die A. cerebri media und die A. basilaris hervor. Diese bilden zusammen mit ihren Abgängen, der A. cerebri anterior und der A. cerebri posterior, am Boden der Schädelhöhle einen Gefäßring (Circulus arteriosus cerebri).

Hirnvenen

Das venöse Blut fließt über oberflächliche oder tiefe Hirnvenen in die venösen Blutleiter, die Hirnsinus. Deren Wände werden von der Dura mater gebildet. Sie leiten das Blut weiter in die V. jugularis interna. Die Wand der Hirnvenen besitzt im Gegensatz zu anderen Venen im Körper keine Muskelschicht.

Blut-Hirn-Schranke

Während die Wände der Kapillaren anderer Organe für viele Moleküle durchlässig sind, sind sie im Gehirn zu dessen Schutz vor Intoxikationen und Stoffwechselbalancen derart abgedichtet, dass selbst kleine wasserlösliche Moleküle nicht aus dem Blut ins Hirngewebe übertreten können (▶ **Abb. 1.16**). Nur kleine **fettlösliche Stoffe** wie Sauerstoff oder Kohlenstoffdioxid können die Wand passieren. Bestimmte Transportmechanismen erlauben zudem, dass Stoffe wie Glukose, Aminosäuren oder Elektrolyte die Zellen des Gehirns erreichen.

Abb. 1.16 Aufbau der Blut-Hirn-Schranke im zentralen Nervensystem.

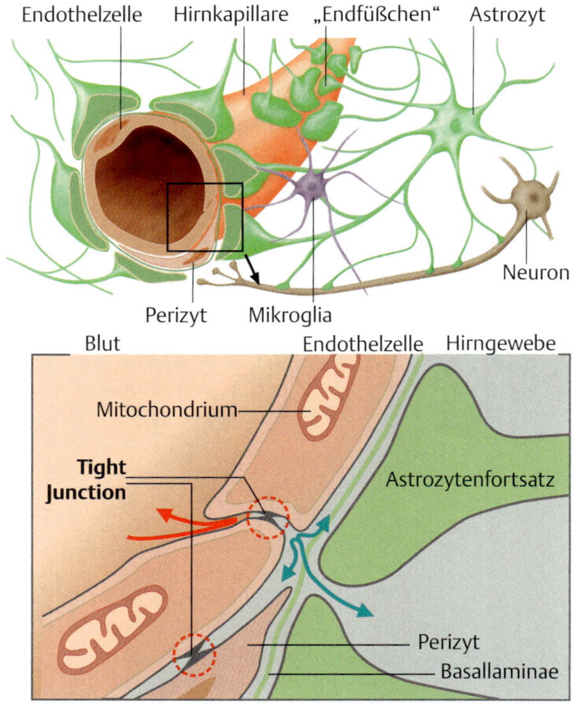

Die Hirnkapillaren (Endothelzelle und die beiden Basallaminae) sind vollständig von Perizyten und Astrozytenfortsätzen (Endfüßchen) umgeben. Die Zwischenräume zwischen den Astrozytenfortsätzen sind beträchtlich weiter als die zwischen den Endothelzellen an den Tight Junctions; demzufolge sind die Tight Junctions das morphologische Substrat der Blut-Hirn-Schranke, nicht aber die Astrozytenfortsätze. Mikroglia und Neurone komplettieren den Zusammenschluss zur vaskulären Einheit. (Mehr zu den Zellen im Nervensystem lesen Sie in Lernmodul 2 „Biologie, Pathologie, Infektiologie“.) *Abb. aus: Göbel K, Meuth S. Die Blut-Hirn-Schranke als Barriere. In: Pape H, Kurtz A, Silbernagl S, Hrsg. Physiologie. 9., vollständig überarbeitete Auflage. Thieme; 2019*

Diese Besonderheit wird als **Blut-Hirn-Schranke** bezeichnet. Auch der Stoffaustausch **zwischen Blut und Liquor** ist durch einen ähnlichen Mechanismus eingeschränkt.

Fazit – Das müssen Sie wissen

Blut-Hirn-Schranke

Die Wände der Hirnkapillaren sind so aufgebaut, dass sie nur von **kleinen fettlöslichen Stoffen** (z. B. Sauerstoff oder Kohlenstoffdioxid) frei **durchdrungen** werden können. Für einige weitere Stoffe, wie z. B. Glukose oder Elektrolyte, besitzen sie spezielle **Transportsysteme**. Alle anderen Stoffe werden im Blutgefäßsystem zurückgehalten und gelangen nicht ins Hirngewebe. Diese Filterfunktion der Kapillarwände wird als **Blut-Hirn-Schranke** bezeichnet.

1.2.5 Rückenmark

Das Rückenmark gehört zum zentralen Nervensystem. Es ist – vereinfacht gesagt – das mit zahllosen Fasern ausgestattete zentrale Verteilerkabel, das die Kommunikation zwischen den größten Teilen des peripheren Nervensystems und dem Hirn gewährleistet. Gleichzeitig ist es die Umschaltstelle für Reflexe.

Das Rückenmark beginnt am Hinterhauptsloch des Schädels unterhalb der Medulla oblongata und endet beim Erwachsenen etwa auf Höhe des 1. oder 2. Lendenwirbels. Es ist ca. 45 cm lang und etwa fingerdick. Das Rückenmark ist in 32 Segmente unterteilt.

Das Rückenmark liegt innerhalb der Wirbelsäule im knöchernen **Wirbelkanal** (▸ **Abb. 1.17**), in dem es durch Bänder befestigt ist und der mit **Liquor** gefüllt ist. Der Wirbelkanal ist mit den Rückenmarkshäuten, einer Fortsetzung der Gehirnhäute, ausgekleidet. Beide Häute gehören zu den **Meningen**. Im Gegensatz zum Rückenmark selbst erstrecken sich die Rückenmarkshäute weiter bis auf Höhe des Steißbeins und bis zu diesem Punkt reicht auch der Liquor. Liquorentnahmen zu diagnostischen Zwecken (Lumbalpunktion) werden bevorzugt an dieser Stelle vorgenommen.

Graue und weiße Substanz des Rückenmarks

Analog zum Gehirn lassen sich eine graue Substanz mit Nervenzellkörpern und eine weiße Substanz mit Nervenfasern unterscheiden. Im Rückenmark allerdings umgibt die weiße Substanz die **mittig gelegene graue Substanz** (▸ **Abb. 1.18**). Da die Form der grauen Substanz an einen Schmetterling erinnert, wird sie auch **Schmetterlingssubstanz** genannt. In der Mitte der grauen Substanz liegt der **Zentralkanal**. Er ist die Fortsetzung des IV. Ventrikels.

Funktionen des Rückenmarks

Das Rückenmark leitet über auf- und absteigende Leitungsbahnen (Axone) Nervenimpulse aus der Peripherie zum Gehirn und vom Gehirn zur Peripherie.

- Die **aufsteigenden Informationen aus der Peripherie zum Gehirn sind sensible** Impulse (z. B. Schmerz, Berührung, Kälte, Füllungszustand der Blase). Da sie dem zentralen Nervensystem Informationen **zu**führen, werden sie als **Afferenzen** (afferente Bahnen) bezeichnet.
- Die **Befehle vom Hirn sind absteigende motorische Impulse** (z. B. um eine Hand zurückzuziehen, eine Bewegung zu beschleunigen oder zur Toilette zu gehen). Da sie vom zentralen Nervensystem Informationen **weg**führen, werden sie als **Efferenzen** (efferente Bahnen) bezeichnet.

Reflexe, d. h. unwillkürliche Bewegungen, werden direkt **im Rückenmark** koordiniert und nicht auf das Gehirn umgeschaltet.

Abb. 1.17 Rückenmark (Medulla spinalis).

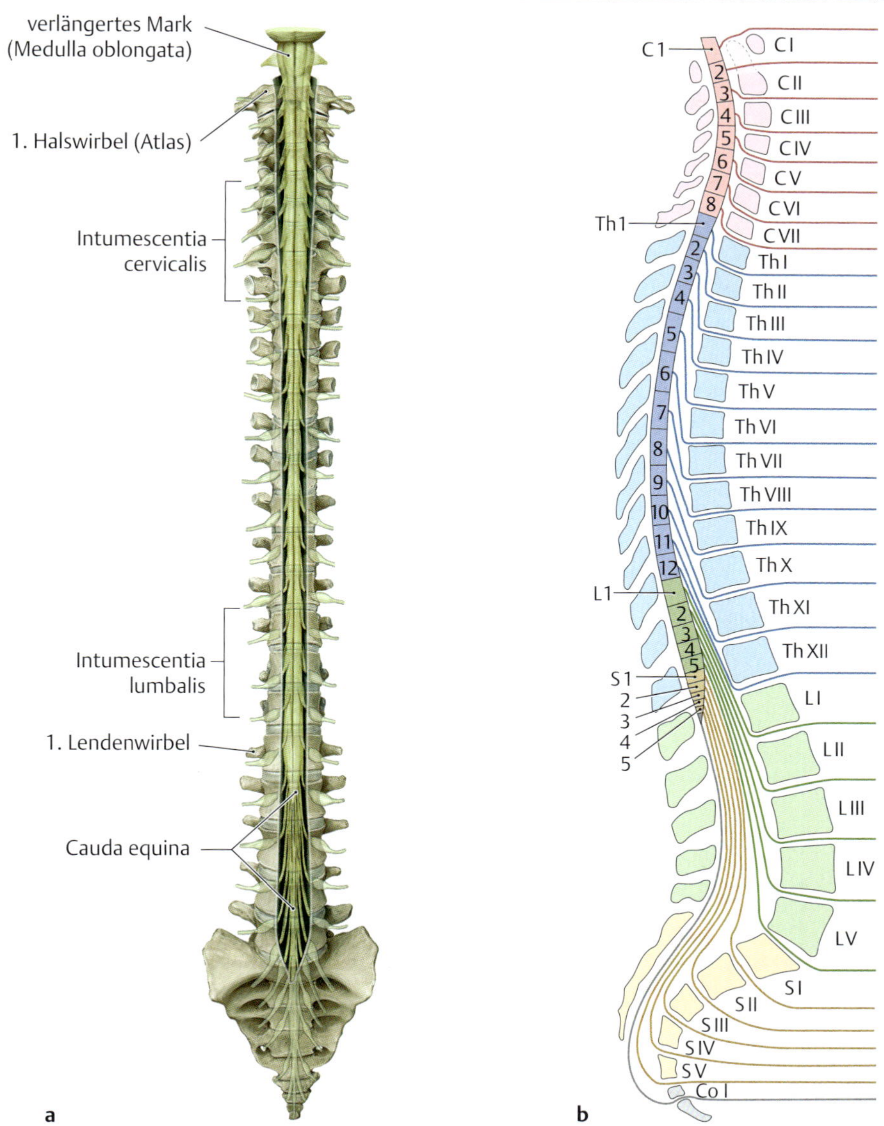

a Lage des Rückenmarks im knöchernen Spinalkanal (Ansicht von vorn). Zur besseren Darstellung wurden die Wirbelkörper und die Hüllen des Rückenmarks entfernt. Das Rückenmark endet bereits auf Höhe des 1. bis 2. Lendenwirbels. Der untere Teil des Wirbelkanals enthält kein Rückenmark, sondern ein Bündel aus Wurzelfäden, die Cauda equina.

b Schematische Darstellung, Ansicht von rechts. Das Rückenmark besteht aus 8 Hals- (rot), 12 Brust- (blau), 5 Lenden- (grün), 5 Kreuzbein- (gelb) und 2 Steißbeinsegmenten (grau). Die Segmente tragen die Nummer desjenigen Wirbels, über (Zervikalsegmente) bzw. unter (ab Thorakalsegmente) dem ihr Spinalnerv austritt.

Abb. aus: Schünke M, Schulte E, Schumacher U. Prometheus LernAtlas - Kopf, Hals und Neuroanatomie. Illustrationen von M. Voll und K. Wesker. 5. Aufl. Stuttgart: Thieme; 2018

Graue Substanz

Die Schmetterlingsform der grauen Substanz ergibt sich durch sog. Hörner (▸ **Abb. 1.19**). Die 2 Hinterhörner weisen nach „hinten" in Richtung der Dornfortsätze, die beiden **Vorderhörner** sind nach vorn ausgerichtet. Dazwischen befinden sich die **Seitenhörner**. Diese sind jedoch lediglich im Brust- und Lendenwirbelbereich deutlich ausgeprägt.

In ihrer Gesamtheit bilden die Hörner jeweils eine Art Säule, die entsprechend benannt wird (z. B. linke bzw. rechte **Hintersäule).**

Die Nervenzellkörper der Hinter-, der Vorder- und der Seitenhörner unterscheiden sich durch ihre Aufgaben:

Hinterhörner

Die Nervenzellen, deren Zellkörper in den Hinterhörnern liegen, sind **sensibel**, d. h., sie nehmen **Reize von außen** (peripheres Nervensystem) auf. Dies sind z. B. Berührungen oder Schmerz.

Abb. 1.18 Weiße und graue Substanz im Rückenmark.

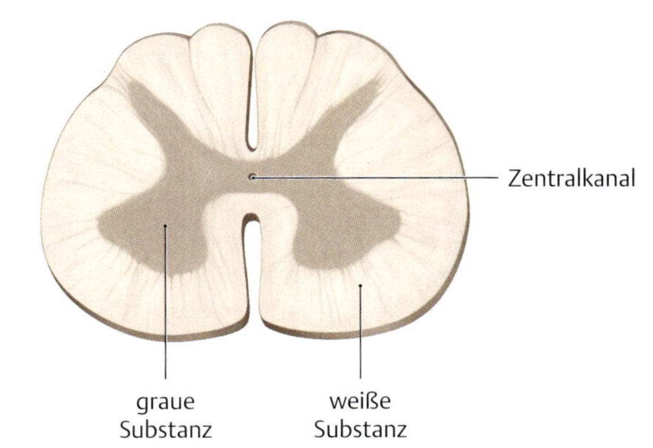

Querschnitt durch das Rückenmark. Hier liegt die graue Substanz innen, die weiße außen. *Abb. aus: Schünke M, Schulte E, Schumacher U. Prometheus LernAtlas - Kopf, Hals und Neuroanatomie. Illustrationen von M. Voll und K. Wesker. 5. Aufl. Stuttgart: Thieme; 2018*

Abb. 1.19 Graue Substanz des Rückenmarks

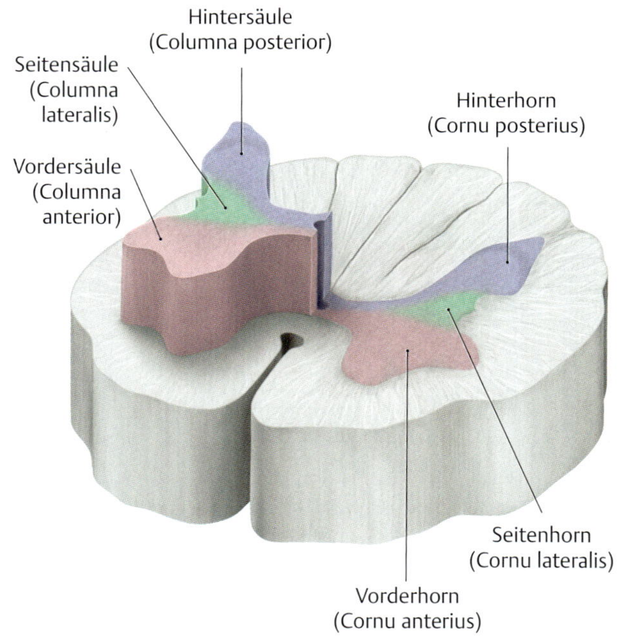

Die graue Substanz des Rückenmarks gliedert sich in Vorderhorn, Seitenhorn und Hinterhorn. Die Vorderhörner aller Rückenmarksegmente bilden zusammen die Vordersäule, die Seitenhörner die Seitensäule und die Hinterhörner die Hintersäule. Seitenhörner und Seitensäule sind nur zwischen C 8 und L 1–3 ausgebildet. *Abb. aus: Schünke M, Schulte E, Schumacher U. Prometheus LernAtlas - Kopf, Hals und Neuroanatomie. Illustrationen von M. Voll und K. Wesker. 5. Aufl. Stuttgart: Thieme; 2018*

Abb. 1.20 Prinzipieller Aufbau der aufsteigenden Bahnen des Rückenmarks.

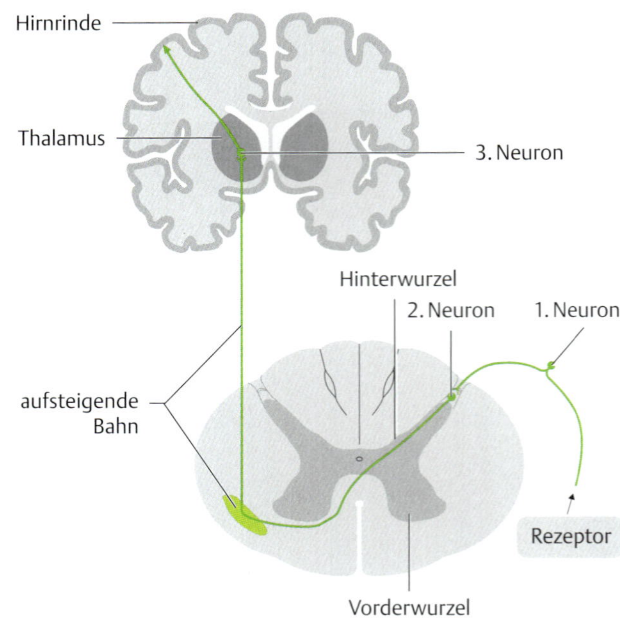

Der Reiz wird am Rezeptor aufgenommen und erreicht über 3 Nervenzellen die Hirnrinde. Das 1. Neuron verläuft im Spinalnerv, das 2. in der aufsteigenden Bahn und das 3. im Marklager des Gehirns. Die Synapse zwischen 1. und 2. Neuron liegt im Hinterhorn, diejenige zwischen 2. und 3. Neuron in einem Kern im Thalamus (wie hier dargestellt) oder im Kleinhirn. *Abb. aus: Schünke M, Schulte E, Schumacher U. Prometheus LernAtlas - Kopf, Hals und Neuroanatomie. Illustrationen von M. Voll und K. Wesker. 5. Aufl. Stuttgart: Thieme; 2018*

Diese Informationen werden über **afferente Nervenfasern** zum Rückenmark geführt und über Synapsen an die Hinterhornzellen des Rückenmarks (zentrales Nervensystem) weitergegeben. Diese geben die eingehenden Impulse über **aufsteigende Bahnen** (▸ **Abb. 1.20**) an das Gehirn weiter oder verschalten sie zu anderen Synapsen. Teilweise werden Reize nach ihrem Eingang ins Rückenmark auf die andere Markseite umgeschaltet; z. B. werden Informationen aus einem Rezeptor der linken Körperhälfte über die rechte Seite des Marks ans Gehirn geleitet.

Alle afferenten Fasern, die aus der Peripherie in das Hinterhorn ziehen, werden zusammen als **Hinterwurzel** bezeichnet.

Vorderhörner

Die Nervenzellen, deren Zellkörper in den Vorderhörnern liegen, sind **motorisch**, d. h., sie leiten motorische Befehle vom zentralen Nervensystem an die Muskeln in der Peripherie. Sie werden auch als **Motoneurone** bezeichnet. Die Impulse laufen vom Hirn über **absteigende Bahnen** zur Zielzelle oder werden über Reflexbögen ausgelöst. Über Synapsen sind die Motoneurone mit **efferenten Nervenbahnen** verbunden. Diese leiten z. B. die Informationen aus dem ZNS über das PNS an die Skelettmuskulatur und lösen dort eine Bewegung aus. Die Gesamtheit der efferenten Fasern, die von den Vorderhornzellen eines Segments in die Peripherie ziehen, wird als **Vorderwurzel** bezeichnet.

Seitenhörner

In den Seitenhörnern liegen die Zellkörper der Nervenfasern, die dem vegetativen (autonomen) Nervensystem zugeordnet sind. Zellgruppen innerhalb der Seitenhörner verbinden unterschiedliche Bereiche der Schmetterlingssubstanz und unterstützen Reflexe sowie sympathische und parasympathische Reaktionen (S. 40). Alle Zellkörper des Sympathikus sind hier lokalisiert. Ihre Afferenzen treten auch über das Vorderhorn aus. Seitenhörner sind nur zwischen den Rückenmarksegmenten C 8 – L 1 ausgebildet.

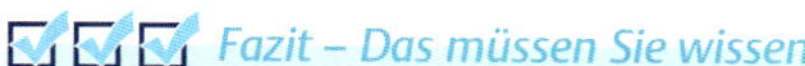

Fazit – Das müssen Sie wissen

Graue Substanz des Rückenmarks

Im Rückenmark liegt die **graue Substanz schmetterlingsförmig innerhalb der weißen Substanz**. In ihrem Zentrum verläuft der **Zentralkanal**. Die graue Substanz unterteilt sich in die beiden Hinterhörner und die beiden Vorderhörner. Zwischen C 8 und L 1–3 sind zusätzlich Seitenhörner ausgebildet.

- In den **Hinterhörnern** liegen die **sensiblen Nervenzellen**. Sie erhalten ihre Informationen über Synapsen mit **afferenten** Fasern aus der Peripherie. Diese Fasern ziehen gemeinsam in das Hinterhorn und bilden die Hinterwurzel.
- In den **Vorderhörnern** liegen die **motorischen Nervenzellen** (Motoneurone). Ihre **efferenten** Fasern ziehen zu den Muskeln. Dort, wo sie das Rückenmark verlassen, bilden sie die Vorderwurzel.
- In den **Seitenhörnern** liegen die **vegetativen Nervenzellen**. Ihre Fasern verlassen das Rückenmark ebenfalls über die Vorderwurzel.

Spinalnerven

An den Hinter- und Vorderhörnern liegen sog. **Nervenwurzeln** an (▶ **Abb. 1.21**). Als Nervenwurzeln werden die Nervenfasern bezeichnet, die **beidseitig** (links und rechts) innerhalb eines bestimmten Abschnittes das Rückenmark verlassen und sich noch im Wirbelbereich in einem **Ganglion** zu jeweils einem **Spinalnerv** vereinigen. Die Spinalnerven gehören zum peripheren Nervensystem.

An jedem der 32 Rückenmarksegmente entspringt 1 Spinalnervenpaar (rechter und linker Spinalnerv). Der jeweilige Abschnitt des Rückenmarks, aus dem ein solches Spinalnervenpaar entspringt, wird als **Rückenmarksegment** bezeichnet. Die Segmente sind nach dem Wirbel benannt, durch dessen Zwischenwirbelloch der Spinalnerv den Wirbelkanal verlässt. Da das Rückenmark auf Höhe des 2. Lendenwirbels endet, verlaufen die Wurzelfäden der unteren Segmente noch eine gewisse Strecke innerhalb des Wirbelkanals, bevor sie ihn verlassen. Sie bilden die sog. **Cauda equina** (siehe weiter unten).

Der Mensch besitzt insgesamt 31–33 Spinalnervenpaare, die das Rückenmark unterteilen:

- 8 Halssegmente (Zervikalsegmente),
- 12 Brustsegmente (Thorakalsegmente),
- 5 Lendensegmente (Lumbalsegmente),
- 5 Kreuzbeinsegmente (Sakralsegmente) und
- 1–3 Steißbeinsegmente (Coccygealsegmente).

Manchmal entspringen im untersten Rückenmarkabschnitt 2 oder 3 Nervenpaare, sodass entsprechend viele Steißbeinsegmente entstehen.

Abb. 1.21 Nervenwurzeln.

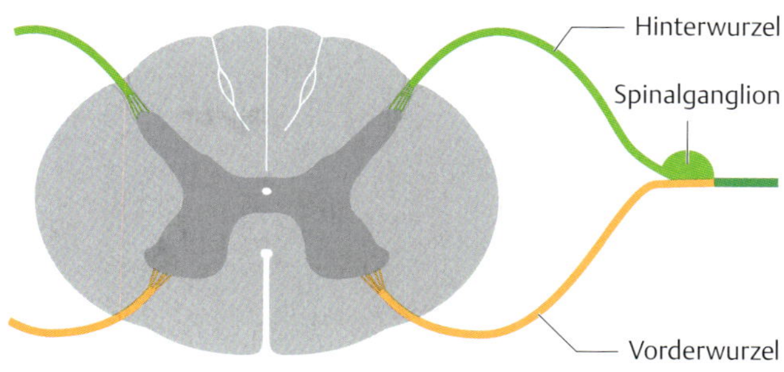

Schematische Zeichnung.

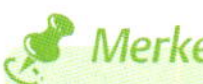

Merke

Wirbel- und Segmentbezeichnungen unterscheiden sich

Die Benennung der Rückenmarksegmente folgt nicht den Wirbeln, auf deren Höhe sie liegen. Sie richtet sich vielmehr nach dem Wirbel, unterhalb dessen die Spinalnerven den Wirbelkanal verlassen.

Aufgrund eines unterschiedlich raschen Wachstums von Rückenmark und Wirbelkanal im Säuglings- und Kindesalter verlassen die Spinalnerven des Erwachsenen den Wirbelkanal teilweise ein erhebliches Stück unterhalb ihres Ursprungs. Der Wirbelkanal im Lenden- und Kreuzbeinbereich enthält kein Rückenmark mehr, sondern nur noch ein dichtes Bündel von Wurzelfäden, die zu ihrem jeweiligen Austrittspunkt ziehen und sich erst dort zum Spinalnerv vereinigen. Dieses Bündel unterhalb des Rückenmarks wird als **Cauda equina** („Pferdeschwanz", siehe ▶ **Abb. 1.22**, ▶ **Abb. 1.23**) bezeichnet.

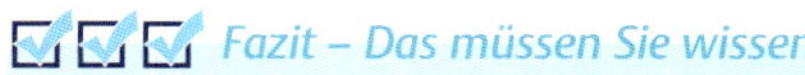

Fazit – Das müssen Sie wissen

Spinalnerven

Die Spinalnerven entstehen durch die Vereinigung von Nervenfasern, die beidseitig (links und rechts) innerhalb eines bestimmten Abschnittes das Rückenmark verlassen (= Nervenwurzel) und sich noch im Wirbelbereich in einem Ganglion zu jeweils einem Spinalnerv vereinigen. Damit gibt es pro Rückenmarksegment einen linken und einen rechten Spinalnerv.

Abb. 1.22 Rückenmark mit Spinalnerven, Cauda equina und lumbalem Plexus.

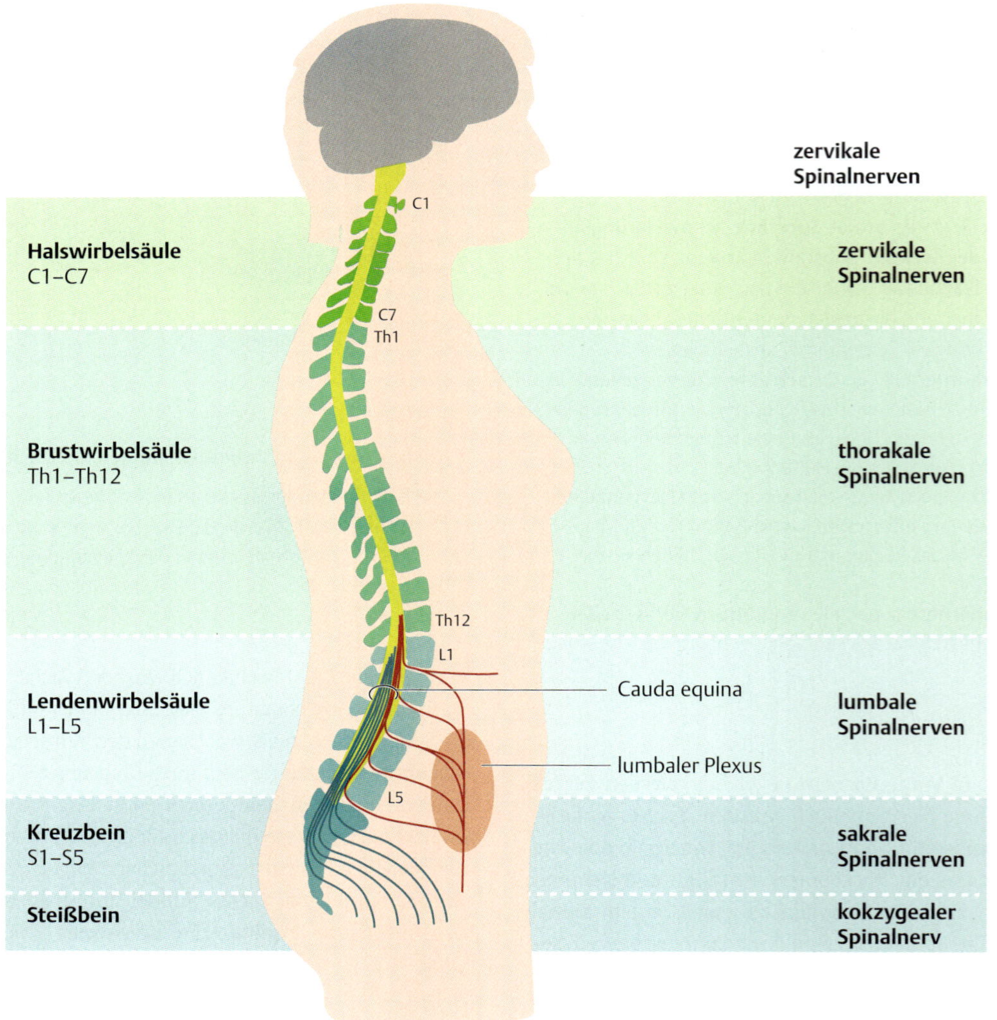

Weiße Substanz

Die weiße Substanz des Rückenmarks beinhaltet fast ausschließlich Nervenfasern. Sie sind zu Bündeln angeordnet, sog. **Bahnen** (Tractus). Diese wiederum fügen sich zusammen zu **Strängen**, die schließlich die Kommunikation zwischen Gehirn, Rückenmark und Peripherie sicherstellen (▶ **Abb. 1.24**). Ausgenommen sind hier einige Bahnen, die einzelne Bereiche des Rückenmarks (Segmente) untereinander verbinden, kürzer sind und den sog. Eigenapparat des Rückenmarks bilden.

Man unterscheidet je nach Verlaufsrichtung der Impulse (▶ **Abb. 1.25**):

- **aufsteigende Bahnen**: Sie leiten Informationen von den Hinterhörnern des Rückenmarks **zum Gehirn** und sind sensibel.
- **absteigende Bahnen**: Sie leiten Informationen aus dem **Gehirn** zu den Vorderhörnern des Rückenmarks und sind motorisch.

Aufsteigende Bahnen

Die aufsteigenden Bahnen des Rückenmarks leiten v. a. sensible Impulse aus der Peripherie zum Gehirn (afferent, siehe auch ▶ **Abb. 1.20**). Dies sind in erster Linie Reize, die über den Tast- und Berührungssinn ausgelöst werden und Informationen über die Stellung von Gelenken und den Ablauf von Bewegungen vermitteln.

Die wichtigsten aufsteigenden Bahnen des Rückenmarks zeigt ▶ **Tab. 1.1**.

Abb. 1.23 Cauda equina im Wirbelkanal.

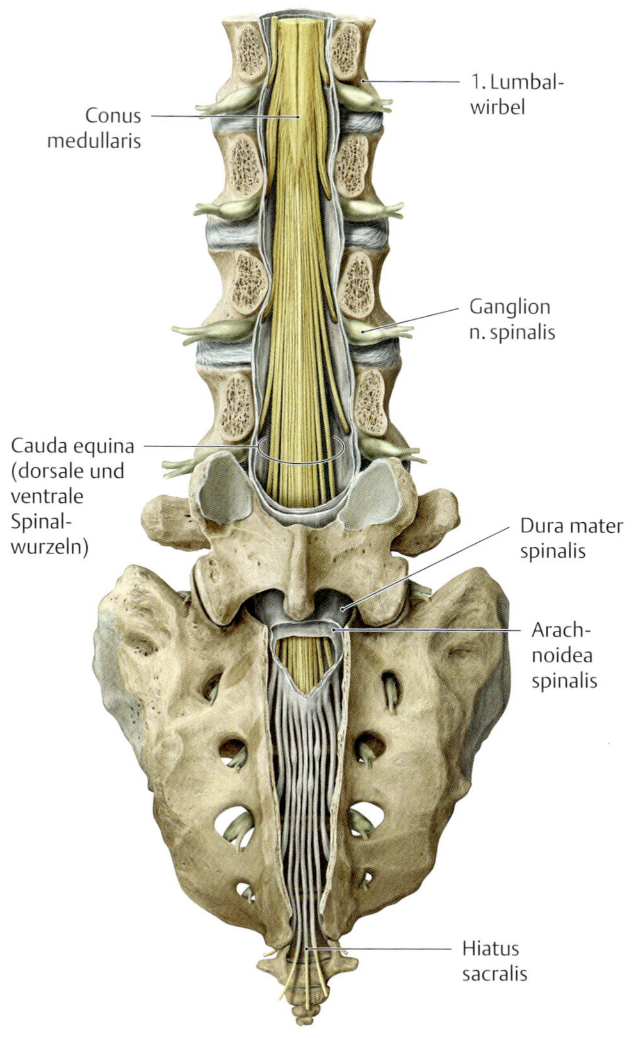

Ansicht von dorsal, Wirbelbögen und Facies dorsalis des Kreuzbeins (Os sacrum) teilweise entfernt. *Abb. aus: Schünke M, Schulte E, Schumacher U, Voll M, Wesker K. 11.13 Topografie. In: Schünke M, Schulte E, Schumacher U, Voll M, Wesker K, Hrsg. Prometheus LernAtlas - Kopf, Hals und Neuroanatomie. 5. Auflage. Stuttgart: Thieme; 2018*

Abb. 1.24 Die Bahnen des Rückenmarks.

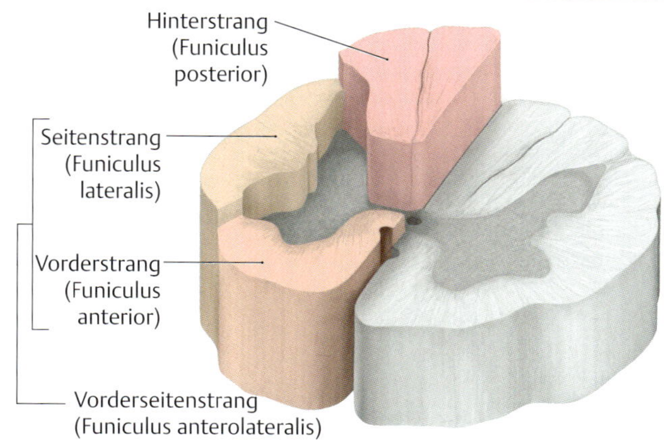

Die weiße Substanz des Rückenmarks gliedert sich in 3 Stränge: den Hinter-, den Seiten- und den Vorderstrang. Seiten- und Vorderstrang werden zum Vorderseitenstrang zusammengefasst. *Abb. aus: Schünke M, Schulte E, Schumacher U. Prometheus LernAtlas - Kopf, Hals und Neuroanatomie. Illustrationen von M. Voll und K. Wesker. 5. Aufl. Stuttgart: Thieme; 2018*

Abb. 1.25 Auf- und absteigende Bahnen des Rückenmarks.

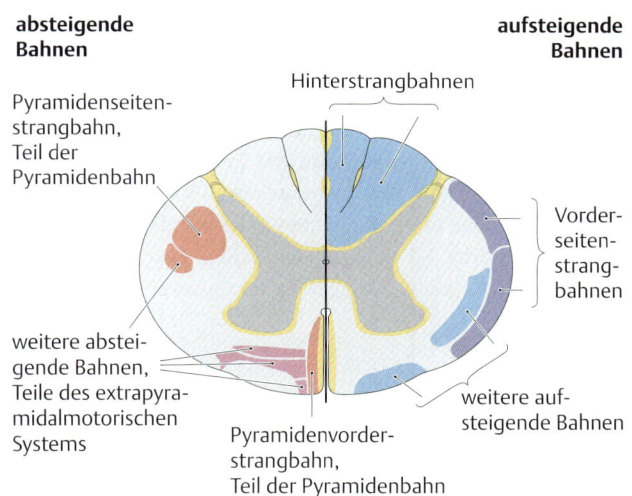

Abb. nach: Lorke D. Weiße Substanz des Rückenmarks. In: Kirsch J, May C, Lorke D, Winkelmann A, Schwab W, Herrmann G, Funk R, Hrsg. Taschenlehrbuch Anatomie. 2., überarbeitete Auflage. Stuttgart: Thieme; 2017. Nach: Schünke M, Schulte E, Schumacher U. Prometheus LernAtlas - Kopf, Hals und Neuroanatomie. Illustrationen von M. Voll und K. Wesker. 5. Aufl. Stuttgart: Thieme; 2018

Tab. 1.1 Wichtige aufsteigende Bahnen des Rückenmarks.

Bahn	Vorrangige Funktion	Zielort
Vorderseitenstrang	Oberflächensensibilität (Berührungs- und Tastempfinden) / Schmerz- und Temperaturempfindungen tlw. efferente (motorische, absteigende Fasern); vgl. unten	Thalamus → sensible Rindenfelder des Großhirns
Hinterstrang	feinere Tast- und Berührungsreize / propriozeptive Reize	Hirnstamm → Thalamus
Kleinhirnstränge / Seitenstrang	unbewusste propriozeptive Reize	Kleinhirn

Absteigende Bahnen

Die absteigenden (motorischen) Bahnen des Rückenmarks leiten motorische Befehle des Gehirns an die Muskulatur des Körpers (efferent) und stellen die Steuerung der Willkürmotorik, des Tonus und des Gleichgewichts sicher (▸ **Abb. 1.26**).

Die Zellkörper (**1. Motoneuron**) liegen entweder im primären motorischen Rindenfeld der Großhirnrinde oder in speziellen Kernen im Hirnstamm. Die Impulse werden im Bereich des **Vorderhorns** des entsprechenden Rückenmarksegments auf ein **2. Motoneuron** umgeschaltet. Dessen Axon verlässt das Mark über den Spinalnerv. Auf diesem Wege erreicht der Reiz seinen **Zielmuskel**.

Die wichtigsten absteigenden Bahnen des Rückenmarks sind die **Pyramidenbahnen** und die **extrapyramidalen Bahnen**. Sie sind funktionell eng aneinandergekoppelt und werden immer gemeinsam aktiviert.

Pyramidenbahnen. Die **Pyramidenbahnen** sind zuständig für **willkürliche Bewegungsabläufe.** Ihre Fasern verlaufen im Vorderseitenstrang. Von der motorischen Großhirnrinde kommend **kreuzen sie im verlängerten Mark auf die andere Seite des Rückenmarks**. Befehle aus den beiden Hirnhälften erreichen deshalb die jeweils entgegengesetzte Körperhälfte.

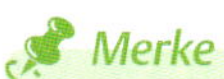

Pyramidenbahnen kreuzen

Da die Pyramidenbahnen, die die motorischen Informationen der einen Körperseite leiten, im Bereich der Medulla oblongata auf die andere Körperseite kreuzen, zeigen sich Ausfälle im Gehirn (z. B. bei einem **Schlaganfall**) an der gegenüberliegenden Körperhälfte (z. B. durch Lähmungen von Arm oder Bein).

Extrapyramidale Bahnen. Absteigende Bahnen, die aufgrund ihres Ursprungs nicht den Pyramidenbahnen zugeordnet werden, bezeichnet man als **extrapyramidale Bahnen**. Sie verlaufen ebenfalls im Vorderseitenstrang. Die Extrapyramidalbahnen sind v. a. an **automatisierten, also unwillkürlichen Bewegungen** beteiligt. Zudem wirken sie bei der Feinjustierung von motorischen Leistungen mit.

An der Entstehung und Koordination einer Bewegung sind stets mehrere Hirnareale beteiligt. Sie kommunizieren über zahlreiche Fasern. Die Gesamtheit der beteiligten Strukturen wird als **extrapyramidal-motorisches System** zusammengefasst. Darüber hinaus spielt auch das Kleinhirn eine wichtige Rolle, insbesondere für die bewusste Bewegungskoordination.

Fazit – Das müssen Sie wissen

Aufsteigende und absteigende Bahnen des Rückenmarks

Aufsteigende Bahnen

Die **aufsteigenden Bahnen** des Rückenmarks leiten Reize **zum Gehirn** weiter, die über die Rezeptoren des **Tast- und Berührungssinns** und der **Propriozeption** (Tiefensensibilität) aufgenommen werden. Vom Hinterhorn werden die Informationen über den Thalamus zur Großhirnrinde oder direkt zum Kleinhirn geleitet.

Absteigende Bahnen

Die **absteigenden Bahnen** des Rückenmarks leiten **motorische Befehle vom Gehirn** in die Peripherie. Sie beginnen in den motorischen Rindenfeldern bzw. den Hirnstammkernen und ziehen zu den Vorderhörnern des Rückenmarks. Dort wird der Reiz über eine Synapse auf das Motoneuron übertragen.
Über die **Pyramidenbahn** werden die **willkürlichen Bewegungen** gesteuert. Die **extrapyramidalen Bahnen** vermitteln hauptsächlich **unwillkürliche Bewegungen**.

Transferbeispiel

Überprüfungssituation

Amtsärztin: „Sie haben ja im Verlauf der Prüfung bereits gezeigt, dass Sie gut gelernt haben. Nun habe ich dazu mal eine Frage: Warum sollte man wissen, dass verschiedene Bereiche des Gehirns unterschiedliche Funktionen haben? Ist das nur Wissensballast oder was meinen Sie?"
HPA (überrascht): „Oh, äh, schwierige Frage. Natürlich ist alles wichtig ... Man lernt ja nichts umsonst ..."
Amtsärztin: „Nun reden Sie sich mal nicht raus. Das meine ich ernst."
HPA: „Okay ... (denkt kurz nach) ... wenn etwas im Hirn nicht stimmt, ich meine, wenn es z. B. einen Tumor, einen Schlaganfall oder irgendeine Beeinträchtigung des Gewebes oder der Nervenleitung gibt, dann können natürlich sehr verschiedene Bereiche betroffen sein."
Amtsärztin: „Und was heißt das in der Praxis?"
HPA: „Dass die Symptomatik sehr variieren kann. Wenn beispielsweise der Stirnlappen des Großhirns betroffen ist, wird es wahrscheinlich eher zu Persönlichkeitsstörungen kommen, während Kleinhirnschäden eher zu Gleichgewichtsstörungen führen könnten ..."

Abb. 1.26 Prinzipieller Aufbau der absteigenden Bahnen des Rückenmarks.

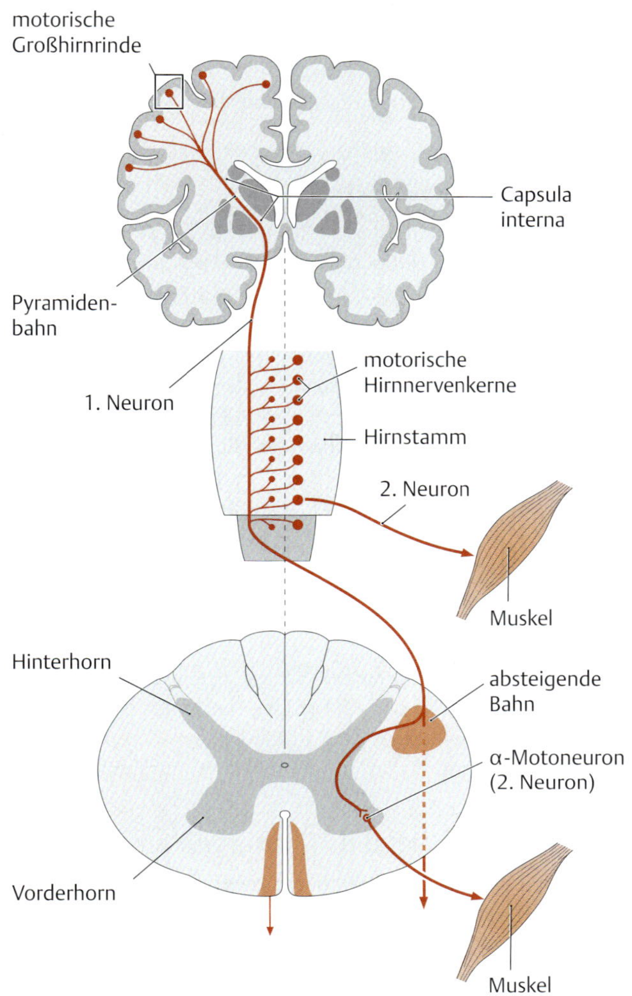

Der „Befehl" zu einer Bewegung entsteht in den Zellkörpern des 1. Neurons. Der Zellkörper liegt entweder in der motorischen Großhirnrinde oder in bestimmten motorischen Kernen des Hirnstamms (hier nicht dargestellt). Das 1. Neuron zieht durch die absteigenden Bahnen des Rückenmarks zum Vorderhorn des betreffenden Rückenmarksegments und bildet dort eine Synapse mit dem α-Motoneuron (2. Neuron). Dessen Axon verlässt das Rückenmark über den Spinalnerv und zieht zum Muskel, der die Bewegung ausführt. Über abzweigende Fasern kann der von der Großhirnrinde ausgehende Reiz statt zum Rückenmark auch zu den motorischen Hirnnervenkernen im Hirnstamm geleitet werden. In diesem Fall stellen die motorischen Fasern des entsprechenden Hirnnervs das 2. Neuron dar. *Abb. aus: Schünke M, Schulte E, Schumacher U. Prometheus LernAtlas - Kopf, Hals und Neuroanatomie. Illustrationen von M. Voll und K. Wesker. 5. Aufl. Stuttgart: Thieme; 2018*

Amtsärztin (unterbricht): „Ja, sehen Sie, geht doch (lacht). Warum kann es denn z. B. sein, dass Sie jemandem ein Bild, sagen wir mal einer Katze, zeigen, er aber nicht sagen kann, was er da sieht?"

HPA: „Natürlich kann das Sprechen an sich nicht mehr gelingen. Aber es kann auch sein, dass zwar der Teil der Hirnrinde, der für die Aufnahme von visuellen Impulsen zuständig ist, in Ordnung ist, aber die zugehörige sogenannte Assoziationsrinde nicht mehr funktioniert."

Amtsärztin: „Genau. Es gibt ja Menschen, denen z. B. die Gesichtserkennung nicht gelingt ..."

HPA (unterbricht begeistert): „Da kenne ich ein gutes Buch ..."

Amtsärztin (unterbricht ihrerseits): „Ja, ich glaube, Sie haben den Sacks (= Oliver Sacks; bekannter Neurologe) im Regal stehen. Sehr interessant, aber dafür haben wir jetzt leider keine Zeit. Noch eine Frage: wenn – z. B. durch einen Tumor – die Medulla oblongata betroffen ist ... welche Störungen könnte der Patient dann zeigen?"

HPA: „Oh, das wäre möglicherweise gravierend: Da könnten Atmung und Kreislaufregulation beeinträchtigt sein. Da ist auch das Brech- und Hustenzentrum und die Pyramidenbahnen laufen da lang. Das könnte theoretisch eine Menge Probleme nach sich ziehen ..."

Amtsärztin (unterbricht): „Danke. Das reicht mir schon. Ich wollte nur sehen, dass Sie diese Zusammenhänge zwischen Anatomie, Physiologie und der Symptomatik eines Patienten herstellen können."

Fallbeispiel fiktiv.

1.3 Vertiefungsfragen zum zentralen Nervensystem

Vertiefungsfragen

Frage 1

Das Nervensystem und das Hormonsystem (Endokrinum) sind Steuerungsinstanzen des Körpers. Wo sind beide Systeme miteinander verbunden?

Musterlösung:

Das Koordinationszentrum zwischen Nerven- und Hormonsystem ist der Hypothalamus. Er verschaltet z. B. Impulse aus dem Großhirn, die über die neurosekretorischen Kerngebiete im Hypothalamus zur Hormonsekretion führen. Diese Hormone können zum einen eine direkte (sog. effektorische) Wirkung haben, andererseits aber auch die Aktivität des Hypophysenvorderlappens steuern, und so u. a. den Wasser- und Elektrolythaushalt, Hunger und Durst, Stoffwechsel, Körpertemperatur und Sexualität beeinflussen.

Frage 2

Bitte beschreiben Sie grob den Unterschied zwischen der weißen und der grauen Substanz des Großhirns und des Rückenmarks.

Musterlösung:

Die graue Substanz wird v. a. durch Nervenzellkörper gebildet. Im Gehirn liegen sie in hoher Dichte an dessen Oberfläche. Die von und zu den Nervenzellkörpern führenden Nervenfasern bilden (überwiegend) die weiße Substanz. Sie liegt im Inneren des Großhirns. Auch das Rückenmark kann in eine graue und eine weiße Substanz unterteilt werden, allerdings liegt dort die graue Substanz in der Mitte und die weiße Substanz außen.

Frage 3

Ein langjähriger Alkoholiker kommt in Ihre Praxis und berichtet von Gleichgewichtsstörungen und von Problemen, Bewegungen zu koordinieren. Seine Hände zittern beim Versuch einen Stift zu greifen und er hat Probleme, Ihren Anamnesebogen auszufüllen. Welcher Hirnteil könnte geschädigt sein?

Musterlösung:

Vermutlich sind Teile des Kleinhirns durch die langjährige Alkoholabhängigkeit geschädigt. Typisch sind Gleichgewichtsstörungen, Störungen der Bewegungskoordination und sog. zerebelläre Symptome wie Gangstörungen und Probleme bei Zielbewegungen.

Weitere Vertiefungsfragen finden Sie unter https://hp-kolleg.haug-verlag.de.

1.4 Peripheres Nervensystem (PNS)

Definition

Das periphere Nervensystem (PNS) umfasst alle Anteile des **Nervensystems außerhalb von Gehirn und Rückenmark**. Es besteht aus Hirnnerven, Spinal- und peripheren Nerven. Es leitet Informationen aus dem Körper und der Umwelt zum ZNS, leitet Befehle aus dem ZNS zur Muskulatur und steuert über autonome Fasern zahlreiche Funktionen der inneren Organe.

1.4.1 Aufbau des PNS

Das periphere Nervensystem besteht aus 3 Anteilen:

- Die **Hirnnerven** entspringen bzw. enden an den Hirnnervenkernen, die größtenteils im Hirnstamm (S. 16) liegen. Sie sind für hirnnahe Funktionen (z. B. Sehen, Hören und Gesichtsmuskulatur) zuständig.
- Die **Spinalnerven** entspringen aus den Vorder- und Hinterwurzeln des Rückenmarks (S. 24) und verbinden die Peripherie mit dem ZNS.
- Die **peripheren Nerven** bilden die Fortsetzung der Hirn- und Spinalnerven in der Peripherie.

Das PNS setzt sich hauptsächlich aus **Nervenfasern** zusammen, deren zugehörige Zellkörper sowohl im ZNS (Vorder- und Seitenhörner und Hirnnervenkerne) als auch im PNS selbst liegen. Sie können sowohl motorische als auch sensible und autonome Nervenfasern beinhalten. Ihre Nervenzellkörper lagern sich zu größeren Gruppen zusammen, die als **Ganglien** bezeichnet werden.

Fazit – Das müssen Sie wissen

Aufgaben und Aufbau des PNS

Das periphere Nervensystem umfasst alle Nervenstrukturen außerhalb des ZNS: **Hirnnerven**, **Spinalnerven** und **periphere Nerven**. Das PNS besteht überwiegend aus Nervenfasern, die Nervenzellkörper liegen in Gruppen zusammen, den **Ganglien**.

Das PNS besitzt **alle 3 Fasertypen**: Über die **sensiblen** afferenten Fasern leitet es Informationen aus der Peripherie zum ZNS, über die **motorischen** efferenten Fasern Bewegungsimpulse zu den Muskeln und über die **autonomen** efferenten Fasern steuert es die Organfunktionen.

1.4.2 Hirnnerven

Definition

Die Hirnnerven sind periphere Nerven, deren Ursprungskerne im Gehirn liegen. Sie sind für hirnnahe Funktionen (z. B. Sehen, Hören und Gesichtsmuskulatur) zuständig.

Ursprung und Ziel der Hirnnerven

Die Namen der 12 Hirnnervenpaare geben meist einen Hinweis auf deren Funktion. Die Nerven werden abhängig von ihrem Austritt aus dem Gehirn mit römischen Ziffern bezeichnet.

Die meisten Hirnnerven entspringen oder enden an Kernen im Hirnstamm. Nur die Kerne des I. und des II. Hirnnervs liegen im Großhirn. Sie verlaufen von dort in die nahe Peripherie (Kopf, Hals, Nacken). Lediglich der N. vagus zieht (als „vagabundierender" Nerv) weiter in den Körper hinein.

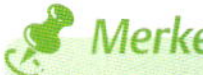

Merke

Die Hirnnerven sind nicht Teil des Gehirns oder des zentralen Nervensystems, sondern Teil des PNS!

Zusatzinfo

Hirnnerven I und II – Zuordnung zum PNS oder ZNS?

Die Hirnnerven I und II werden nach heutigem Wissensstand als vorgelagerte Teile des Gehirns gewertet – dennoch sind sie aus dem durchnummerierten Kanon der Hirnnerven nicht herausgenommen worden.

Über verschiedene Öffnungen verlassen die Hirnnerven III – XII die Schädelhöhle und ziehen zu ihrer Zielstruktur (▶ **Abb. 1.27**). Die meisten Hirnnerven geben in ihrem Verlauf mehrere Äste ab.

Abb. 1.27 Die 12 Hirnnerven.

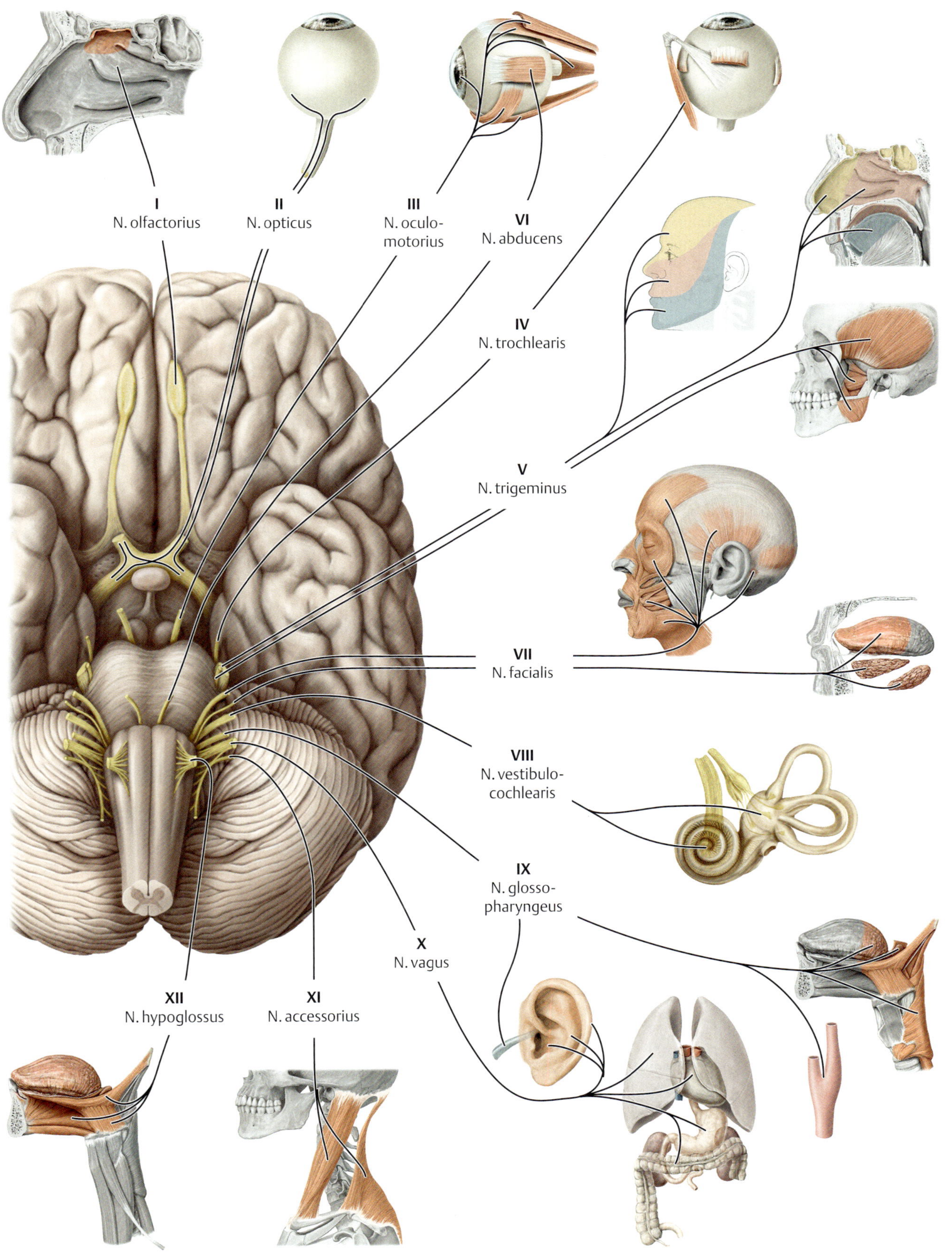

Die wichtigsten Funktionen und Innervationsgebiete der einzelnen Hirnnerven. *Abb. aus: Schünke M, Schulte E, Schumacher U. Prometheus LernAtlas - Kopf, Hals und Neuroanatomie. Illustrationen von M. Voll und K. Wesker. 5. Aufl. Stuttgart: Thieme; 2018*

Funktionen der Hirnnerven

Ein Teil der Hirnnerven hat sensible, andere motorische und einige beide Funktionen (▶ **Abb. 1.27** und ▶ **Tab. 1.2**).

Lerntipps

Hirnnerven

Eselsbrücke für die Anfangsbuchstaben der 12 Hirnnerven: „**O**berarzt **O**tto **o**periert **t**ag**t**äglich. **A**ußer **F**reitags – (da) **ve**rtreten ihn **g**erne **v**iele **a**ltgediente **H**elfer."
(= Olfactorius, Opticus, Oculomotorius, Trochlearis, Trigeminus, Abducens, Facialis, Vestibulocochlearis, Glossopharyngeus, Vagus, Accessorius, Hypoglossus).

Eselsbrücke zum Erfassen der Funktion (s = sensibel, m = motorisch, b = beides):
"**S**ome **s**ay **m**oney **m**atters, **b**ut **m**y **b**rother **s**aid **b**ig **b**rains **m**atter **m**ore."

- N. olfactorius (s)
- N. opticus (s)
- N. oculomotorius (m)
- N. trochlearis (m)
- N. trigeminus (b)
- N. abducens (m)
- N. facialis (b)
- N. vestibulocochlearis (s)
- N. glossopharyngeus (b)
- N. vagus (b)
- N. accessorius (m)
- N. hypoglossus (m)

Tab. 1.2 Die 12 Hirnnerven und ihre Aufgaben.

Hirnnerv	Name	Aufgabe	Verlauf	
I	**N. olfactorius** (Riechnerv)	sensibel	Geruchsempfinden	obere Nasenmuschel → Siebbein → Riechkolben → Frontallappen
II	**N. opticus** (Sehnerv)	sensibel	Sehen	Netzhaut → Augenhöhle → Schädelbasis → **Chiasma opticum** (Sehnervenkreuzung) → primäre Sehrinde
III	**N. oculomotorius** (Augenbewegungsnerv)	motorisch	Bewegung des Augapfels, Heben des Augenlids	Hirnstamm → Rückwand der Augenhöhle → Aufteilung in parasympathische Äste und Äste für die Augen- und Lidmuskulatur
		parasympathisch*	Steuerung der Pupille	
IV	**N. trochlearis**	motorisch	Bewegung des Augapfels nach außen-unten	Hirnstamm → Rückwand der Augenhöhle → äußerer schräger Augenmuskel
V	**N. trigeminus** (Drillingsnerv)	motorisch	Kauen	Aufteilung in 3 Hauptäste → mittlere Schädelgrube → Brücke • **N. mandibularis** (motorisch: Kaumuskeln / sensibel: Unterkieferregion) Aufteilung in mehrere sensible und motorische Äste → Keilbein / Schädelbasis • **N. maxillaris:** (Oberkieferregion): Aufteilung in mehrere Äste → Keilbein / Kieferhöhle • **N. ophthalmicus** (Augenregion)**:** teilt sich in 3 Äste → Augenhöhle
		sensibel	Empfinden im Gesicht	
VI	**N. abducens** (Abziehnerv)	motorisch	Bewegung des Augapfels nach außen	Brücke → durch die Rückwand der Augenhöhle → äußerer gerader Augenmuskel
VII	**N. facialis** (Gesichtsnerv)	motorisch	Mimik und Dämpfung lauter Geräusche (Mittelohrmuskel)	verlängertes Mark → zusammen mit dem VIII. Hirnnerv durch den inneren Gehörgang und das Felsenbein → Austritt aus dem Schädel nahe dem Warzenfortsatz • im Gehörgang: sensible Äste → Zunge und Gaumen / parasympathischer Ast → Speichel- und Tränendrüsen • im Felsenbein: motorisch → Mittelohrmuskel / sensibel und parasympathisch → Paukenhöhle • nach Austritt aus dem Schädel Aufteilung in mehrere motorische Äste → mimische Muskulatur
		sensibel	Geschmacksempfinden (vordere ⅔ der Zunge) taktile Reize an der Ohrmuschel	
		parasympathisch*	Bildung des Speichels und der Tränenflüssigkeit	

▸ **Tab. 1.2** Fortsetzung.

Hirnnerv	Name	Aufgabe	Verlauf	
VIII	**N. vestibulocochlearis** (Hör- und Gleichgewichtsnerv)	sensibel	Hör- und Gleichgewichtssinn	Aufteilung in den **N. vestibularis** und den **N. cochlearis** (Innenohr) → zusammen mit dem VII. Hirnnerv → Hirnstamm
IX	**N. glossopharyngeus** (Zungen-Rachen-Nerv)	motorisch	Bewegungen der Rachenmuskulatur	Hirnstamm → durch die Schädelbasis → Zungenwurzel → parasympathischer Ast zur Parotis
		sensibel	Empfinden des hinteren Zungendrittels, der Paukenhöhle, des äußeren Ohrs und der Gaumenmandel	
		parasympathisch*	Speichelbildung	
X	**N. vagus** (vagabundierender / umherschweifender Nerv)	motorisch	Bewegungen des Kehlkopfs und der Rachenmuskulatur	verlängertes Mark → Schädelbasis → zwischen A. carotis interna und V. jugularis interna in die Brusthöhle → Nervengeflecht um die Speiseröhre → vorderer und hinterer Vagusstamm → Zwerchfell → Bauchhöhle • im Kopfbereich: Abgabe sensibler Äste zu den Meningen und zur Ohrmuschel • im Halsbereich: sensible und motorische Äste → Rachen / N. laryngeus / parasympathische Äste (→ Herz) • im Brustbereich: sensible und parasympathische Äste (→ Brustorgane) • im Bauchbereich: sensible und parasympathische Äste (→ Magen, Nieren, Leber, Gallenblase und Darm bis zur linken Kolonflexur)
		sensibel	Empfinden an Kehlkopf und Rachen, an der Ohrmuschel und an den Brust- und Bauchorganen	
		parasympathisch*	Regulation der Funktionen der Brust- und Bauchorgane	
XI	**N. accessorius**	motorisch	Bewegung der Kehlkopf- und Rachenmuskulatur, des M. sternocleidomastoideus und des M. trapezius	Hirnstamm und Halsmark → Schädelbasis → Aufteilung in 2 Äste: • 1 Ast zusammen mit N. vagus (→ Rachen und Kehlkopf) • 1 Ast zum M. sternocleidomastoideus und zum M. trapezius
XII	**N. hypoglossus** (Unterzungennerv)	motorisch	Bewegungen der Zunge	verlängertes Mark → Hinterhauptsbein → zwischen A. carotis interna und V. jugularis interna → Zungenmuskulatur

* Mehr zum Sympathikus und zum Parasympathikus finden Sie in Kap. 1.5.2.

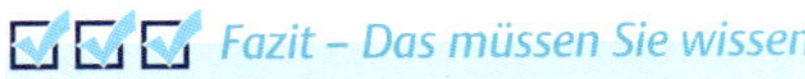
Fazit – Das müssen Sie wissen

Hirnnerven

Die **12 Hirnnerven** entspringen aus bzw. münden paarig an den Hirnnervenkernen im Großhirn (I. und II. Hirnnerv) und im Hirnstamm (III. – XII. Hirnnerv). Bis auf den X. Hirnnerv (N. vagus) verlaufen sie im Bereich des Kopfes. Ihre **sensiblen** Fasern sind zuständig für die Aufnahme der Sinneswahrnehmungen (Sehen, Hören, Schmecken, Gleichgewicht), ihre **motorischen Anteile** für die Bewegungen der Muskulatur des Kopfes. Einige Hirnnerven führen auch **autonome Fasern** zur Regulation der Organfunktion.

1.4.3 Spinalnerven

Definition

Die Spinalnerven liegen an den Vorder- und Hinterwurzeln des Rückenmarks an und verbinden die Peripherie mit dem ZNS.

Ein Spinalnerv entsteht aus der **Zusammenführung der Fasern einer afferenten Hinterwurzel** (sensible Fasern) **und einer efferenten Vorderwurzel** (motorische und autonome Fasern). Jeder Spinalnerv führt also alle 3 Faserqualitäten (▸ **Abb. 1.28**).

Die Ausnahme ist der 1. Spinalnerv, der rein motorisch ist. Die Spinalnerven verlassen den Wirbelkanal **zwischen 2 Wirbeln** je-

Abb. 1.28 Aufbau eines Spinalnervs und seine Faserqualitäten.

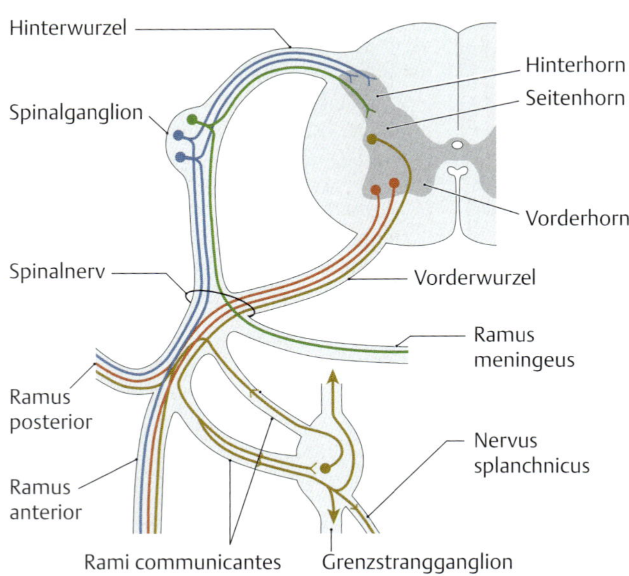

Die Spinalnerven führen alle 3 Faserqualitäten. Die sensiblen Fasern stammen aus der Peripherie und ziehen weiter zur Hinterwurzel (blau: Afferenzen der Haut und des Bewegungssystems, grün: Afferenzen der Organe). Die motorischen Efferenzen (rot) verlassen die Vorderwurzel gemeinsam mit den autonomen Efferenzen (braun). Deren Zellkörper liegt im Seitenhorn. *Abb. aus: I care Anatomie, Physiologie. 2. Auflage. Thieme; 2020. Nach: Aumüller G et al.: Duale Reihe Anatomie. Thieme 2017*

weils nach links und rechts durch die Zwischenwirbellöcher (▸ **Abb. 1.29**).

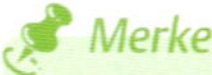
Merke

Bezeichnung Spinalnerven

Spinalnerven werden gelegentlich auch als Rückenmarksnerven bezeichnet. Dies ist eigentlich unzutreffend, weil sie nicht Teil des ZNS sind, sondern dem PNS zugeordnet werden.

Der Mensch besitzt **31–33 paarige Spinalnerven**, die hinsichtlich ihrer Faserqualität und ihrer Äste gleich aufgebaut sind (▸ **Abb. 1.30**).

- 8 Halsnerven (Zervikalnerven, C 1–C 8)
- 12 Brustnerven (Thorakalnerven, Th 1–Th 12)
- 5 Lendennerven (Lumbalnerven, L 1–L 5)
- 5 Kreuzbeinnerven (Sakralnerven, S 1–S 5)
- 1–3 Steißbeinnerven

Außer im Halsbereich sind sie **nach dem Wirbel benannt, der oberhalb ihrer Austrittsstelle** liegt. Der Spinalnerv L 1 tritt zum Beispiel durch das Wirbelloch zwischen dem 1. und dem 2. Lendenwirbel.

Da es im Halsbereich 8 Rückenmarksegmente, aber nur 7 Halswirbel gibt, werden die Spinalnerven **im Halsbereich nach dem Wirbel unterhalb der Austrittsstelle** bezeichnet. Der Spinalnerv C 2 tritt also durch das Wirbelloch zwischen dem 1. und 2. Halswirbel.

Abb. 1.29 Austritt der Spinalnerven aus dem Wirbelkanal.

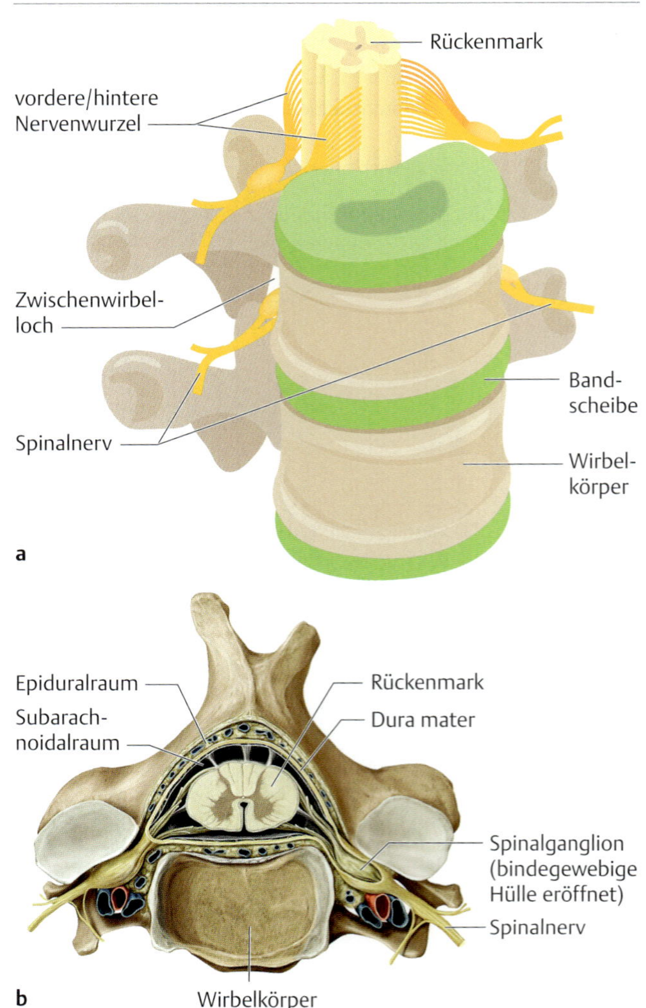

a Austritt der Spinalnerven aus dem Wirbelkanal durch die Zwischenwirbellöcher.

b Schnitt durch den Wirbelkanal mit Rückenmark und Spinalnerven. *Abb. aus: Schünke M, Schulte E, Schumacher U, Voll M, Wesker K. 11.13 Topografie. In: Schünke M, Schulte E, Schumacher U, Voll M, Wesker K, Hrsg. Prometheus LernAtlas - Kopf, Hals und Neuroanatomie. 5. Auflage. Stuttgart: Thieme; 2018*

Die **Zellkörper der motorischen** und **autonomen Nerven liegen im ZNS**, ihre Fortsätze (Axone) jedoch im PNS. **Sensible Nervenzellen gehören komplett zum PNS**. Das Axon einer sensiblen Nervenzelle endet mit einer Synapse an einer Nervenzelle des Rückenmarks.

Die Spinalnerven teilen sich unmittelbar nach dem Durchtritt durch das Zwischenwirbelloch in mehrere Äste auf (▸ **Abb. 1.30**):

- Der **Ramus anterior** (Ramus ventralis) zieht als stärkster Ast zu den Extremitäten sowie zur vorderen und seitlichen Bauchwand. Er führt motorische, sensible und autonome Fasern.
- Der **Ramus posterior** (Ramus dorsalis) zweigt kurz nach dem Durchtritt durch das Zwischenwirbelloch nach hinten ab und zieht zu den Muskeln der Wirbelsäule und der Haut des Rückens. Auch er führt motorische, sensible und autonome Fasern.

Abb. 1.30 Einfacher Verlauf eines Spinalnervs.

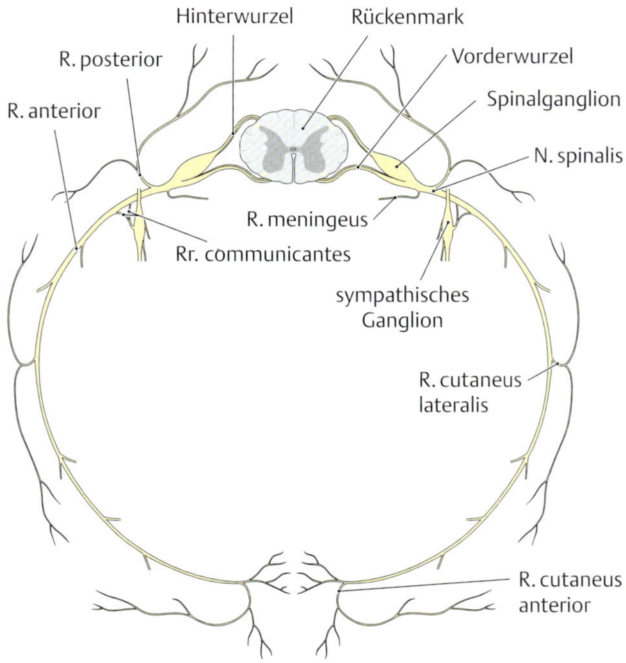

Dargestellt ist der Spinalnerv eines Brustsegments. Nachdem der Spinalnerv seinen Ramus meningeus und Ramus posterior und seine Rami communicantes abgegeben hat, zieht sein Ramus anterior als N. intercostalis im Zwischenrippenraum weiter. Im seitlichen Rumpfbereich gibt er einen Ramus cutaneus lateralis, im Bereich des Brustbeins weitere kleine Äste zur Haut ab. *Abb. aus: Schünke M, Schulte E, Schumacher U. Prometheus LernAtlas - Kopf, Hals und Neuroanatomie. Illustrationen von M. Voll und K. Wesker. 5. Aufl. Stuttgart: Thieme; 2018*

Abb. 1.31 Dermatome.

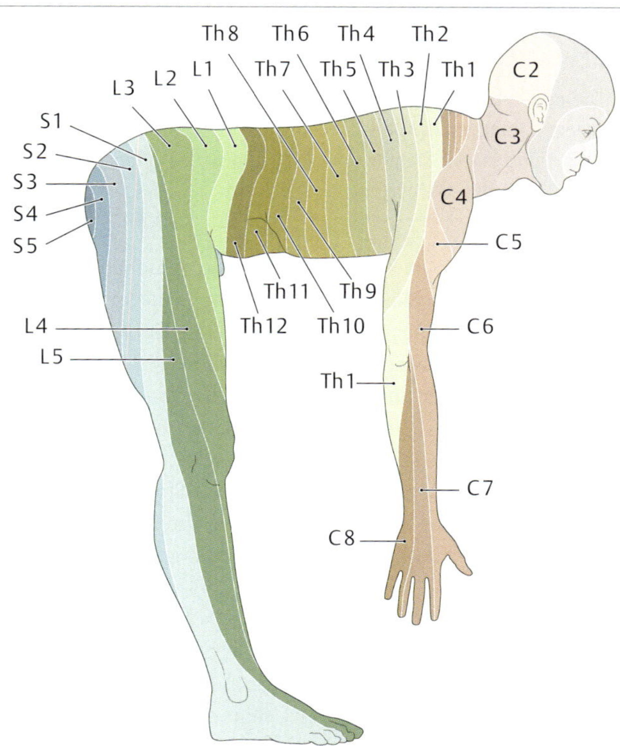

Jeder Hautbezirk entspricht einem bestimmten Spinalnerv. Nur dem 1. Spinalnerv ist kein Dermatom zugeordnet, er ist rein motorisch. *Abb. aus: Schünke M, Schulte E, Schumacher U. Prometheus LernAtlas - Kopf, Hals und Neuroanatomie. Illustrationen von M. Voll und K. Wesker. 5. Aufl. Stuttgart: Thieme; 2018*

- Die **Rami communicantes** sind 2 kurze Äste, die eine Verbindung zu den Grenzstrangganglien und damit zum autonomen Anteil des Nervensystems herstellen. Sie führen nur autonome Fasern.
- Der **Ramus meningeus** zweigt noch innerhalb des Zwischenwirbellochs ab, um dann zum Wirbelkanal zu den Rückenmarkshäuten (Meningen) zurückzuziehen. Er führt nur sensible Fasern.

Da die Spinalnerven eine regelmäßige Anordnung und einen (zumindest am Rumpf) fast parallelen Verlauf haben, sind die zugehörigen Hautareale größtenteils streifenförmig angeordnet. Sie werden als **Dermatome** bezeichnet (▶ **Abb. 1.31**). Sie sind bei manchen Therapieformen (z. B. dem Schröpfen) und Erkrankungen (z. B. Herpes zoster) von Bedeutung.

Fazit – Das müssen Sie wissen

Spinalnerven

Spinalnerven verbinden das **Rückenmark mit der Peripherie**. Jedem Rückenmarksegment ist ein linker und ein rechten Spinalnerv zugeordnet. Sie verlassen den Wirbelkanal durch die Zwischenwirbellöcher.
Alle Spinalnerven (mit Ausnahme des 1.) führen afferente sensible und efferente motorische und autonome Fasern. Die Zellkörper der afferenten Fasern liegen in den **Spinalganglien** in der Hinterwurzel, diejenigen der efferenten Fasern im Vorder- bzw. Seitenhorn.
Spinalnerven sind kurz, sie teilen sich sofort nach dem Durchtritt durch das Zwischenwirbelloch auf: In ihrem Verlauf geben sie kleinere Äste u. a. zu den Ganglien des autonomen Nervensystems und den Muskeln und der Haut des Rückens ab. Ihr größter Ast, der Ramus anterior, zieht weiter in Richtung Gliedmaßen und Bauchwand.

1.4.4 Periphere Nerven

Definition

Die peripheren Nerven sind die Fortsetzung der Hirn- und Spinalnerven in der Peripherie. Sie ziehen zu den Erfolgsorganen (z. B. Haut, innere Organe, Muskeln) und umfassen in der Regel sowohl afferente als auch efferente Fasern.

Die peripheren Nerven sind die **Verbindung zwischen den Rami anteriores und verschiedenen Zielorganen**. In ihrem Verlauf teilen sie sich i. d. R. in mehrere Äste oder weitere Nerven auf. Dabei ziehen nur die thorakalen Spinalnerven direkt in ihr Zielgebiet. Die Spinalnerven der übrigen Rückenmarksegmente (Hals-, Lenden-, Kreuzbein- und Steißbeinnerven) bilden zunächst Nervengeflechte. Diese Anlagerung mehrerer Spinalnerven wird als **Nervenplexus** bezeichnet. Die Umlagerung der Spinalnervenfasern führt u. a. dazu, dass die meisten Muskeln ihre Reize nicht nur von einem, sondern von mehreren Rückenmarksegmenten erhalten.

Die Spinalnerven bilden 3 große Plexus (▸ **Abb. 1.32**):

- Der **Plexus cervicalis** (Halsnervengeflecht) liegt seitlich unten am Hals innerhalb der Halsmuskulatur. Er innerviert die Muskulatur von Hinterkopf und Hals, seine sensiblen Nerven umfassen ebenfalls Hinterkopf und Hals.
- Der **Plexus brachialis** (Armnervengeflecht) erstreckt sich von oberhalb des Schlüsselbeins bis zur Achsel. Er versorgt motorisch und sensibel Schulter und Arm. Die beiden Bereiche werden gelegentlich auch als Plexus cervicobrachialis zusammengefasst.
- Der **Plexus lumbosacralis** (Lenden-Kreuzbein-Geflecht) ist an der Innenseite der Kreuzbeinflügel im Becken lokalisiert. Man kann zwischen weiteren Plexus differenzieren: Der Plexus lumbalis innerviert Hüfte, Gesäß und Bein. Am Plexus sacralis entspringen die Beinnerven, v. a. der Nervus ischiadicus. Der kleinste und am weitesten nach kaudal gelegene Plexus, der Plexus coccygeus innerviert u. a. die Steißbeinmuskulatur. Der Plexus pudendus steuert Enddarm, Blase und Geschlechtsorgane.

Fazit – Das müssen Sie wissen

Periphere Nerven

Die meisten Spinalnerven bilden untereinander Nervengeflechte (**Nervenplexus**). Dort lagern sich die Fasern der beteiligten Spinalnerven neu zusammen, wodurch die peripheren Nerven entstehen. Diese ziehen zu ihren jeweiligen Zielstrukturen, wobei sie z. T. noch mehrere Äste abgeben.
Die größten Nervengeflechte des Körpers sind der **Plexus cervicalis** seitlich am Hals, der **Plexus brachialis** im Bereich des Schlüsselbeins und der Achsel und der **Plexus lumbosacralis** an der Innenseite des Kreuzbeinflügels.

Abb. 1.32 Plexus.

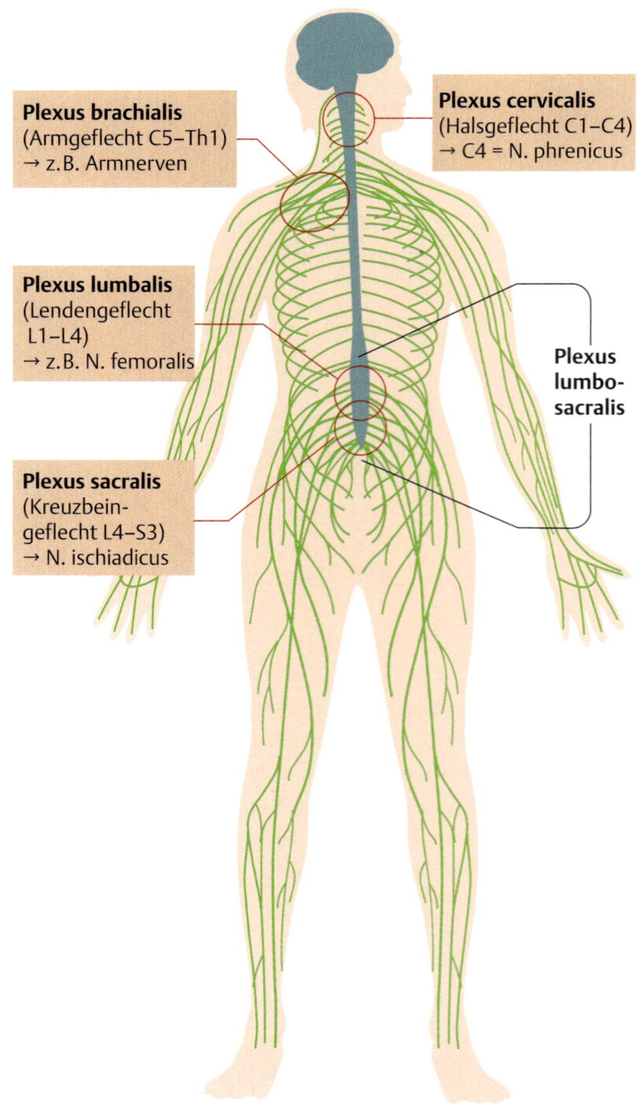

1.4.5 Vertiefungsfragen zum peripheren Nervensystem

Vertiefungsfragen

Frage 1

Beschreiben Sie bitte die anatomischen Unterschiede zwischen dem zentralen und dem peripheren Nervensystem.

Musterlösung:

Man unterscheidet das zentrale Nervensystem (ZNS), das aus Gehirn und Rückenmark besteht, vom peripheren Nervensystem (PNS). Dieses umfasst die Anteile des Nervensystems außerhalb des ZNS, also Nerven und Ganglien. Auch die Hirn- und die Spinalnerven gehören zum PNS. Beim PNS handelt es sich, vereinfacht gesagt, um die Rezeptoren und Leitungsbahnen, die sensible Informationen nach zentral weiterleiten bzw. die motorische Reaktion in die Peripherie bringen.

Frage 2

Bitte skizzieren Sie grob die Anatomie und die Funktion der Hirnnerven.

Musterlösung:

*Die zugehörigen **12 Nerven** werden als Hirnnerven bezeichnet, weil ihre Zellkerne direkt im Hirn liegen. Sie werden aber dem PNS zugeordnet, weil sie Funktionen außerhalb des Gehirns steuern. Sie verlaufen fast alle in der hirnnahen Peripherie (Kopf, Hals, Nacken), die Ausnahme ist der N. vagus (HN. X): Er zieht weit in den Körper hinein und ist an zahlreichen vegetativen Prozessen (z. B. Verdauung) beteiligt. Alle Hirnnerven sind paarig angelegt.*

Man kann sensible und motorische Funktionen unterscheiden, wobei einige Hirnnerven beide Funktionen erfüllen. Sensible Impulse, die durch Hirnnerven aufgenommen werden, sind z. B. das Sehen, Riechen, Schmecken und Hören, der Gleichgewichtssinn und Empfindungen im Bereich des Gesichts. Motorische Impulse, die durch die Hirnnerven vermittelt werden, steuern z. B. die Gesichtsmuskulatur (Mimik), die Augenbewegung, die Pupillenstellung, die Nacken- und Halsmuskulatur sowie den Schluck- und Sprachmechanismus (Zunge, Rachen).

1.5 Vegetatives Nervensystem

Definition

Vegetatives Nervensystem

Das vegetative Nervensystem arbeitet ohne willentliche Beeinflussung und wird deshalb auch **unwillkürliches** oder **autonomes Nervensystem** genannt. Die Hauptaufgabe besteht in der **Steuerung** der grundlegenden **Organfunktionen** wie z. B. Atmung, Kreislauf, Stoffwechsel und Fortpflanzung. Seine Zielstrukturen sind v. a. die Muskulatur der inneren Organe und Drüsen. Das vegetative Nervensystem innerviert zudem die Darmmuskulatur. Daraus leitet sich die weitere Bezeichnung „**viszerales Nervensystem**“ ab.

1.5.1 Aufbau des vegetativen Nervensystems

Sowohl das ZNS als auch das PNS übernehmen Funktionen des vegetativen Nervensystems; es lässt sich anatomisch nicht klar abgrenzen. Die Steuerzentralen sind der Hypothalamus und das limbische System.

Efferenzen. Im vegetativen Nervensystem setzen sich efferente Nervenfasern aus jeweils 2 Nervenzellen zusammen, die über eine Synapse hintereinandergeschaltet sind (▶ **Abb. 1.33**):

Das **1. Neuron** stammt aus dem ZNS. Sein Zellkörper liegt in einem Kern im Gehirn oder im Seitenhorn des Rückenmarks. Seine autonomen Fasern verlassen im Hirnnerv bzw. über die Vorderwurzel und den Spinalnerv das ZNS und ziehen zum **2. Neuron**. Die Zellkörper des 2. Neurons liegen in Gruppen zusammen, den **vegetativen Ganglien**. Hier enden die Nervenfasern des 1. Neurons mit einer Synapse am Zellkörper des 2. Neurons. Dessen Fasern ziehen direkt zum Zielorgan. An der Organoberfläche bilden sie häufig ein Nervengeflecht, einen sog. **autonomen Plexus** oder Plexus visceralis. Die Fasern des 2. Neurons des autonomen Nervensystems enden schließlich überwiegend an folgenden Strukturen:

- der glatten Muskulatur der Organe und Gefäße,
- den Herzmuskelzellen oder
- an Drüsenzellen

Afferenzen. Der afferente Teil des autonomen Nervensystems teilt sich seine Fasern mit dem afferenten Teil des somatischen Nervensystems. Die Fasern werden als viszerale Afferenzen bezeichnet, da sie Informationen über den Zustand der Eingeweide weiterleiten.

Abb. 1.33 Aufbau des autonomen und des somatischen Nervensystems.

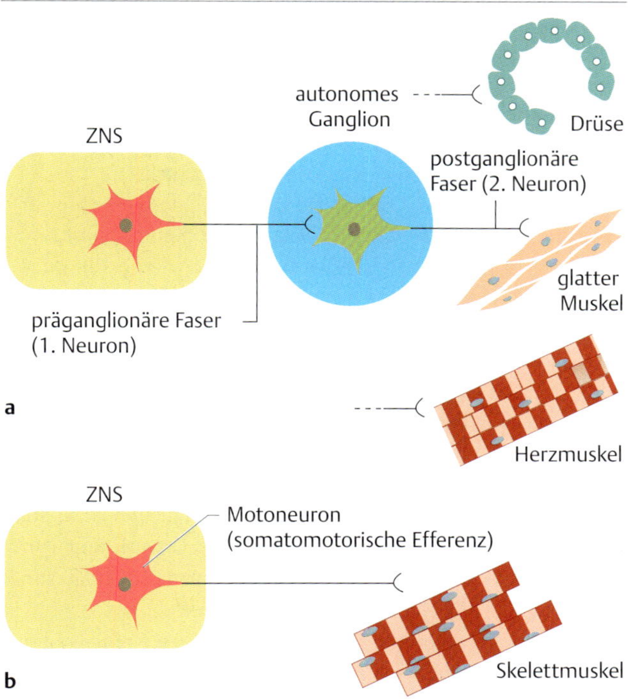

Während das autonome Nervensystem (a) seine Reize über 2 Neurone mit dazwischenliegendem Ganglion weiterleitet, zieht im somatischen Nervensystem (b) das Neuron ohne weitere synaptische Umschaltung zum Zielorgan. *Abb. aus: I care Anatomie, Physiologie. 2. Auflage. Thieme; 2020. Nach: In: Behrends J, Bischofberger J, Deutzmann R, Ehmke H, Frings S, Grissmer S, Hoth M, Kurtz A, Leipziger J et al., Hrsg. Duale Reihe Physiologie. 3., unveränderte Auflage. Thieme; 2016*

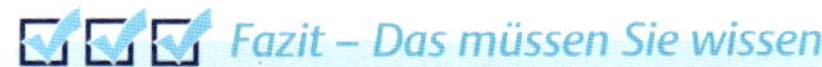

Aufbau des vegetativen Nervensystems

Das vegetative Nervensystem steuert die **Organfunktionen**. Es arbeitet ohne willentliche Beeinflussung. Prinzipiell sind im vegetativen Nervensystem **2 Neurone hintereinandergeschaltet**: Der Zellkörper des 1. Neurons liegt im Seitenhorn bzw. Kern des Rückenmarks oder einem Hirnnervenkern. Über den Spinal- oder Hirnnerv verlassen seine Fasern (präganglionäre Fasern) das ZNS. Sie enden synaptisch am 2. Neuron, dessen Zellkörper in einem autonomen Ganglion liegt. Das 2. Neuron (postganglionäre Fasern) zieht zu den Glattmuskelzellen der Organe oder Gefäße, den Herzmuskelzellen oder zu Drüsenzellen.

1.5.2 Sympathikus und Parasympathikus

Mithilfe des vegetativen Nervensystems passt sich der Körper an wechselnde Anforderungen und Umweltbedingungen an. Es stellt sicher, dass die Aktivität unterschiedlicher Organe und Funktionsabläufe aufeinander abgestimmt ablaufen, und hält somit das innere Gleichgewicht (Homöostase) aufrecht.

Innerhalb des efferenten Teils des vegetativen Nervensystems werden 3 Anteile unterschieden:

- das **sympathische Nervensystem**
- das **parasympathische Nervensystem**
- das Darmwand-/Eingeweidenervensystem (**enterisches Nervensystem**)

Das sympathische System (**Sympathikus**) überwiegt bei Aktivitäten des Körpers, die nach außen gerichtet sind. Er führt zu einer Aktivitäts- und Leistungssteigerung, z. B. bei Stress, körperlicher Arbeit oder Erregungszuständen.

Im Ruhezustand des Körpers, z. B. im Schlaf und bei Verdauungs- und Ausscheidungsprozessen dominiert der **Parasympathikus**.

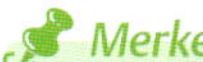

Sympathikus und Parasympathikus

Stark vereinfacht kann man sich merken: Der Sympathikus führt zu einer Aktivitäts- und Leistungssteigerung („fight or flight"), während der Parasympathikus eher die Erholung und Regeneration fördert („rest and digest").

Die meisten Organe werden **sowohl sympathisch als auch parasympathisch** innerviert. Die Anpassung an unterschiedliche Anforderungen gelingt durch ihr Zusammenspiel.

Unterschiede. Im Großhirn und dem Hirnstamm nutzen das vegetative und das willkürliche Nervensystem nahezu identische anatomische Strukturen, im PNS jedoch verlaufen die Leitungsbahnen fast stets getrennt.

Die beiden Systeme unterscheiden sich v. a. durch (▶ **Tab. 1.3**)

- die Lokalisation der Zellkörper des 1. Neurons und der Ganglien
- die Botenstoffe (Neurotransmitter), die ihre Aktivität auslösen
- die Effekte, die dadurch an den Zielorganen ausgelöst werden

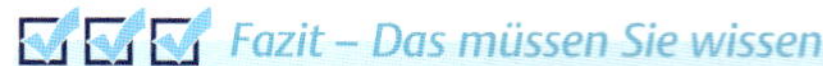

Sympathikus und Parasympathikus

Das vegetative Nervensystem gliedert sich in Sympathikus, Parasympathikus und Darmwandnervensystem. Sympathikus und Parasympathikus haben an vielen Organen gegenteilige Effekte. Sie erhalten ihre „Befehle" vom Hypothalamus und dem limbischen System.

Der **Sympathikus** versetzt den Körper in **Alarmbereitschaft**. So steigt z. B. die Herzfrequenz, die Muskeldurchblutung nimmt zu und die Bronchien werden weitgestellt. Der **Parasympathikus** versetzt den Körper in einen eher **entspannten Zustand**. Er senkt z. B. die Herzfrequenz und steigert die Tätigkeit des Verdauungstrakts.

Tab. 1.3 Unterschiede zwischen Sympathikus und Parasympathikus: Nervenzellkörper, Ganglien, Fasern und Neurotransmitter. Zu den Wirkungen am Zielorgan siehe ▶ **Tab. 1.4**.

Unterscheidungsmerkmal	Sympathikus	Parasympathikus
Lage des 1. Neurons	Seitenhörner der Rückenmarkssegmente C8 – L2	Kerne im Hirnstamm (Kopfteil) und im Sakrumbereich (Rückenmarkssegmente S2 – S4 / Beckenteil)
Verlauf der autonomen Fasern	Vorderwurzel und Spinalnerv, periphere Nerven	Kopfteil: Hirnnerven III, VII, IX und X (N. vagus) Sakralteil: Vorderwurzel und Spinalnerv, periphere Nerven
Lage der Ganglien	paravertebraler Grenzstrang rechts und links der Wirbelsäule oder in der Nähe des Zielorgans	in der Nähe des Zielorgans oder direkt am Zielorgan
präganglionärer Transmitter	Acetylcholin	Acetylcholin
postganglionärer Transmitter	Noradrenalin	Acetylcholin

Lokalisation der Zellkörper des 1. Neurons und der Ganglien

Sympathikus

Die **Nervenzellkörper des 1. Neurons** des Sympathikus liegen in den **Seitenhörnern** der Rückenmarkssegmente C8 bis L2. Die Nervenfasern ziehen von hier größtenteils zum sog. **Grenzstrang** (auch Sympathikusstrang). Dies ist eine Ganglienkette, die jeweils links und rechts entlang der Wirbelsäule (paravertebral) von der Schädelbasis bis zum Steißbein zieht. In den Ganglien werden die Impulse auf ein 2. Neuron umgeschaltet (▶ **Abb. 1.34**).

Die Ganglien im Grenzstrang liegen wirbelsäulennah, daher hat der Sympathikus kurze präganglionäre Fasern und lange postganglionäre Fasern.

Parasympathikus

Die **Nervenzellkörper des 1. Neurons** im parasympathischen System sind in 2 Bereichen lokalisiert: Die des **Kopfteils** liegen in den Hirnnervenkernen, also im Hirnstamm. Deshalb führen einige Hirnnerven auch parasympathische Fasern. Die des **Becken-** oder **Sakralteils** liegen in den Rückenmarkssegmenten S2 bis S4.

Abb. 1.34 Verlauf der sympathischen Fasern.

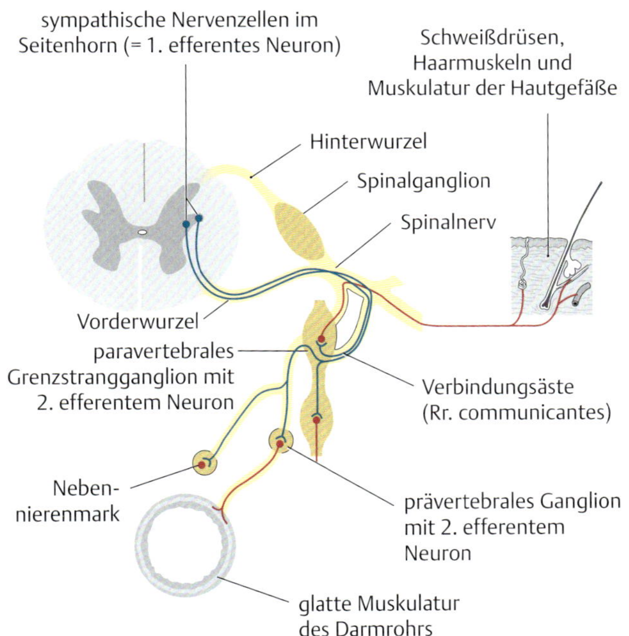

Die Zellkörper des 1. sympathischen Neurons (blau) liegen im Seitenhorn des Rückenmarks. Ihre Fasern ziehen über die Vorderwurzel in den Spinalnerv und über dessen einen Verbindungsast in ein Spinalganglion des Grenzstrangs. Hier wird es auf das 2. sympathische Neuron (rot) umgeschaltet, das über den anderen Verbindungsast das Ganglion wieder verlässt und in einem peripheren Nerv zu seinem Zielorgan führt. Einige Fasern ziehen auch ohne Umschaltung durch den Grenzstrang. Sie werden in einem organnahen (prävertebralen) Ganglion auf das 2. Neuron umgeschaltet. Nur das Nebennierenmark wird direkt vom 1. Neuron innerviert. *Abb. aus: Schünke M, Schulte E, Schumacher U, Voll M, Wesker K. 8.12 Vegetatives Nervensystem. In: Schünke M, Schulte E, Schumacher U, Voll M, Wesker K, Hrsg. Prometheus LernAtlas - Allgemeine Anatomie und Bewegungssystem. 5., vollständig überarbeitete Auflage. Stuttgart: Thieme; 2018*

Die Ganglien des Parasympathikus liegen nahe an den Erfolgsorganen, die präganglionären Fasern sind daher lang und die postganglionären Fasern kurz im Gegensatz zum Sympathikus.

Der **N. vagus** ist der wichtigste parasympathische Hirnnerv. Sein Versorgungsgebiet erstreckt sich weit über den Kopfbereich hinaus: Seine Nervenfasern innervieren u. a. das Herz, die Lungen und die Bauchorgane (▶ **Abb. 1.35**).

Neurotransmitter des Sympathikus und des Parasympathikus

Der Botenstoff (Neurotransmitter) an der Synapse vom 1. auf das 2. Neuron ist beim **Sympathikus Acetylcholin**. Die Reizweiterleitung vom 2. Neuron an das Zielorgan erfolgt in erster Linie über **Noradrenalin**.

Der synaptische Überträgerstoff im Parasympathikus sowohl am Ganglion als auch am Zielorgan ist **Acetylcholin** (▶ **Abb. 1.36**).

Eine Ausnahme bildet das **Nebennierenmark** (NNM). Bei Aktivierung durch den Sympathikus, z. B. durch Stress, schütten die Zellen des NNM die Hormone Adrenalin und Noradrenalin aus. Beide wirken an jeweils unterschiedlichen Rezeptoren u. a. von Herz, Lungen, Gefäßen. Mehr zum Nebennierenmark lesen Sie im Lernmodul 14 „Hormone und Stoffwechsel".

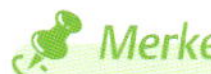
Merke

Adrenalin-Symptomatik als Warnzeichen

Wenn der Körper in Stress gerät, wird u. a. das Hormon Adrenalin ausgeschüttet. Es wirkt als Neurotransmitter u. a. am Herzen, an den Lungen und an den Gefäßen und bewirkt eine Blutdrucksteigerung, eine Beschleunigung der Herzfrequenz und eine Zentralisation der Durchblutung, was u. a. zu Unruhe und Blässe führt. Zudem werden die Schweißdrüsen angeregt. Dieser Symptomenkomplex wird auch als **„Adrenalin-Symptomatik"** bezeichnet und kann ein wichtiges Alarmsignal sein – z. B. für einen drohenden Kreislaufkollaps.

Fazit – Das müssen Sie wissen

Sympathikus und Parasympathikus – Zellkörper, Ganglien, Neurotransmitter

Der **Sympathikus** hat seinen Ursprung in den Seitenhörnern der **Rückenmarksegmente** C8 bis L2. Seine **autonomen Ganglien** bilden den **Grenzstrang**, eine Ganglienkette rechts und links der Wirbelsäule. Einige Neurone werden allerdings nicht in den Grenzstrangganglien auf das 2. Neuron umgeschaltet, sondern erst in organnahen Ganglien. Der Neurotransmitter, mit dem der Sympathikus den Reiz auf das Zielorgan überträgt, ist **Noradrenalin**.

Der **Parasympathikus** unterteilt sich in einen Kopf- und einen Sakralteil. Der **Kopfteil** entspringt in den Hirnnervenkernen. Insbesondere der **N. vagus** (X. Hirnnerv) enthält viele parasympathische Fasern. Im Gegensatz zu den anderen Hirnnerven verläuft er nicht nur in der Kopfregion, sondern zieht auch zum Herzen, zur Lunge und zu den Bauchorganen. Der Ursprung des **Sakralteils** liegt in den Seitenhörnern der Rückenmarksegmente S2 bis S4. Die **autonomen Ganglien**, in denen das 1. Neuron auf das 2. Neuron umschaltet, liegen organnah. Der Neurotransmitter des Parasympathikus für das Zielorgan ist **Acetylcholin**.

Abb. 1.35 Sympathikus, Parasympathikus und enterisches Nervensystem.

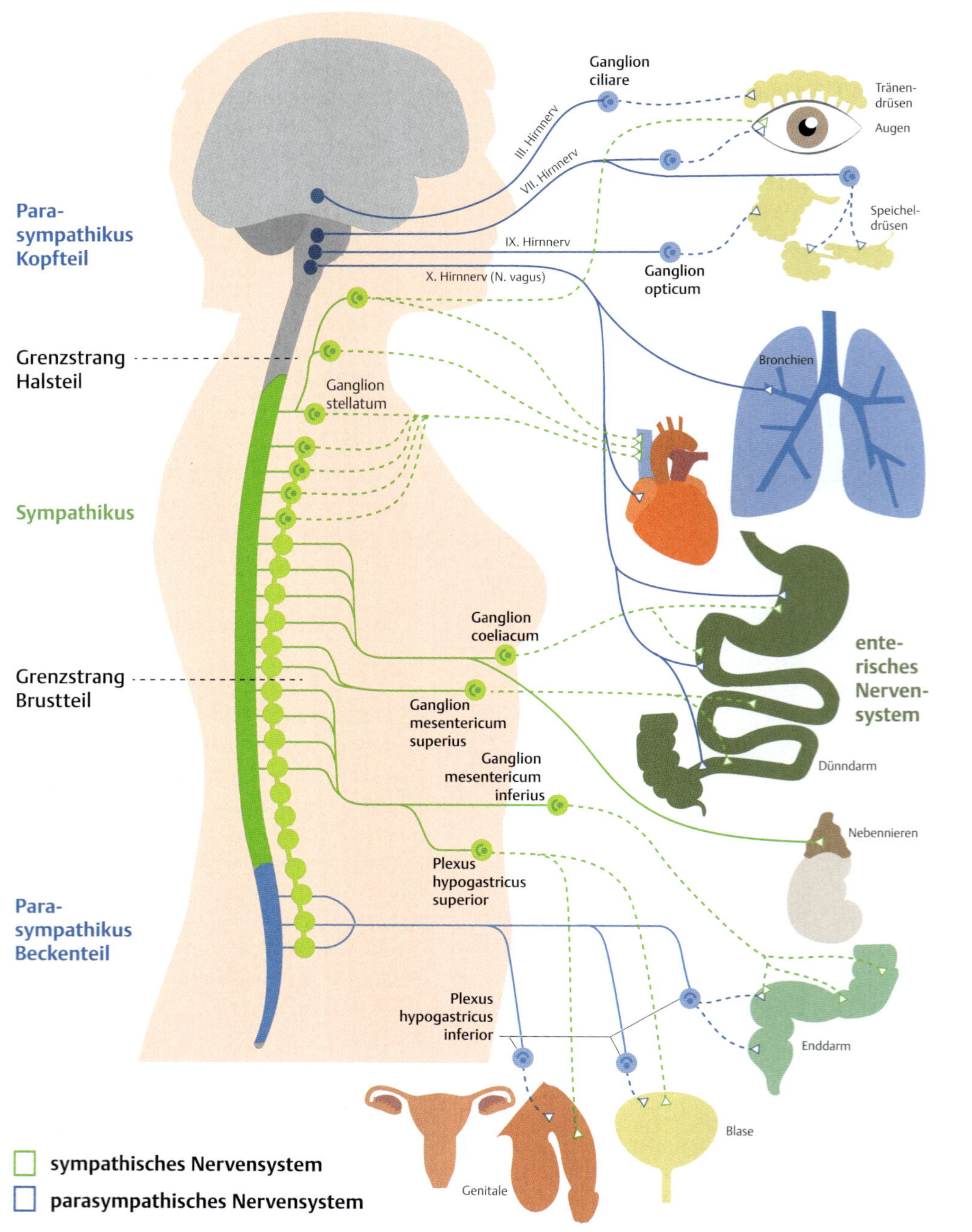

Vereinfachte Darstellung.

Abb. 1.36 Neurotransmitter des Sympathikus und Parasympathikus.

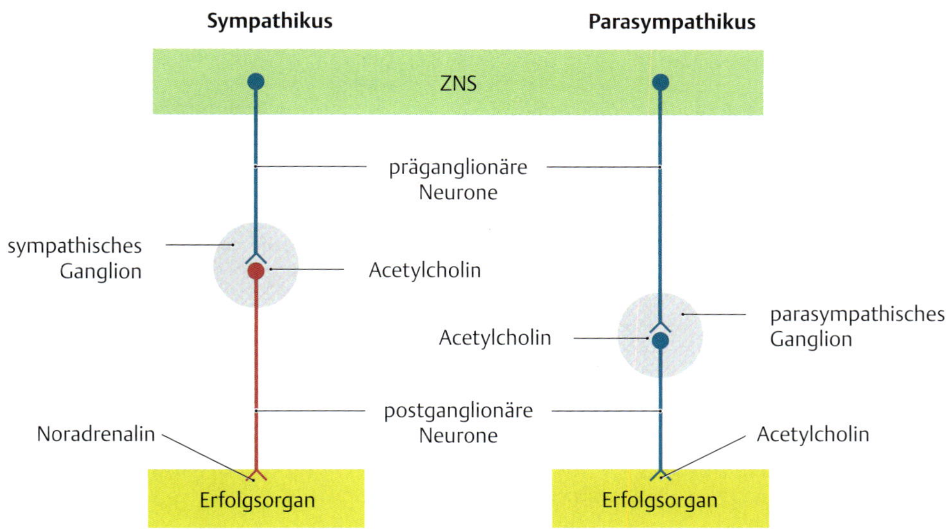

Das zentrale 1. Neuron (präganglionäres Neuron) enthält als Überträgersubstanz bei Sympathikus und Parasympathikus Acetylcholin (cholinerges Neuron, blau dargestellt); beim Sympathikus wird es in den Ganglien auf ein noradrenerges Neuron (rot dargestellt) umgeschaltet, beim Parasympathikus bleibt der Neurotransmitter Acetylcholin auch im 2. Neuron (postganglionäres Neuron) erhalten. *Abb. aus: Schünke M, Schulte E, Schumacher U, Voll M, Wesker K. 3.2 Wirkung des vegetativen Nervensystems auf einzelne Organe und zentrale Verschaltungen des Sympathikus. In: Schünke M, Schulte E, Schumacher U, Voll M, Wesker K, Hrsg. Prometheus LernAtlas - Kopf, Hals und Neuroanatomie. 5. Auflage. Stuttgart: Thieme; 2018*

Effekte an den Zielorganen

Sympathikus und Parasympathikus entfalten an vielen Zielorganen unterschiedliche Wirkungen (vgl. oben), siehe ▸ **Tab. 1.4**.

Zusatzinfo

Medikament und Drogen wirken auch auf das Vegetativum

Viele Substanzen wie Drogen oder Medikamente beeinflussen das sympathische oder parasympathische Nervensystem und haben entweder aktivierende oder beruhigende Effekte. **Sympathomimetika** (= Sympathikomimetika) forcieren die Erregungsübertragung von adrenergen Rezeptoren auf das sympathische Nervensystem. Stoffe, die den Sympathikus hemmen, nennt man **Sympathikolytika**. Entsprechende Bezeichnungen gibt es für den Parasympathikus.

Transferbeispiel

Sympathikoton in der Prüfung?

Prüfer: „Sie sitzen hier ja nicht zum Kaffeeplausch, sondern in einer Prüfung. Was macht das mit Ihnen?"

Heilpraktikeranwärter (HPA): „Also, entspannt ist anders, wenn ich das mal so ausdrücken darf."

Prüfer (grinst verständnisvoll): „Ja, können wir uns vorstellen. Aber was passiert jetzt Ihrem Körper? Woher kommt die Anspannung?"

HPA: „Äh, Sie wollen auf das Nervensystem und so etwas hinaus?"

Prüfer (freut sich): „Genau!"

HPA: „Ich würde mal sagen, dass ich gerade äußerst sympathikoton bin. Mund ist trocken, Herz schlägt schneller, Atmung forciert ... ja, und eben auch eine gewisse Muskelanspannung."

Prüfer: „Fight or flight?"

HPA: „Äh, „flight" wäre jetzt ganz doof. Aber ich weiß, was Sie meinen. Der Sympathikus erhöht die nach außen gerichtete Leistungsbereitschaft des Körpers. Ganz archaisch betrachtet ging es da um Kampf oder Flucht, Fressen oder Gefressenwerden."

Prüfer: „Wo wir beim nächsten Schritt wären. Was passiert denn, wenn Sie nach dieser Prüfung – angenommen, Sie bestehen – zuhause ankommen, die erste Anspannung legt sich, und Sie gehen heute Abend mit ihrer Partnerin oder ihrem Partner essen?"

HPA: „Dann schalte ich hoffentlich auf den Parasympathikus. Der sorgt dann für Entspannung, Herz und Atmung werden wieder in den Ruhemodus geschaltet und mein Freund freut sich, dass ich nicht mehr so blass bin."

Prüfer: „Wie kommt das denn zustande?"

HPA: „Der Sympathikus sorgt für eine Zentralisation des Kreislaufes – da bleibt nicht so viel fürs Gesicht übrig, wenn ich das mal einfach ausdrücke. Im parasympathischen Tonus ist es tendenziell umgekehrt."

Prüfer: „Diese Blässe, die Sie ansprechen – in welchen Praxissituation ist das ein sehr wichtiger Hinweis?"

HPA: „Im Schock. Zumindest im klassischen Schockzustand. Wenn der Patient dazu noch unruhig und kaltschweißig ist, wären das die sogenannten Adrenalin-Zeichen. Da ist man alarmiert!"

Prüfer: „Wieso kalter Schweiß?"

HPA: „Der Sympathikus regt auch die Schweißbildung an – vielleicht eine Art Kühlmechanismus für Flucht und Angriff? Und weil die Haut eben schlechter durchblutet ist, ist die Haut kalt."

Prüfer: „Gut. Es gibt ja nun auch Drogen, die den totalen Entspannungszustand herbeiführen sollen ..."

HPA (springt sofort dazwischen): „Ja! Heroin zum Beispiel. Die Wirkung ist fast klassisch parasympathikoton!"

Tab. 1.4 Wirkung von Sympathikus und Parasympathikus an den Organen.

Organ/Organsystem	Sympathikus	Parasympathikus
Durchblutung (Sauerstoff-/Energieversorgung)		
Herz	Frequenz ↑ (positiv chronotrop) Kontraktionskraft ↑ (positiv inotrop) → höhere Auswurfleistung	Frequenz ↓ (negativ chronotrop) Kontraktionskraft der Vorhöfe ↓
Blutkreislauf und -gefäße	Vasokonstriktion der peripheren Gefäße (→ Blässe) Vasodilatation der Gefäße der Herz- und Skelettmuskulatur → Zentralisation	Vasodilatation der Blutgefäße der Geschlechtsorgane, der Speicheldrüsen (und ggf. des Gehirns) übrige Organe: keine Wirkung
Atemapparat	Bronchodilatation → Steigerung des Gasaustauschs	Bronchokonstriktion Schleimsekretion ↑
Energie-Mobilisierung		
Stoffwechsel	Insgesamt anregend Glykolyse (Zuckerbereitstellung) ↑	vgl. unten: Verdauung und Ausscheidung
Leber	Glykogenolyse (Zuckerbereitstellung) ↑	
Weitere ergotrope (leistungssteigernde) Reaktionen		
Augen	Pupille ↑ (Mydriasis)	Pupille ↓ (Miosis) Tränensekretion ↑
Schweißdrüsen	Schweißbildung ↑	keine Wirkung
Nebennierenmark	Freisetzung von Adrenalin / Noradrenalin	keine Wirkung
Verdauung und Ausscheidung		
Magen, Darm	Peristaltik ↓ Sekretion (Speichel, Verdauungssäfte) ↓ Vasokonstriktion Darm Sphinktertonus ↑ → Stuhlverhalt	Peristaltik ↑ Sekretion (Speichel, Verdauungssäfte) ↑ Sphinktertonus ↓ → Stuhlgang
Leber	Gallebildung ↓	Zuckerspeicherung (Glykogenese) Gallebildung ↑
Pankreas	Insulinausschüttung ↓	Insulinausschüttung ↑
Nieren	Vasokonstriktion; Ausscheidung ↓	Vasodilatation; Ausscheidung ↑
Harnblase	Sphinktertonus ↑/ Blasenmuskulatur – Tonus ↓ → Harnverhalt	Sphinktertonus ↓/ Blasenmuskulatur – Tonus ↑ → Harnabgabe
Weitere Reaktionen		
Penis	Ejakulation	Erektion

Prüfer: „Fast?"
HPA: „Die Verdauungsaktivitäten werden unter Heroinwirkung auch herabgesetzt – das ist ein wichtiger Unterschied."
Prüfer: „Wo spielt das denn in der Therapie eine Rolle?"
HPA: „Äh, Heroin in der Therapie?? Ach, Sie meinen Morphin! Das ist ja die Stammsubstanz. Das bekommen manchmal Schmerzpatienten. Und die haben dann ein Problem mit Obstipation!"
Prüfer: „So, jetzt will ich Ihr Nervenkostüm mal nicht weiter belasten. Danke."
Fallbeispiel fiktiv.

1.5.3 Darmwandnervensystem

Definition

Darmwandnervensystem

Das Darmwand- oder enterische Nervensystem (ENS) ist ein gesonderter Teil des vegetativen Nervensystems. Es erstreckt sich von der Speiseröhre bis zum Anus, wird gelegentlich jedoch auch als „Bauch-" oder „Darmhirn" bezeichnet. Sein Umfang von ca. 100 Millionen Nervenzellen entspricht in etwa dem des Rückenmarks. Es kann von Sympathikus und Parasympathikus beeinflusst werden, steuert jedoch weitestgehend **unabhängig** davon die Funktionen des Verdauungssystems.

Aufgaben

Das Darmwandnervensystem regt die Muskulatur von Magen und Darm an und bewirkt dadurch die **Peristaltik**. So gewährleistet es die Durchmischung und den Weitertransport des Darminhalts. Zuständig für diese Vorgänge sind 2 Nervengeflechte innerhalb der Magen- und Darmwände (▶ **Abb. 1.37**), der **Meissner-Plexus** (Plexus submucosus) **und der Auerbach-Plexus** (Plexus myentericus; mehr zum Verdauungssystem lesen Sie im Lernmodul 9 „Ernährung und Verdauung").

Das enterische Nervensystem steuert gemeinsam mit dem Sympathikus und dem zentralen Nervensystem die Verschlusskraft der Sphinkteren (**Kontinenz**) im Rektumbereich. Außerdem spielt das enterische Nervensystem eine wichtige Rolle bei der **Sekretion von Verdauungssäften** aus der Magen- und Darmschleimhaut sowie der **Absorption von Nährstoffen ins Blut** über die Schleimhaut von Dünn- und Dickdarm.

Als synaptische Botenstoffe wirken verschiedene Transmitter, u. a. Serotonin und verschiedene Neuropeptide. Die glatten Muskel- und die Drüsenzellen werden meist durch Acetylcholin erregt.

Abb. 1.37 Darmwandnervensystem.

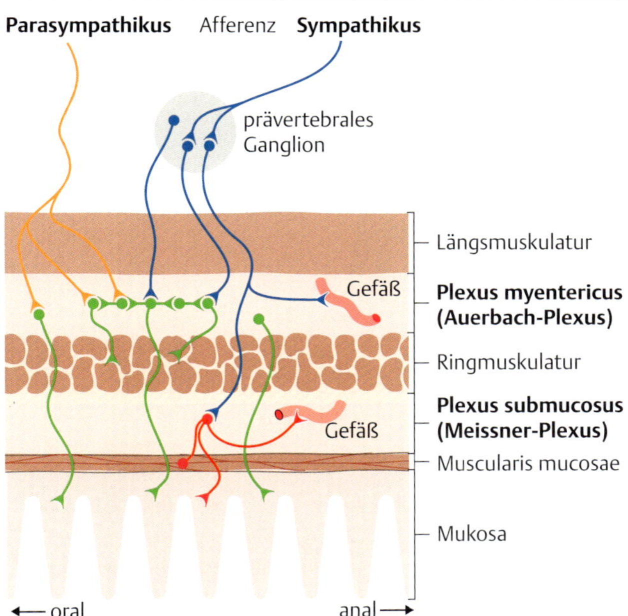

Das Darmwandnervensystem arbeitet weitgehend selbstständig, kann aber durch das vegetative Nervensystem beeinflusst werden. Der Plexus myentericus (grün) liegt zwischen Ring- und Längsmuskelschicht, der Plexus submucosus (rot) in der Submukosa. *Abb. aus: I care Anatomie, Physiologie. 2. Auflage. Thieme; 2020. Nach: Wischmeyer E, Gründer S. Enterisches Nervensystem. In: Gekle M, Wischmeyer E, Gründer S, Petersen M, Schwab A, Markwardt F, Klöcker N, Pape H, Baumann R et al., Hrsg. Taschenlehrbuch Physiologie. 2., überarbeitete Auflage. Thieme; 2015*

Fazit – das müssen Sie wissen

Darmwandnervensystem

Das Darmwand- oder enterisches Nervensystem (ENS) steuert im **Verdauungstrakt** die Peristaltik, die Kontinenz der Sphinkteren, die Sekretion von Verdauungssäften sowie die Absorption von Nährstoffen ins Blut. Es besteht aus dem **Meissner-Plexus** (Plexus submucosus) und dem **Auerbach-Plexus** (Plexus myentericus). Das Darmwandnervensystem kann von Sympathikus und Parasympathikus beeinflusst werden.

1.5.4 Vertiefungsfragen zum vegetativen Nervensystem

Vertiefungsfragen

Frage 1

Beschreiben Sie die Bedeutung des Grenzstrangs für das vegetative Nervensystem.

Musterlösung:

Der Grenzstrang ist eine Leiste aus paarigen Ganglien, die links und rechts neben der Wirbelsäule liegen. Er ist wichtig für den Sympathikus, da in den Ganglien großenteils die sympathischen Fasern vom 1. auf das 2. Neuron umgeschaltet werden. Von dort laufen die Fasern der 2. Neurone zu den Erfolgsorganen. Der Grenzstrang fungiert als eine Art Verteilersystem.

Frage 2

Warum wird das Darmwandnervensystem auch als „Bauchhirn" bezeichnet?

Musterlösung:

Das Darmwandnervensystem steuert die Funktionen des Verdauungssystems. Es kann zwar von Sympathikus und Parasympathikus beeinflusst werden, arbeitet aber weitgehend selbstständig.

1.6 Somatisches Nervensystem

Definition

Somatisches Nervensystem

Das somatische (auch animalisches oder zerebrospinales) Nervensystem umfasst die Teile des Nervensystems, die die willkürlichen und reflexartigen Bewegungen der Skelettmuskulatur steuern. Es gehört teilweise zum ZNS und teilweise zum PNS und wird auch als willkürliches Nervensystem bezeichnet.

Das somatische Nervensystem umfasst alle Nervenzellen, die Erregungen über motorische Nervenfasern zu quergestreiften Muskeln und von peripheren Sinnesrezeptoren über sensible Nervenfasern zum Gehirn leiten (▶ **Abb. 1.38**).

Abb. 1.38 Somatisches Nervensystem.

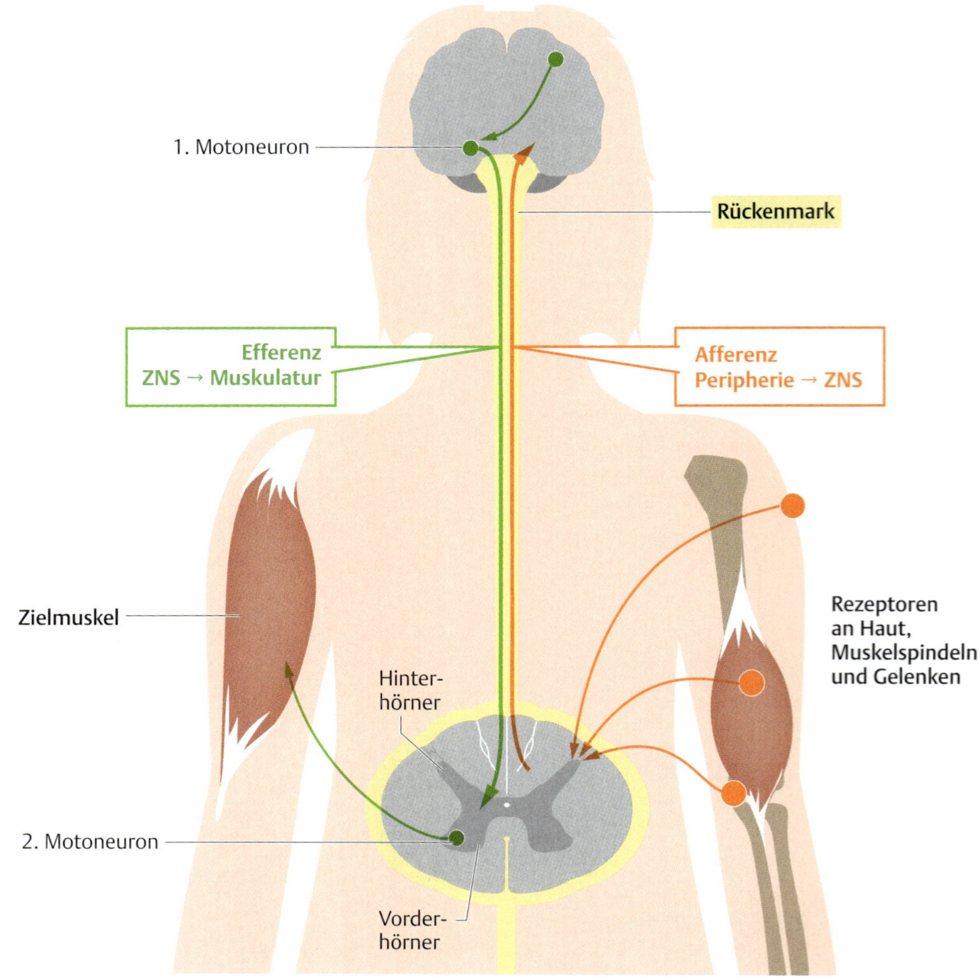

Vereinfachte Darstellung.

1.6.1 Aufbau

Efferenzen. Die **efferente Leitung** der Informationen vom Gehirn zu den Muskeln erfolgt – mit Ausnahme der Hirnnerven – zunächst über die **absteigenden Bahnen des Rückenmarks**. In den **Vorderhörnern** werden die Impulse auf Motoneurone (S. 26) geschaltet. Die motorischen Fasern ziehen ohne weitere synaptische Verschaltungen zu ihren jeweiligen **Zielmuskeln**.

Afferenzen. Die **Afferenzen** bestehen aus den **sensiblen Fasern**, die von verschiedenen Rezeptoren in der **Haut, den Skelettmuskeln und den Gelenken** in Richtung ZNS ziehen. Die sensiblen Fasern verlaufen – mit Ausnahme der Hirnnerven – über periphere Nerven und erreichen dann über die Hinterwurzel des Spinalnervs das Rückenmark. Von dort wird der Reiz über aufsteigende Bahnen an die zuständigen Abschnitte des Gehirns weitergeleitet.

Die Efferenzen und Afferenzen der Hirnnerven verlaufen fast ausnahmslos über den Hirnstamm.

Fazit – Das müssen Sie wissen

Aufgaben und Aufbau des somatischen Nervensystems

Das **somatische Nervensystem** steuert die **willkürlichen Bewegungen** und die **motorischen Reflexe**.
Sein **efferenter** Anteil besteht aus den **absteigenden Bahnen des Rückenmarks** und den **Motoneuronen**. Die Motoneuronen erreichen ohne weitere synaptische Verschaltung ihren Zielmuskel. Die **sensiblen Afferenzen** nutzen wie die Efferenzen die peripheren Nerven und die Spinalnerven. Die Weiterleitung an das Gehirn erfolgt über die **aufsteigenden Bahnen des Rückenmarks**.

1.6.2 Reflexe

Definition

Reflexe

Ein Reflex ist eine unwillkürliche Reaktion auf einen Reiz, die immer gleich abläuft. Zentrales Organ bei der Reflexbildung ist das Rückenmark.

Das somatische Nervensystem ist zuständig für Reflexe, an denen die Skelettmuskulatur beteiligt ist. Klassische Beispiele sind Muskelkontraktionen als Reflex auf einen Dehnungsreiz.

Ein einfacher Reflex läuft folgendermaßen ab: Ein Rezeptor in der Muskulatur oder der Haut nimmt einen Reiz auf, dieser wird zum Rückenmark geleitet und dort über eine Synapse auf ein Motoneuron umgeschaltet, das eine motorische Antwort (Muskelkontraktion) auslöst.

Die Auslösung eines Reflexes (Afferenz), die Umschaltung des Nervenimpulses im Rückenmark und die nachfolgende Reaktion (Efferenz) werden als **Reflexbogen** bezeichnet. Die Prüfung von Reflexen spielt bei vielen neurologischen Erkrankungen eine wichtige Rolle.

Grundlegend werden 2 Arten von Reflexen unterschieden:

Eigenreflexe

Bei einem **Eigenreflex** liegen die **Afferenzen (Rezeptor) und Efferenzen (Effektor) im selben Organ** (► **Abb. 1.39**). Beispiel: Durch den Schlag mit einem Reflexhammer (S. 65) wird die Sehne eines Muskels gereizt und derselbe Muskel kontrahiert. Die Umschaltung vom sensiblen auf den motorischen Impuls erfolgt **im Rückenmark über nur eine Synapse**. Eigenreflexe werden deshalb auch als **monosynaptisch**e Reflexe bezeichnet. Klassische Beispiele sind der Patellar- oder der Bizepssehnenreflex. Beim Gesunden sind monosynaptische Reflexe nicht ermüdbar, d. h., unabhängig davon, wie häufig sie hintereinander ausgelöst werden, hat die Reflexantwort immer dieselbe Stärke.

Fremdreflexe

Bei **Fremdreflexen** liegen **Rezeptor und Effektor *nicht* im selben Organ**: Die Afferenz wird klassisch durch einen Reiz der Haut ausgelöst (S. 70), die Efferenz wirkt jedoch auf einen Muskel: man streicht z. B. über die Bauchhaut und provoziert damit eine Kontraktion der nahen Muskulatur oder man tritt barfuß auf einen spitzen Gegenstand (► **Abb. 1.40**). An der Umschaltung im Rückenmark sind **mindestens 2 Synapsen** beteiligt. Fremdreflexe werden deshalb auch als **polysynaptisch**e Reflexe bezeichnet.

Polysynaptischen Reflexe sind physiologisch ermüdbar: Je häufiger sie hintereinander ausgelöst werden, desto schwächer fällt die Reflexantwort aus. Oft sind sie nur einmalig auslösbar.

Das ZNS registriert und speichert „Reflex-Erfahrungen". Die Reflexantworten werden vom Gehirn feinjustiert, z. B. überschießende Reaktionen gebremst. Der Vorgang ist also komplexer als hier dargestellt

Fazit – Das müssen Sie wissen

Motorische Reflexe

Reagiert der Körper mit einer **unwillkürlichen Bewegung** auf einen Reiz, bezeichnet man dies als **Reflex**. Dabei gelangen die Reizinformationen nicht ins Gehirn, sondern die Reaktion wird direkt im **Rückenmark** ausgelöst. Dort sind die sensiblen Afferenzen und die motorischen Efferenzen als **Reflexbogen** direkt synaptisch miteinander verschaltet.

Bei einem **Eigenreflex** sind der Ort der Reizaufnahme und der Ort der Reflexantwort identisch. Hier sind **nur 2 Neurone** an der Reflexantwort beteiligt, daher spricht man von einem **monosynaptischen Reflex.** Bei einem **Fremdreflex** erfolgt die Reflexantwort an einem anderen Ort als die Reizaufnahme und es sind mehr als **mehr als 2 Neurone** beteiligt (**polysynaptischer Reflex**).

Abb. 1.39 Eigenreflex.

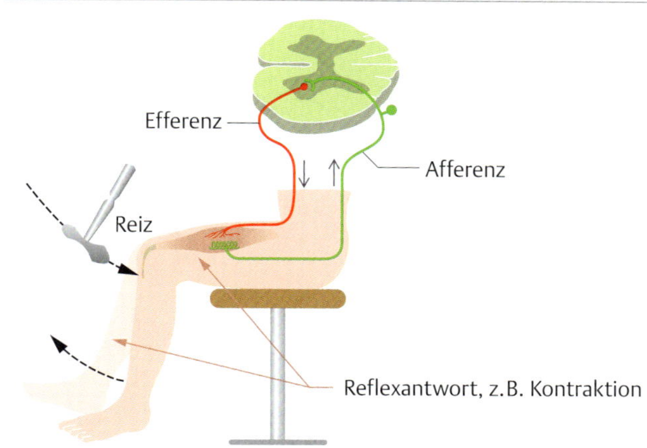

Eigenreflex am Beispiel des Patellarsehnenreflexes, schematische Zeichnung. *Abb. aus: Amberger R. Monosynaptischer Reflexbogen. In: Amberger R, Hrsg. Integrative Manuelle Therapie. 2., aktualisierte und erweiterte Auflage. Thieme; 2021*

Abb. 1.40 Fremdreflex.

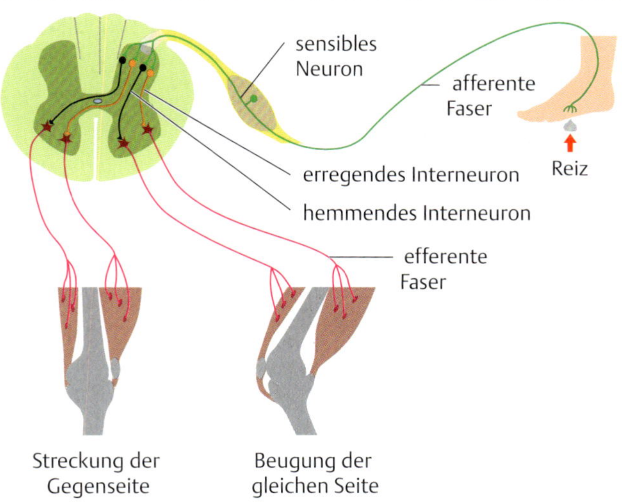

Fremdreflex am Beispiel: **Heben des Fußes nach Tritt auf einen Reißnagel** oder **Stein (Flexorreflex)**. Der Schmerzreiz wird dafür von den Schmerzrezeptoren über die Afferenzen zum Hinterhorn des Rückenmarks geleitet. Dort bilden die Afferenzen Synapsen mit Interneuronen, die ins Vorderhorn ziehen. Hierbei unterscheidet man hemmende von erregenden (orange) Interneuronen. Die hemmenden Interneurone (schwarz) sind an die Motoneurone der Extensoren gekoppelt, während die erregenden Interneurone Synapsen mit den Motoneuronen der Flexoren ausbilden. Die Folge ist ein Beugen der Gliedmaße. Betrifft der Flexorreflex das Bein, ziehen einige Interneurone auch zum Vorderhorn der Gegenseite. Dort vermitteln sie den gegenteiligen Effekt: Sie sorgen dafür, dass die Beuger gehemmt und die Strecker aktiviert werden, damit das Bein nicht einknickt, wenn das andere angewinkelt wird *Abb. aus: Mense S. Reflexe. In: Aumüller G, Aust G, Conrad A, Engele J, Kirsch J, Maio G, Mayerhofer A, Mense S, Reißig D et al., Hrsg. Duale Reihe Anatomie. 5., korrigierte Auflage. Stuttgart: Thieme; 2020*

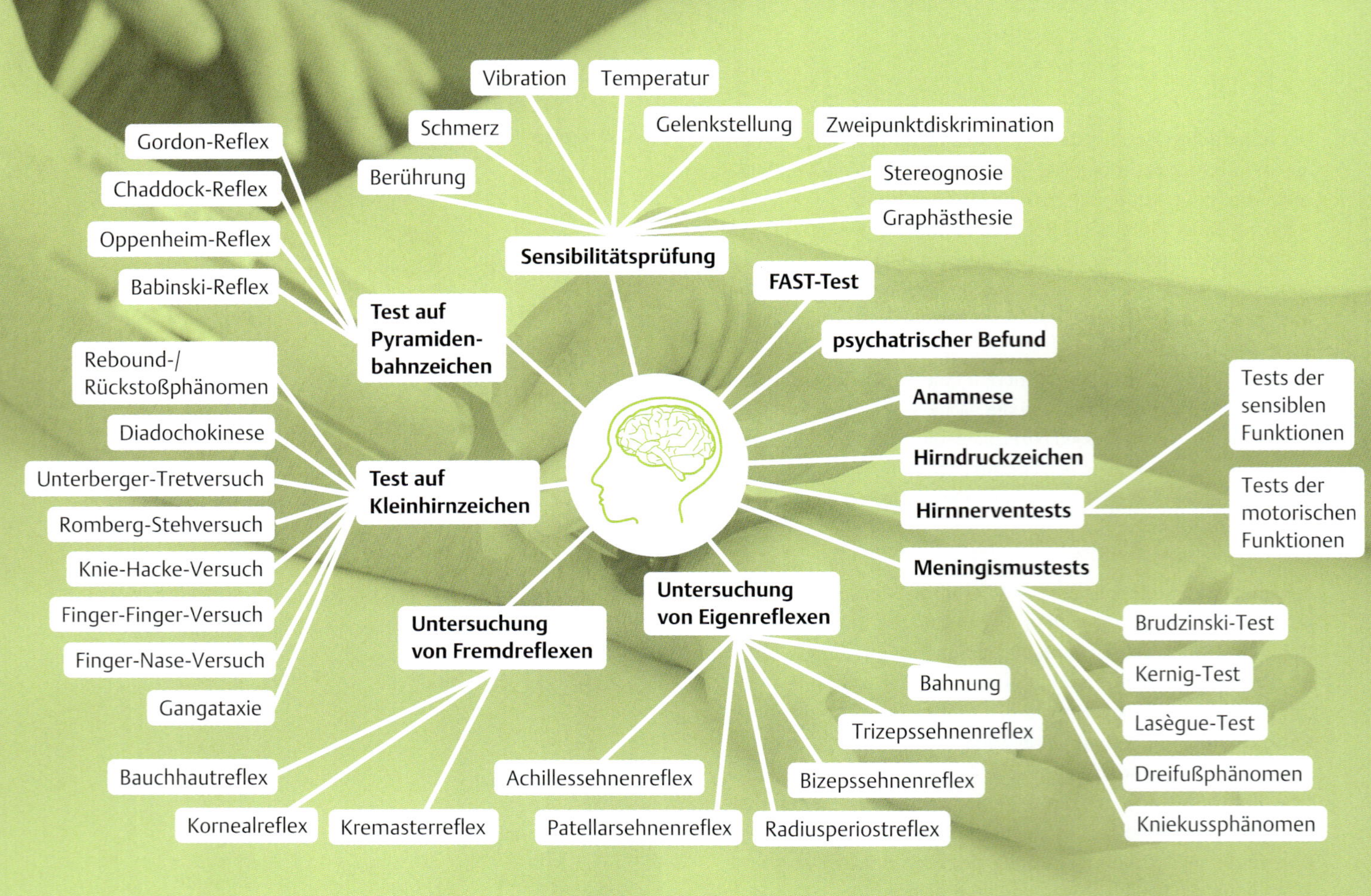

2 Neurologischer Status: Untersuchung des Nervensystems

Die Diagnostik bei Erkrankungen des Nervensystems gehört im Vergleich zu anderen Organen zu den umfangreichsten, da die Krankheitsbilder des Nervensystems sehr komplex sind.

In der Naturheilpraxis bieten sich zahlreiche Möglichkeiten der Diagnostik, die unabhängig von bildgebenden Verfahren, Laborbefunden und Spezialtests zielführende Ergebnisse präsentieren können. In der Vielfalt liegt also auch eine Chance. Die Gesamtheit der Befunde (und auch die dazugehörigen Untersuchungen) werden als **neurologischer Status** bezeichnet.

Neurologischer Status. Der neurologische Status umfasst zahlreiche klinische Untersuchungsmethoden. Ihre Gruppierung, Priorisierung und Benennung sind in Literatur und Praxis nicht einheitlich. Ihre Auswahl, Anwendung und Bedeutung richten sich im Praxisalltag nach der Ausgangssituation, mit der sich der Patient vorstellt.

Der neurologische Status umfasst:

- **Inspektion**
- **Anamnese**
- **Tests und Zeichen**: v. a. Hirndruckzeichen, Hirnnerventests, Meningismustests, Reflexstatus (Muskeleigenreflexe und -fremdreflexe), Kleinhirnzeichen und Ataxieprüfung, Pyramidenbahnzeichen (pathologische Reflexe), Sensibilitätsprüfungen, Krafttests, FAST-Test (Apoplexie-Tests) und psychiatrischer Status/Befund.

Ergeben sich im Rahmen der Untersuchung Unklarheiten oder ein Verdacht, ist i. d. R. eine weitere Befundung durch bildgebende Verfahren oder/und Laborbefunde angezeigt (S. 85).

2.1 Indikationen

Die Indikation zur Durchführung (von Teilen) des neurologischen Status ergibt sich aus den Symptomen, mit denen sich ein Patient vorstellt. Dies sind v. a.

- akute oder chronische spastische oder schlaffe **Paresen** (Lähmungen und Krämpfe); Bewegungseinschränkungen, motorische Störungen (z. B. Gangstörungen, Tastblindheit)
- **Parästhesien** (Missempfindungen) oder fehlende Sensibilität (z. B. Berührung, Temperaturempfinden)
- **Nervenschmerzen** (Neuralgien), **Muskelschmerzen** (Myalgien)
- **Dreh- und Schwankschwindel**
- **Tremor** (Zittern)
- **Seh- und Sprachstörungen**
- **Kopfschmerzen**
- **psychiatrische Auffälligkeiten** (z. B. Orientierungs- und Bewusstseinsstörungen, Wesensveränderungen, Merk- und Gedächtnisstörungen)

2.2 Inspektion des Patienten

Die klinische Untersuchung beginnt mit der Inspektion des Patienten. Hier können bereits wichtige Anhaltspunkte ermittelt werden:

- **Bewegungsbild des Patienten:** Bewegt sich der Patient sicher und geschmeidig? Bewegt er beim Gehen die Arme physiologisch mit? Steht er sicher? Auffallen könnten u. a.: spastische und schlaffe Paresen, Tremor, Fehl- und Schonhaltungen, Hilfshandlungen (z. B. Festhalten).
- **Auffälligkeiten der Augen:** Bestehen z. B. Anisokorie (ungleich große Pupillen) oder entrundete Pupillen (beides potenzielle Alarmzeichen!), ein Nystagmus (Zittern der Augäpfel), eine Lichtstarre (Probleme der Pupille, sich an die Lichtverhältnisse anzupassen), eine Fehlstellungen der Bulbi, eine Ptosis (Herabhängen des Augenlids)?
- **Gesichtsmotorik:** Hat der Patient Tics oder Lähmungen? Gibt es deutliche Asymmetrien der Gesichtshälften oder eine mimische Starre?
- **Allgemeines Erscheinungsbild:** z. B.: Unruhe, Pflegezustand, Geruch, Sprachstörungen.

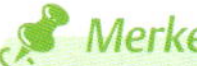
Merke

Psychiatrische Erkrankungen

Denken Sie daran, dass neurologische Befunde ggf. auch im Zusammenhang mit psychiatrischen Erkrankungen gesehen werden müssen.

2.3 Anamnese

Aufgrund der Vielfalt der neurologischen Erkrankungen und Untersuchungsmöglichkeiten ist bei nicht akuten Geschehen ein ausführliches Anamnesegespräch unabdingbar für das weitere Vorgehen.

Das Gespräch beginnt in der Regel mit der Erfassung der Patientendaten und dem freien Bericht des Patienten über seine Beschwerden sowie den Grund seiner Vorstellung in der Praxis. Zur Präzisierung wird nachgefragt. Mehr zur Diagnostik finden Sie im Lernmodul 3 „Der Weg zur Diagnose".

2.3.1 Verdacht auf zentrale Störung (ZNS)

Bei Verdacht auf eine Störung des zentralen Nervensystems, insbesondere des Gehirns, sind v. a. folgende Aspekte von Bedeutung:

- **Trauma** mit Kopfverletzung, Kopfschmerzen
- **Schwindel** (v. a. horizontaler Ruheschwindel / Schwank- und Drehschwindel)
- **Sehstörungen** (z. B. Gesichtsfeldausfälle, temporärer Ausfall des Sehens, Doppelbilder)
- weitere anamnestisch ermittelbare Aspekte der Hirndruckzeichen (S. 51): Übelkeit, Erbrechen, Temperaturerhöhung, Wesensveränderungen (z. B. Angst, Affektstörungen), Schluckauf, Sprach-, Schluck- und andere motorische Störungen
- relevante **Vorerkrankungen**: z. B. Tumoren, Arteriosklerose und Hypertonie, Herzklappenfehler und Herzrhythmusstörungen, hormonelle Erkrankungen (z. B. Schilddrüsenfehlfunktion, Cushing-Syndrom), Niereninsuffizienz (u. a. mit Elektrolytstörungen), Leberinsuffizienz (u. a. mit hohem Serum-Spiegel für Ammoniak oder erniedrigtem Spiegel für Vitamin B_{12} und Vitamin B_1), Stoffwechselstörungen (z. B. Diabetes mellitus), psychiatrische Erkrankungen
- **Risikofaktoren** (neben Vorerkrankungen): Drogenabusus und -entzug, Medikamentenwirkungen, Noxen-Exposition
- **familiäre Disposition**: psychiatrische Erkrankungen, Krampf- und Anfallsleiden, Demenzstörungen, Stoffwechselstörungen, Tumorerkrankungen

2.3.2 Verdacht auf periphere Störung (PNS)

Bei Verdacht auf eine Störung des peripheren Nervensystems sind v. a. folgende Aspekte von Bedeutung:

- **Trauma, Über- oder Fehlbelastungen** (z. B. von Extremitäten), Entzündungen und Infektionen
- **relevante Vorerkrankungen:** z. B. Tumoren, Arteriosklerose, Niereninsuffizienz, Leberinsuffizienz, Vitamin-B_{12}-Mangel-Anämie, Elektrolyt- und Stoffwechselstörungen (z. B. Diabetes mellitus), psychiatrische Erkrankungen

2.4 Untersuchungsmaterialien

Die meisten Tests zur körperlichen Untersuchung bei V. a. neurologische Erkrankungen lassen sich mit einfachen Hilfsmitteln durchführen, ggf. auch ohne. In einigen Fällen sind Hilfsmittel oder Geräte notwendig (▶ **Abb. 2.1**).

2.4.1 Reflexhammer

Ein Reflexhammer gehört zu den unentbehrlichen Instrumenten zur Ermittlung des neurologischen Status (▶ **Abb. 2.2**). Man nutzt ihn für Muskeleigenreflexe (S. 65), aber auch für die Sensibilitätsprüfung (S. 80). Die meisten Reflexhämmer verfügen über 2 unterschiedlich große und geformte Gummipole zur Perkussion. Einige Modelle verfügen zur Sensibilitätsprüfung zusätzlich über einen kleinen integrierten Metalldorn und einen Pinsel.

2.4.2 Hilfsmittel zur Sensibilitätsprüfung

Bei einer kompletten Sensibilitätsprüfung werden sehr unterschiedliche Gefühlsqualitäten geprüft. Es geht z. B. um Wärme, Kälte, die Berührung mit spitzen und stumpfen Gegenständen und die Vibration. Man kann zur Prüfung ganz einfach Alltagsgegenstände nutzen (z. B. die spitze und die stumpfe Seite eines Bleistiftes), aber auch professionelles Material. Aus hygienischen Gründen und mit Blick auf die Compliance des Patienten ist dies zu empfehlen.

Zur Überprüfung der Berührungsempfindlichkeit eignet sich z. B. ein **Monofilament**, bei dem ein kleiner stabiler Kunststofffaden aus einer Halterung ausgeklappt werden kann (▶ **Abb. 2.3**). Mit ihm wird die Sensibilität der Haut geprüft. Eine Alternative dazu sind **Neurotips** – kleine Kunststoffplättchen mit einer (steril verpackten) Nadel auf der einen und einem abgerundeten Stäbchen auf der anderen Seite (▶ **Abb. 2.4**). Sie sind Einwegartikel.

Abb. 2.1 Neurologisches Testset.

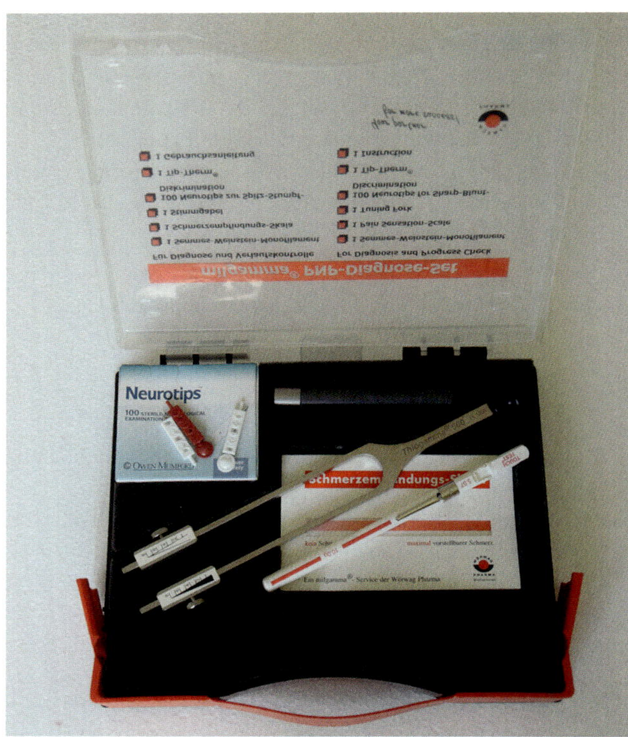

Foto: J. Sengebusch

Abb. 2.2 Reflexhammer.

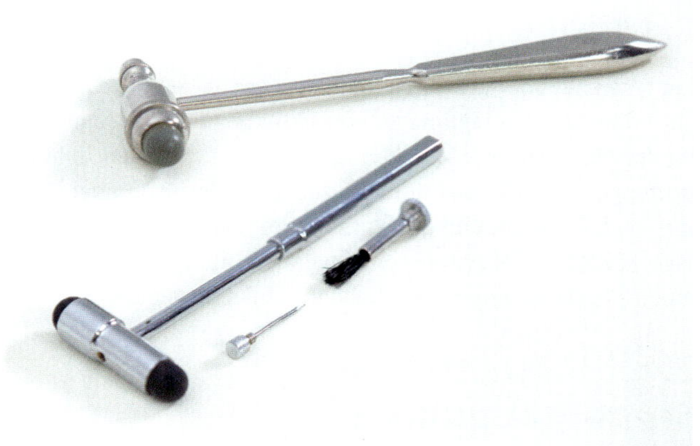

Foto: K. Oborny, Thieme Group. In: Sengebusch J, Herzog M. Intensivtraining körperliche Untersuchung und Diagnostik für Heilpraktiker. Stuttgart: Haug; 2021

2.4.3 Stimmgabel

Für den normalen Praxisgebrauch ist eine große Stimmgabel mit 512 oder 1 024 Hz zu empfehlen, wie sie z. B. auch für die Hörtests nach Rinne und Weber eingesetzt wird (siehe dazu Lernmodul 13 „Sinnesorgane"). Eine Stimmgabel nach Rydel-Seiffer erlaubt das Ablesen der Vibrationsstärke und somit eine genauere Auswertung des Versuchs (▶ **Abb. 2.5**).

Abb. 2.3 Monofilament und weitere Einweg-Wattestäbchen.

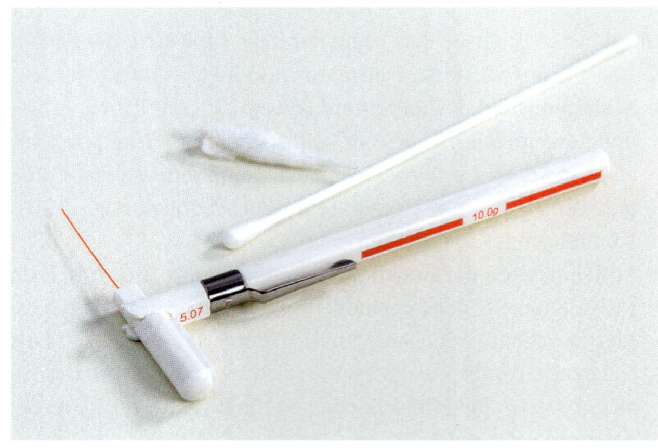

Foto: K. Oborny, Thieme Group. In: Sengebusch J, Herzog M. Intensivtraining körperliche Untersuchung und Diagnostik für Heilpraktiker. Stuttgart: Haug; 2021

Abb. 2.4 Neurotips.

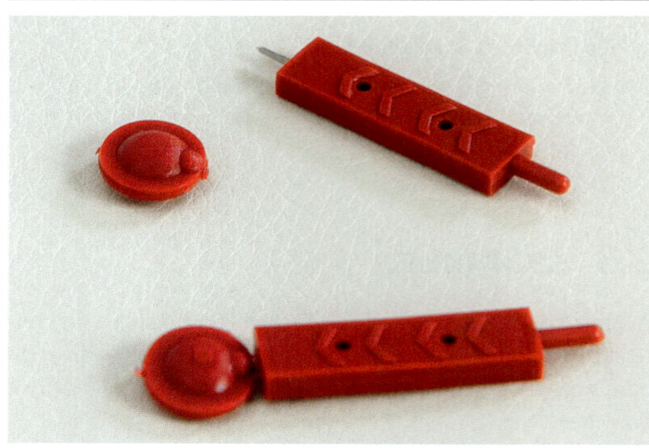

Foto: K. Oborny, Thieme Group. In: Sengebusch J, Herzog M. Intensivtraining körperliche Untersuchung und Diagnostik für Heilpraktiker. Stuttgart: Haug; 2021

Abb. 2.5 Stimmgabel nach Rydel-Seiffer.

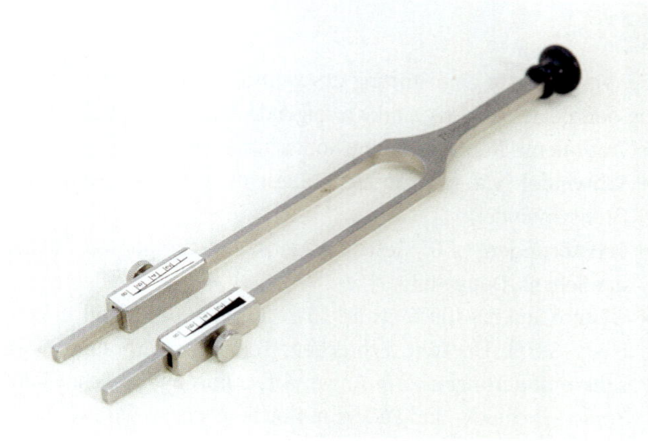

Foto: K. Oborny, Thieme Group. In: Sengebusch J, Herzog M. Intensivtraining körperliche Untersuchung und Diagnostik für Heilpraktiker. Stuttgart: Haug; 2021

2.4.4 Diagnostiklampe

Eine kleine Diagnostiklampe wird v. a. zur wichtigen Prüfung der Pupillenreflexe benötigt.

Fazit – Das müssen Sie wissen

Neurologischer Status

Der neurologische Status umfasst **klinische Untersuchungsmethoden** zur Abklärung **zentral-** und **periphernervöser Funktionen**. Dazu gehören die **Inspektion**, die **Anamnese** und **diverse Tests und Zeichen** (u. a. Hirndruckzeichen, Hirnnerventests, Meningismustests, Muskeleigen- und -fremdreflexe, Kleinhirnzeichen und Ataxieprüfung, Pyramidenbahnzeichen, Sensibilitätsprüfungen, Krafttests, FAST-Test und psychiatrischer Status.

Bei den meisten Tests werden Untersuchungsmaterialien eingesetzt, z. B.:

- Muskeleigenreflex: Reflexhammer
- Sensibilitätsprüfung: Reflexhammer, Monofilament, Einweg-Wattestäbchen, Neurotips, Stimmgabel
- Pupillenreflex: Diagnostiklampe

2.5 Hirndruckzeichen

Definition

Hirndruckzeichen

Hirndruckzeichen sind Symptome, die bei einer intrakraniellen Druckerhöhung einzeln oder kombiniert auftreten können.

Bei verschiedenen Geschehen kann es zu Druckerhöhungen im und am Hirn kommen. Die zugrundeliegenden Raumforderungen entstehen i. d. R. durch **Einblutungen, Tumoren, Hirnödeme oder Liquorabflussstörungen.** Sie führen häufig zu Einschränkungen, Fehlsteuerungen oder Ausfällen von Hirnleistungen. Je nach Lokalisation und Ausbreitung der Ursache können sie sehr variabel ausfallen, siehe ▶ **Tab. 2.1**.

Tab. 2.1 Hirndruckzeichen und zugehörige Erläuterungen.

Symptom	Erläuterung
Kopfschmerz	• im Frühstadium nur im Liegen • vom Patienten evtl. als Schmerz in der Nacht wahrgenommen • in diesem Zusammenhang über Tag besser werdend, später dauerhaft! • oft als Kalottenklopfschmerz (Schmerzen beim Beklopfen des Schädeldachs)
Übelkeit/Erbrechen	• nicht auf Nahrung oder Infekte zurückzuführen • oft Nüchternerbrechen • oft schwallartig • kein vorhergehender Würgereiz
Hypertonie und Bradykardie	• auch als Cushing-Reflex bezeichnet • Die niedrige Herzfrequenz (z. B. 50 Schläge/min) wird auch als Druckpuls bezeichnet. • Cave: Hypertoniker haben ein erhöhtes Risiko für Hirnblutungen! Schon der Blutdruck-Ausgangswert kann hoch sein!
Nackensteifigkeit, Meningismus	Bestätigung durch Meningismustest (S. 63)
Sehstörungen	• z. B. Augenbewegungsstörungen (Fehlstellungen, plötzlicher Strabismus, Nystagmus, Doppelbild-Sehen) • Cave: Die Stauungspapille (Papillenödem) kann nur durch eine Augenhintergrundspiegelung ermittelt werden.
Veränderungen der Pupillen	• Anisokurie • Lichtstarre der Pupillen, ggf. einseitig • Entrundung der Pupillen, ggf. einseitig • ggf. Chiasma-Syndrom (bei Raumforderungen im Bereich der Hypophyse)
Bewegungsstörungen	Ataxie (v. a. bei Hirndruckerhöhung im Bereich des Kleinhirns; vgl. hierzu Kleinhirntests (S. 72))
Hypersensibilität/erhöhte Irritabilität	erhöhte Empfindlichkeit gegen Licht, Geräusche und Berühungen im Kopfbereich (ähnlich der Symptomatik Meningismus/Meningitis)
Bewusstseinsstörungen	Vigilanzstörungen: Eintrübung, quantitative Denkstörungen (Sopor bis Koma)
Wesensveränderungen	v. a. bei Betroffenheit des Großhirns: qualitative Denkstörungen, Stupor, Affektlabilität u. a.
Störungen der Atmung/atypische Atemmuster	u. a. Atemaussetzer, Cheyne-Stokes-Atmung, Biot–Atmung (v. a. bei Beteiligung des Atemzentrums in der Medulla oblongata)

! Cave

Eingeklemmtes Kleinhirn

Ein erhöhter Hirndruck kann u. a. auch dazu führen, dass Teile des Gehirns „eingeklemmt" werden, insbesondere **Teile des Kleinhirns („Kleinhirntonsillen") im Hinterhauptsloch**. Dadurch wird der Hirnstamm komprimiert, in dem sich die für die **Steuerung der lebenswichtigen Funktionen** essenziellen Zentren befinden (z. B. Atemzentrum, Kreislaufzentren). In dieser Situation besteht **akute Lebensgefahr**!

Fazit – Das müssen Sie wissen

Hirndruckzeichen

Hirndruckzeichen treten bei einer **intrakraniellen Druckerhöhung** auf. Zu den Ursachen zählen **Einblutungen, Tumoren, Hirnödeme** oder **Liquorabflussstörungen**. Zu den Hirndruckzeichen gehören u. a. Kopfschmerzen, Übelkeit und Erbrechen, Hypertonie und Bradykardie, Nackensteifigkeit und Meningismus, Sehstörungen, Veränderungen der Pupillen, Bewegunsstörungen, Hypersensibilität, Bewusstseinsstörungen, Wesensveränderungen, Störungen der Atmung. Die Zeichen können einzeln oder im Komplex auftreten.

2.6 Hirnerventests

Definition

Hirnnerventest

Mithilfe verschiedener Tests lassen sich – jeweils einzeln oder kombiniert – die sensiblen und motorischen Funktionen der 12 Hirnnerven überprüfen.

Die Funktionen können eingeschränkt sein bei Hirndruckerhöhung, Entzündungen, neurologischen Systemerkrankungen (z. B. Multiple Sklerose), Schlaganfallgeschehen oder Schädel-Hirn-Traumen. Die Durchführung ist vor allem angezeigt bei V. a. zentrale Störungen, insbesondere im Bereich des Stammhirns. Indikationen zur Durchführung sind z. B. **Hirndruckzeichen und Schmerzen und bereits geschilderte Ausfälle im Versorgungsbereich** der Hirnnerven.

Ablauf. Wie bei jeder komplexen klinischen Untersuchung ist es hilfreich, nach einem **strukturierten Ablaufschema** vorzugehen. Vielfach wird empfohlen, die Hirnnerven entsprechend ihrer numerischen Bezeichnung (S. 32) nacheinander zu testen, also zunächst den Hirnnerv I, dann II usw. Erfahrungen aus der Ausbildung von HPA legen jedoch ein anderes Vorgehen nahe: Nachfolgend werden die Hirnnerven in 2 Gruppen zusammengestellt (▶ **Abb. 2.6**) und die entsprechenden Tests erläutert:

- Zu der 1. Gruppe gehören vornehmlich **sensible Hirnnerven** – also alle Hirnnerven, die für Sinneswahrnehmungen wie Hören, Sehen, Schmecken und Riechen zuständig sind.
- In der 2. Gruppe sind die vorrangig **motorischen Hirnnerven** zusammengefasst – also alle Hirnnerven, die Bewegungen, z. B. der Augen, der Gesichtsmuskulatur, des Mund-, Hals- und Schulterbereichs, gewährleisten.

Abb. 2.6 Differenzierung zwischen Hirnnerven mit sensiblen und mit motorischen Funktionen.

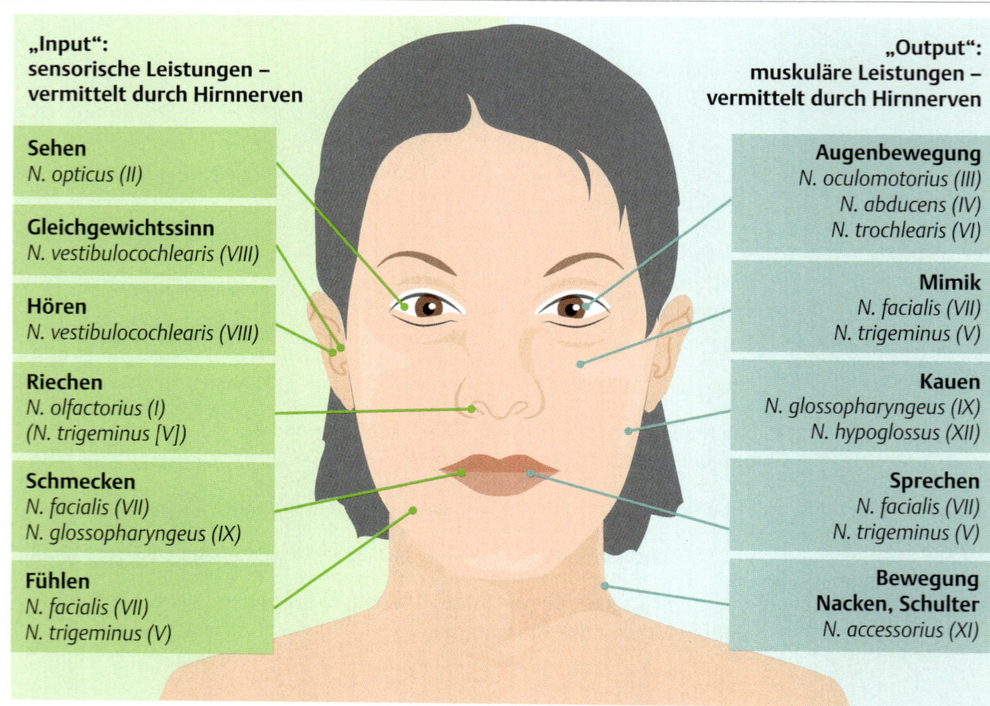

2.6.1 Hirnnerventests: Test der sensiblen Funktionen

In diesem Abschnitt werden die Tests für die sensiblen Hirnnerven vorgestellt:

- **Hirnnerv I**, N. olfactorius (**Riechnerv**),
- **Hirnnerv II**, N. opticus (**Sehnerv**),
- **Hirnnerv V**, N. trigeminus (**Drillingsnerv**), und **Hirnnerv VII**, N. facialis (Gesichtsnerv – beide sind u.a. für die **Sensibilität der Gesichtshaut** zuständig),
- **Hirnnerv VIII**, N. vestibulocochlearis (**Gleichgewichts- und Hörnerv**),
- **Hirnnerv IX**, N. glossopharyngeus (Zungen-Rachen-Nerv – zuständig für **Geschmacksreize**)

siehe auch ▸ **Video 2.1**.

Video

Video 2.1 Hirnnerventests, sensible Funktionen.

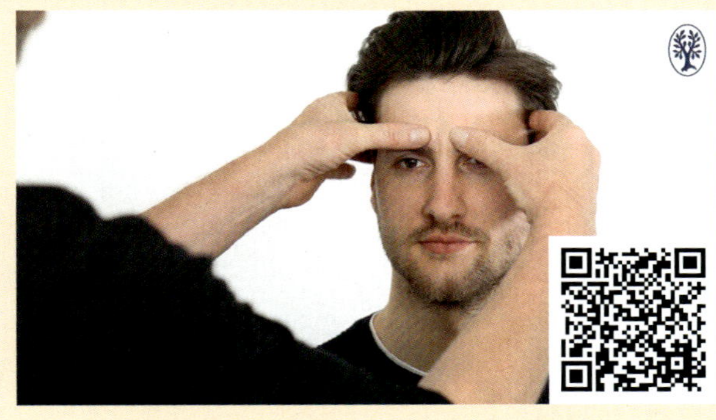

Quelle: ©teamWERK, Stuttgart. In: Sengebusch J, Herzog M. Intensivtraining körperliche Untersuchung und Diagnostik für Heilpraktiker. Stuttgart: Haug; 2021

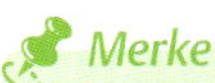
Merke

Alle Tests werden seitenvergleichend durchgeführt

Grundsätzlich werden alle Untersuchungen seitenvergleichend durchgeführt. Bei den Hirnnerventests ist dies besonders wichtig, weil alle Hirnnerven paarig angelegt sind und bestimmte Pathologien (z.B. der ischämische Apoplex / Schlaganfall) nahezu immer eine Halbseitensymptomatik nach sich ziehen.

Test des N. olfactorius (I)

Der Riechnerv übermittelt olfaktorische Reize von der Nasenschleimhaut über den Riechkolben an das Gehirn. Der Heilpraktiker überprüft die Funktion mithilfe verschiedener **Aromen, die der Patient erkennen** soll. Ein Nasenloch wird verschlossen, mit dem anderen riecht er an einem Aromafläschchen mit einem ihm bekannten Aroma (z.B. Vanille, Kamille, Kaffee) und benennt anschließend den Geruch (▸ **Abb. 2.7**). Der Test wird **seitenvergleichend** mit verschiedenen Aromen vorgenommen.

Abb. 2.7 Test des N. olfactorius (I).

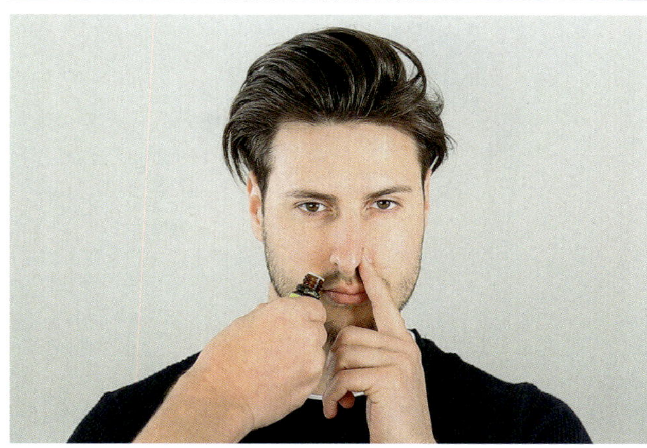

Foto: K. Oborny, Thieme Group. In: Sengebusch J, Herzog M. Intensivtraining körperliche Untersuchung und Diagnostik für Heilpraktiker. Stuttgart: Haug; 2021

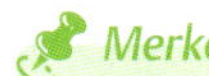
Merke

Starke Aromen

Sehr starke Aromen, beispielsweise Ammoniak oder Salmiak, sind nur als Leer- und Simulationsprobe bei V.a. psychogene Riechstörungen zu empfehlen. Der von ihnen ausgehende Reiz ist so stark, dass er nicht nur über den N. olfactorius, sondern auch über den N. trigeminus vermittelt wird.

Befund. Ein Gesunder kann die jeweils präsentierten Aromen wahrnehmen und richtig zuordnen. Ein abweichender Befund kann auf Hindernisse in der Nasenhöhle (z.B. Schleim, Polypen) oder eine Schädigung des Nervs hinweisen.

Test des N. opticus (II)

Der Sehnerv übermittelt optische Reize von der Netzhaut des Auges an das Gehirn, hat aber auch motorische Fasern, die die Pupillenstellung beeinflussen. Die Funktionsprüfung erfolgt mit einer **Sehprobetafel**, dem sog. **Perimetrietest** und dem **Pupillenreflextest**. Eine Augenhintergrundspiegelung (Ophthalmoskopie) wird durch den Augenarzt vorgenommen. Mehr zum Auge lesen Sie im Lernmodul 13 „Sinnesorgane".

Test mit der Visustafel

Für eine **Nahsichtprüfung** hält der Patient eine **Visustafel** (Sehproben- oder Sehtafel) in der Hand eines ausgestreckten Arms (▸ **Abb. 2.8**). Mit der anderen Hand bedeckt er ein Auge. Dann liest er den Mustertext der Sehtafel laut vor bzw. benennt die darauf befindlichen Abbildungen.

Der Test wird am anderen Auge in derselben Weise wiederholt. Anschließend soll der Patient mit beiden geöffneten Augen einen Mustertext vorlesen bzw. die Abbildungen benennen. Am besten wird dazu eine andere Sehtafel eingesetzt.

Für die **Fernsichtprüfung** positioniert man die Tafel 5–6 m vom Patienten entfernt – zum Beispiel an einer Wand. Der Untersuchungsablauf entspricht dem der Nahsichtprüfung.

Abb. 2.8 Test des N. opticus (II) mit der Visustafel.

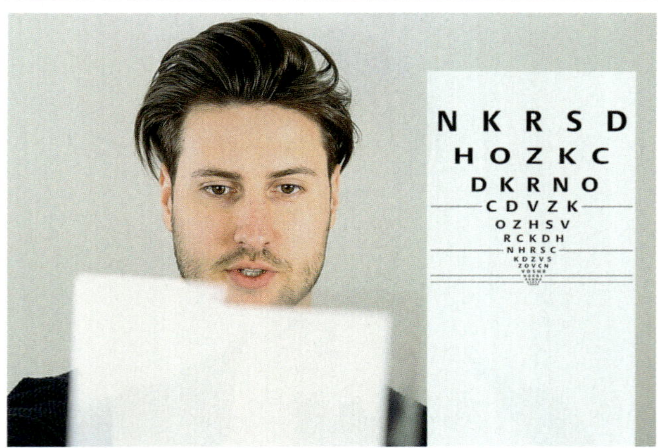

Foto: K. Oborny, Thieme Group; Visustafel: Rüther K. Visus, Lesevisus und Fixation. In: Kellner U, Heimann H, Wachtlin J, Lommatzsch A, Hrsg. Atlas des Augenhintergrundes. 2., vollständig überarbeitete Auflage. Thieme; 2020

Abb. 2.9 Test des N. opticus (II): Gesichtsfeldprüfung.

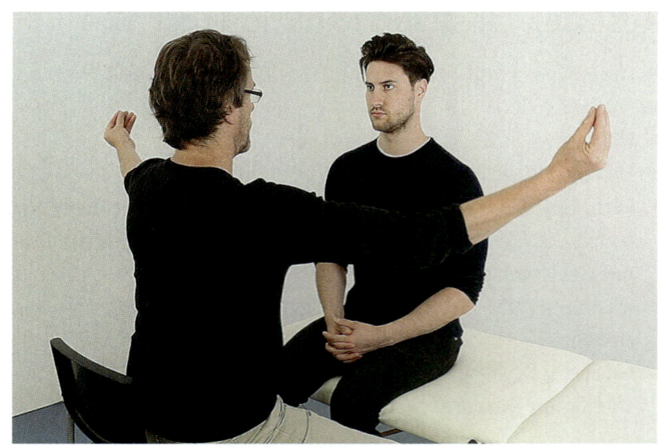

Foto: K. Oborny, Thieme Group. In: Sengebusch J, Herzog M. Intensivtraining körperliche Untersuchung und Diagnostik für Heilpraktiker. Stuttgart: Haug; 2021

Ein **pathologischer Befund** liegt vor, wenn der Patient Probleme beim Lesen und Erkennen zeigt, wenn er z. B. verschwommen, doppelt oder unscharf sieht, Fremdkörper im Blickfeld oder Fremdfarben wahrnimmt bzw. Farben nicht differenzieren kann. Dem können Schäden am Auge selbst oder am Hirnnerv zugrunde liegen.

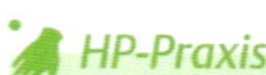

HP-Praxis

Achtung: Manche Menschen können Texte nicht lesen

Bedenken Sie, dass z. B. Kinder, Patienten mit Leseschwäche oder Menschen, die die Sprache der Sehtafel nicht als Muttersprache haben, Texte nicht oder nicht gut erfassen können. Fragen Sie ggf. vorab danach und legen Sie den Schwerpunkt dann auf Symbole und andere Abbildungen.

Gesichtsfeldprüfung (Perimetrietest)

Bei der Gesichtsfeldprüfung (Perimetrietest) wird überprüft, wie viel Raum oder Umfeld ein Patient erfassen kann, wenn er geradeaus blickt (▸ **Abb. 2.9**). Zur Seite beträgt dieses sog. Gesichtsfeld jeweils bis zu 90°, nach oben und unten jeweils etwa 70°. Die Testung erfolgt in der Naturheilpraxis zunächst per einfacher **Fingerperimetrie**. Dazu sitzt der Patient dem Untersuchenden gegenüber und fixiert dessen Nase.

Der Therapeut bewegt einen Finger langsam in jeden Quadranten des Gesichtsfelds des Patienten und bittet diesen, ihm mitzuteilen, sobald er den Finger wahrnimmt. Zur genaueren Überprüfung kann der Finger bewegt werden – der Patient teilt dann mit, wann er die Bewegung wahrnimmt.

Zeigt der Patient ein Skotom, also eine Gesichtsfeldeinschränkung oder -abschwächung (Dämpfung), kann dies auf Läsionen des Sehnervs oder der Sehbahnen hinweisen. Skotome finden sich auch bei einem Glaukom, einer Makuladegeneration, einer Netzhautablösung oder Durchblutungsstörungen (z. B. TIA oder Augenmigräne). Eine beidseitige temporale Einschränkung des Gesichtsfelds, das sog. „Scheuklappenphänomen", ist ein Zeichen für eine Läsion im Bereich der Sehnervkreuzung (Chiasmasyndrom, z. B. bei einem Hypophysentumor).

Abb. 2.10 Test des N. opticus (II): Pupillenreflextest.

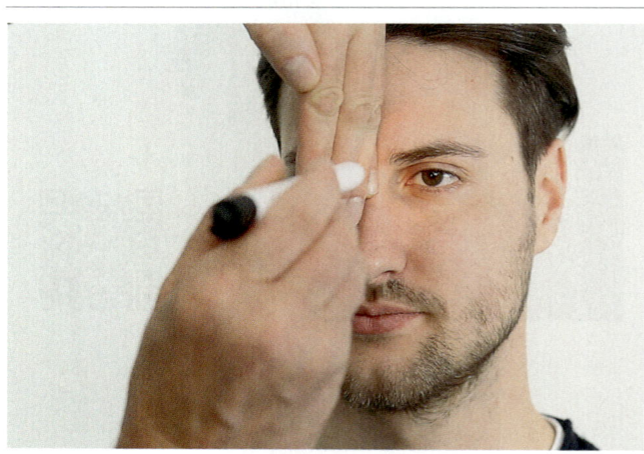

Foto: K. Oborny, Thieme Group. In: Sengebusch J, Herzog M. Intensivtraining körperliche Untersuchung und Diagnostik für Heilpraktiker. Stuttgart: Haug; 2021

Test der Lichtreaktion – Pupillenreflextest

Der Pupillenreflextest prüft die regelgerechte Reaktion der Pupillen. Sie müssen **aufeinander abgestimmt (konsensuell)** sein, den **Lichtverhältnissen entsprechen** und zur **Nahakkommodation** fähig sein.

Bei der Testung schirmt der Untersuchende mit einer Hand über dem Nasenrücken ein Auge des Patienten ab (die Pupille wird nicht abgedeckt, nur abgeschirmt) und leuchtet mit einer Diagnostiklampe abwechselnd in die Pupille jeweils eines Auges (▸ **Abb. 2.10**). Der Untersuchende beobachtet die Pupillenstellung sowohl des angeleuchteten als auch des abgeschirmten Auges.

Lichtstarre oder verzögert oder nicht konsensuell reagierende Pupillen können auf verschiedene pathologische Geschehen weisen. Ursachen können verschiedene Medikamente, Drogen oder ausgeprägte Müdigkeit sein. Im Zusammenhang mit weiteren Hirndruckzeichen können sie ein akutes Alarmsignal sein und auf einen Notfall (z. B. Hirnblutung) hinweisen.

Abb. 2.11 Dermatome des N. trigeminus (V).

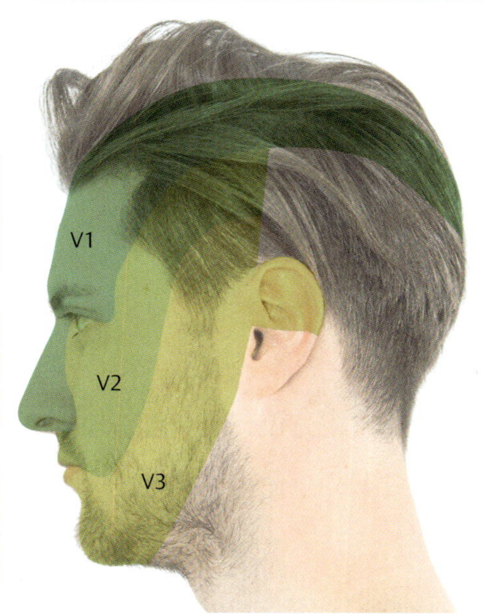

Foto: K. Oborny, Thieme Group

Test des N. trigeminus (V)

Der N. trigeminus ist der Drillingsnerv, der aus dem N. ophthalmicus (V_1), dem N. maxillaris (V_2) und dem N. mandibularis (V_3) besteht. Er übermittelt Empfindungen der Gesichtshaut und ist motorisch für die Mimik, das Kauen und die Mundbewegung zuständig. Man prüft zunächst die Sensibilität der Dermatome der Trigeminusäste (▸ **Abb. 2.11**) und anschließend die Schmerzempfindlichkeit.

Die **Sensibilität der Hauptäste** prüft man durch leichtes Bestreichen der entsprechenden Bereiche mit den Fingern oder einem Wattestäbchen. Anschließend werden die **Nervenaustrittspunkte (NAP)** durch Fingerdruck auf Schmerzhaftigkeit getestet (▸ **Abb. 2.12**, ▸ **Abb. 2.13**, ▸ **Abb. 2.14**, ▸ **Abb. 2.15**).

Ein Gesunder nimmt das Bestreichen der Gesichtshaut deutlich wahr und äußert bei Druck auf die Nervenaustrittspunkte leichtes Schmerzempfinden. Abweichende Befunde deuten auf eine Entzündung oder anderweitige Beschädigung des Nervs bzw. seiner Äste hin.

Test des N. facialis (VII)

Der Gesichtsnerv hat v. a. eine motorische Funktion. Sensorisch übermittelt er taktile Reize im Bereich des äußeren Ohrs und die Geschmacksempfindung auf den vorderen 2/3 der Zunge. Die Funktionsprüfung beschränkt sich auf die efferenten Leistungen seiner Nervenäste (▸ **Abb. 2.26**).

Test des N. vestibulocochlearis (VIII)

Der N. vestibulocochlearis (VIII) ist ein Zusammenschluss von Nervenfasern, die aus der Hörschnecke im Innenohr (Cochlea) austreten, und Fasern, die aus dem Gleichgewichtsorgan (Vestibulum) ziehen. Er ist **gleichzeitig der Hör- und der Gleichgewichtsnerv**.

Das **Hörvermögen** des Patienten wird mit einem einfachen Test überprüft: Der Patient verschließt mit der Hand ein Ohr. Der Untersuchende stellt sich neben den Patienten, hält sich eine Hand so vor den Mund, dass der Patient nicht von seinen Lippen lesen kann, und flüstert dann eine 2-silbiges Zahlenwort (▸ **Abb. 2.16**) oder reibt am nicht geschlossenen Ohr die Finger aneinander oder schlägt eine Stimmgabel an (▸ **Abb. 2.17**). Der Patient gibt ein Zeichen, wenn er das Wort oder das Geräusch wahrnimmt. Anschließend wird der Test am anderen Ohr durchgeführt.

Abb. 2.12 Austrittspunkte der Trigeminusäste (NAP).

V1
Foramen supraorbitale
bzw. Incisura supraorbitalis
V2
Foramen infraorbitale
V3
Foramen mentale

Foto: K. Oborny, Thieme Group

Kann ein Patient die geflüsterten Wörter oder die Geräusche eingeschränkt oder gar nicht wahrnehmen, müssen zur Differenzierung zwischen Schallleitungs- und Empfindungsstörungen **zusätzlich Stimmgabeltests nach Weber und Rinne** durchgeführt werden. Diese Tests sind ausführlich in Lernmodul 13 „Sinnesorgane" beschrieben.

Bei Sensibilitätsstörungen des Gleichgewichtssinnes (Stand- und Bewegungsunsicherheiten) lässt sich zusätzlich mit verschiedenen **Ataxietests** (z. B. Romberg-Stehversuch oder Unterberger-Tretversuch) eine vestibuläre Störung überprüfen (S. 72).

Abb. 2.13 Test des N. trigeminus (V): Test des N. ophthalmicus (V_1)

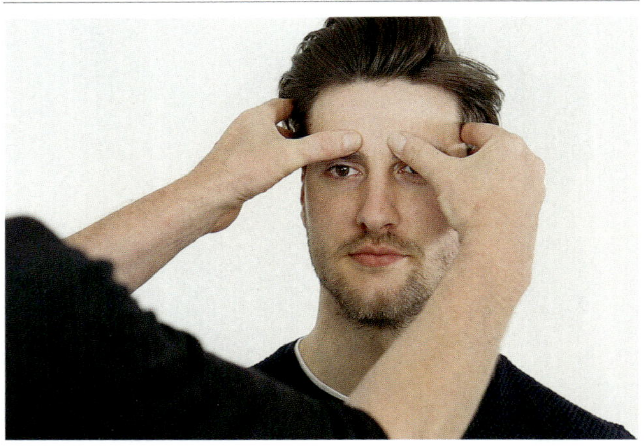

Palpation der Austrittspunkte des N. ophthalmicus (V_1). *Foto: K. Oborny, Thieme Group. In: Sengebusch J, Herzog M. Intensivtraining körperliche Untersuchung und Diagnostik für Heilpraktiker. Stuttgart: Haug; 2021*

Abb. 2.14 Test des N. trigeminus (V): Test des N. maxillaris (V_2).

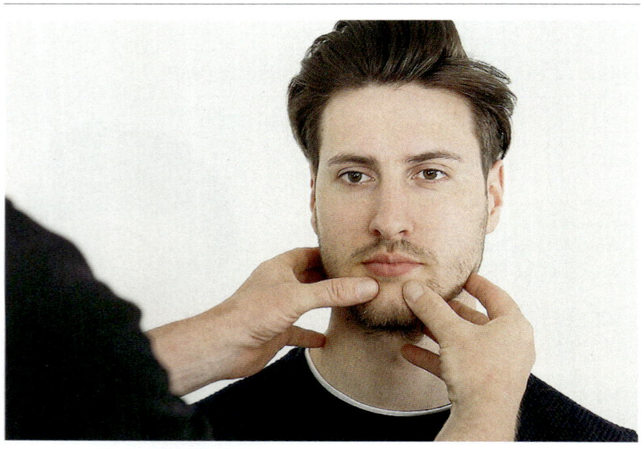

Palpation der Austrittspunkte des N. maxillaris (V_2). *Foto: K. Oborny, Thieme Group. In: Sengebusch J, Herzog M. Intensivtraining körperliche Untersuchung und Diagnostik für Heilpraktiker. Stuttgart: Haug; 2021*

Abb. 2.15 Test des N. trigeminus (V): Test des N. mandibularis (V_3).

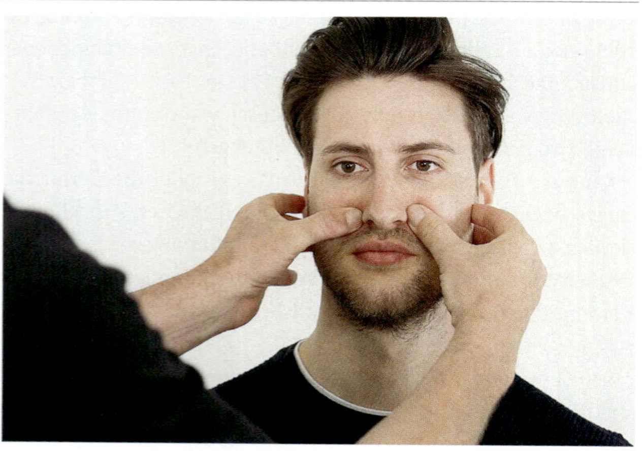

Palpation der Austrittspunkte des N. mandibularis (V_3). *Foto: K. Oborny, Thieme Group. In: Sengebusch J, Herzog M. Intensivtraining körperliche Untersuchung und Diagnostik für Heilpraktiker. Stuttgart: Haug; 2021*

Abb. 2.16 Test des N. vestibulocochlearis (VIII): Überprüfen des Hörvermögens durch Flüstern.

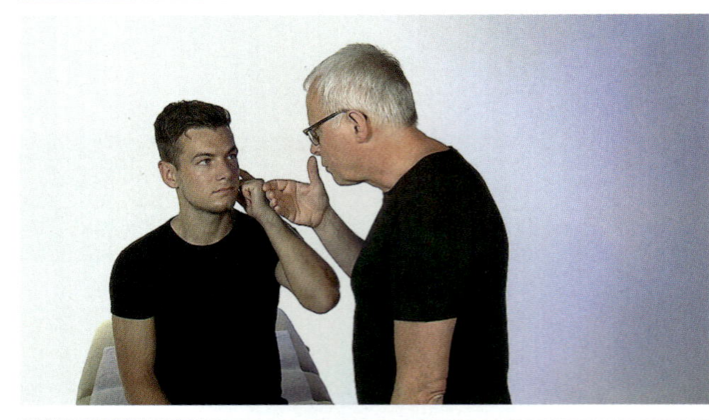

Quelle: ©teamWERK/Thieme. In: Sengebusch J, Herzog M. Intensivtraining körperliche Untersuchung und Diagnostik für Heilpraktiker. Stuttgart: Haug; 2021

Abb. 2.17 Test des N. vestibulocochlearis (VIII): Überprüfen des Hörvermögens mit Hilfe einer Stimmgabel.

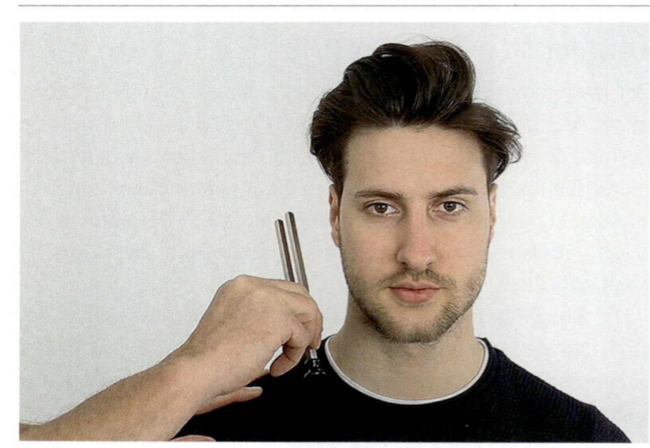

Foto: K. Oborny, Thieme Group. In: Sengebusch J, Herzog M. Intensivtraining körperliche Untersuchung und Diagnostik für Heilpraktiker. Stuttgart: Haug; 2021

Test des N. glossopharyngeus (IX)

Der Zungen-Rachen-Nerv leitet **Geschmacksempfindungen vom hinteren Drittel der Zunge** an das Gehirn weiter. Motorisch innerviert er die für den Schluckakt wichtige Rachenmuskulatur und die Ohrspeicheldrüse. Aus pragmatischen Gründen werden die sensiblen und motorischen Funktionen gleichzeitig getestet. Bei der Überprüfung werden gleichzeitig auch Funktionen des N. vagus (X) überprüft. Gemeinsam innervieren die beiden Nerven motorisch den Mund-Rachen-Bereich. Störungen nur eines Nervs sind sehr selten.

Die Hauptindikation zur Untersuchung sind rezidivierende Schluckschwierigkeiten.

Bei der Überprüfung spricht der Patient mit weit offenem Mund ein „Aaaah". Der Untersuchende berührt mit einem Spatel oder Wattestäbchen nacheinander beide Seiten des weichen Gaumens (▶ **Abb. 2.18**). Bei einem Gesunden **hebt sich das Gau-**

Abb. 2.18 Test des N. glossopharyngeus (IX).

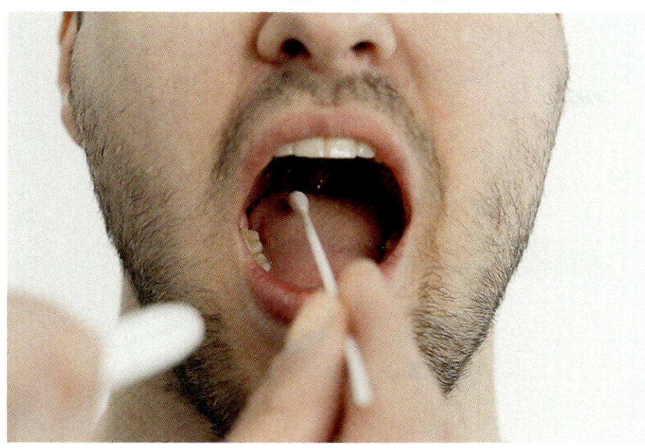

Foto: K. Oborny, Thieme Group. In: Sengebusch J, Herzog M. Intensivtraining körperliche Untersuchung und Diagnostik für Heilpraktiker. Stuttgart: Haug; 2021

mensegel auf der jeweiligen Seite und ein **Würgereflex** wird ausgelöst. Bei einer Nervenlähmung hängt das Gaumensegel auf der betroffenen Seite herunter und weicht – wie die Uvula (Gaumenzäpfchen) – zur gesunden Seite hin ab. Man spricht vom „**Kulissenphänomen**".

Zur rein sensiblen Prüfung wird mit einem Wattestäbchen ein **bitteres Aroma**, beispielsweise eine Schafgarben- oder Wermuttinktur, auf den hinteren **linken und hinteren rechten Teil der Zunge** aufgetragen. Ein Gesunder kann dies auf beiden Seiten der Zunge gleichermaßen wahrnehmen. Bei pathologischen Befunden wird auch der N. vagus (X) eingehender überprüft.

2.6.2 Hirnnerventests: Test der motorischen Funktionen

Video

Video 2.2 Video Hirnnerventests, motorische Funktionen.

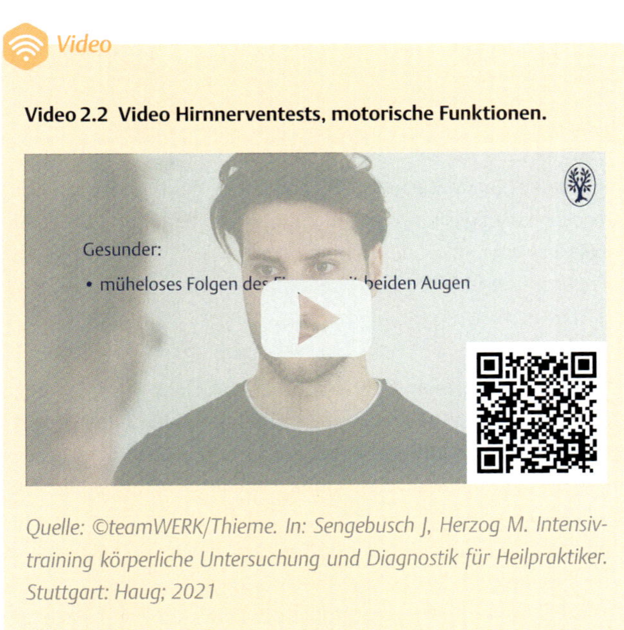

Quelle: ©teamWERK/Thieme. In: Sengebusch J, Herzog M. Intensivtraining körperliche Untersuchung und Diagnostik für Heilpraktiker. Stuttgart: Haug; 2021

Die 2. Gruppe umfasst die motorischen Hirnnerven:

- **Hirnnerv III**, N. oculomotorius (Augenbewegungsnerv) – zuständig für die Augenbewegungen.
- **Hirnnerv IV**, N. trochlearis (Augenrollnerv) – Innervation der Augenmuskulatur.
- **Hirnnerv V**, N. trigeminus (Drillingsnerv) – gewährleistet die Gesichtsmotorik wie die Mimik, das Kauen und die Mundbewegung.
- **Hirnnerv VI**, N. abducens (Augenabziehnerv) – Innervation der Augenmuskulatur ->Seitwärtsbewegung des Augapfels (Abduktion).
- **Hirnnerv VII**, N. facialis (Gesichtsnerv) – verantwortlich für die Motorik der mimischen Muskulatur.
- **Hirnnerv IX**, N. glossopharyngeus (Zungen-Rachen-Nerv) – zuständig für die Rachenmuskulatur und die Ohrspeicheldrüse.
- **Hirnnerv X**, N. vagus (herumschweifender Nerv) – Regulation zahlreicher vegetativer Vorgänge, seine motorischen Anteile innervieren das Gaumensegel, die oberen Atemwege sowie die obere Speiseröhre.
- **Hirnnerv XI**, N. accessorius (Zusatznerv) – versorgt efferent die Muskulatur für die Bewegung von Nacken und Schulter.
- **Hirnnerv XII**, N. hypoglossus (Unterzungennerv) – steuert die für die Bewegung der Zunge verantwortliche Muskulatur, wichtig für das Schlucken oder Sprechen.

Test des N. oculomotorius (III), des N. trochlearis (IV) und des N. abducens (VI)

Der N. oculomotorius (III), der N. trochlearis (IV) und der N. abducens (VI) sind gemeinsam für die Koordination zielgerichteter Bewegungen des Augapfels zuständig und werden im Normalfall zusammen geprüft.

Test der Blickrichtung

Untersucher und Patient sitzen sich auf Augenhöhe in knapp 1 m Abstand gegenüber. Der Patient richtet seinen Blick geradeaus auf den Finger des Therapeuten, der diesen in kurzem Abstand vor das Gesicht des Patienten hält (▸ **Abb. 2.19**).

Der Untersuchende bewegt seinen Finger in horizontaler, vertikaler und diagonaler Linie innerhalb des Gesichtsfelds des Patienten. Der Patient folgt den Bewegungen, ohne den Kopf zu bewegen. Schließlich bringt der Untersuchende seinen Finger zur Nasenspitze des Patienten, um die Konvergenzbewegung der Augen zu überprüfen. Abschließend soll der Patienten noch einmal mit den Augen zu rollen.

Ein Gesunder folgt dem Finger mühelos mit beiden Augen, kann die Bulbi hin und her bewegen und eine Konvergenzbewegung leisten, ohne dass es zu Abdriftbewegungen eines Auges oder beider Augen kommt. Ein pathologischer Befund (z. B. eine kompensatorische Kopfneigung (▸ **Abb. 2.20**), ein Abdriften eines Augapfels oder beider Augäpfel, ein Stehenbleiben eines Augapfels (▸ **Abb. 2.21**), ein hängendes Lid (▸ **Abb. 2.22** oder ein Nystagmus) sind Hinweise auf eine Schädigung der Nerven.

Abb. 2.19 Test der Blickrichtung.

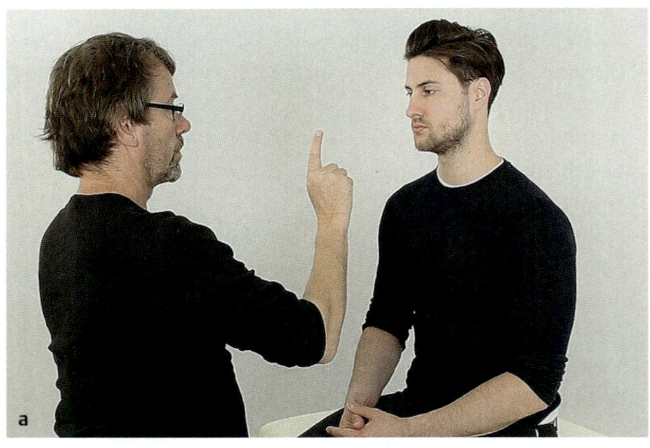

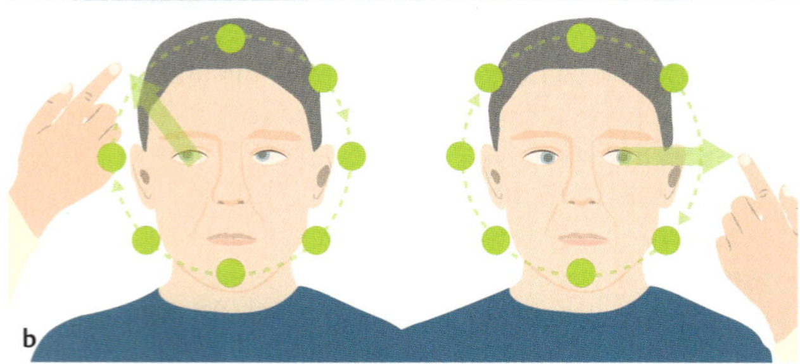

a Test der Blickrichtung. *Foto: K. Oborny, Thieme Group. In: Sengebusch J, Herzog M. Intensivtraining körperliche Untersuchung und Diagnostik für Heilpraktiker. Stuttgart: Haug; 2021*

b Test der Blickrichtung: Schema. *Abb. aus: Sengebusch J, Herzog M. Intensivtraining körperliche Untersuchung und Diagnostik für Heilpraktiker. Stuttgart: Haug; 2021*

Abb. 2.20 Trochlearisparese (rechts).

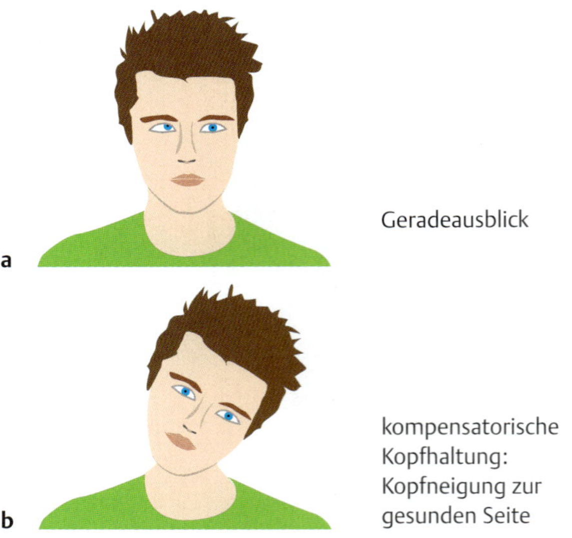

a Beim Blick geradeaus weicht der Bulbus nach oben ab (hier rechtes Auge).

b Der Patient neigt den Kopf kompensatorisch zur gesunden Seite, um seine Doppelbilder auszugleichen.

Abb. aus: N. oculomotorius (III. Hirnnerv), N. trochlearis (IV. Hirnnerv) und N. abducens (VI. Hirnnerv). In: I care Krankheitslehre. 2., überarbeitete Auflage. Thieme; 2020

Abb. 2.21 Abduzenzparese (links).

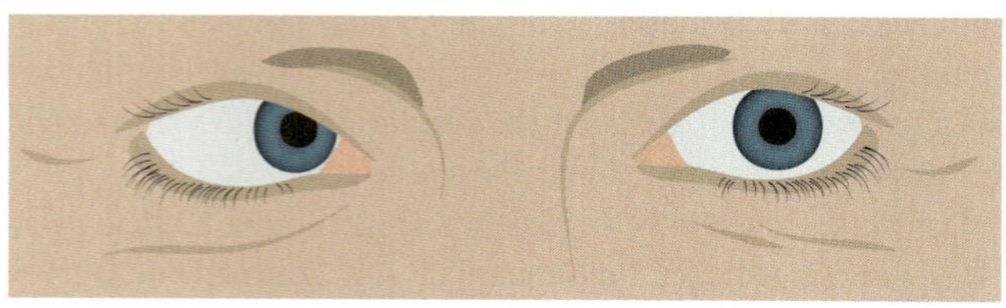

Beim Blick nach links außen bleibt das linke Auge stehen. *Abb. aus: N. oculomotorius (III. Hirnnerv), N. trochlearis (IV. Hirnnerv) und N. abducens (VI. Hirnnerv). In: I care Krankheitslehre. 2., überarbeitete Auflage. Thieme; 2020*

Abb. 2.22 Okulomotoriusparese (links).

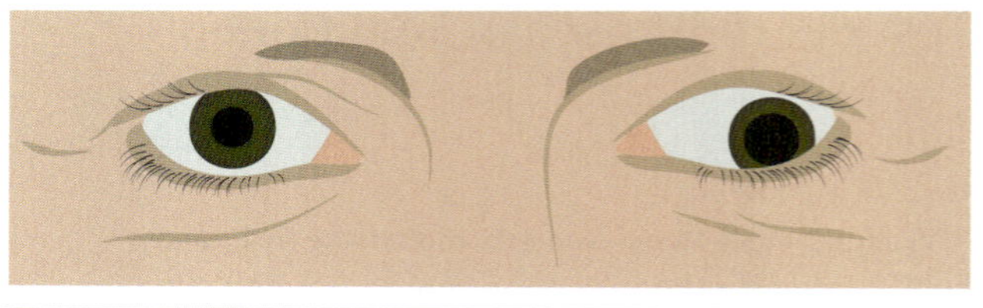

Der linke Bulbus steht nach außen und unten, das Lid muss vom Untersucher hochgehalten werden (hängt sonst herunter, Ptosis), die Pupille ist weiter als auf dem rechten Auge. *Abb. aus: N. oculomotorius (III. Hirnnerv), N. trochlearis (IV. Hirnnerv) und N. abducens (VI. Hirnnerv). In: I care Krankheitslehre. 2., überarbeitete Auflage. Thieme; 2020*

Adduktorentest

Mit dem Adduktorentest (auch Ab- und Aufdecktest oder Cover-Uncover-Test) kann ein **latentes Schielen** (Strabismus) aufgedeckt werden. Der Test kann als Ergänzung zum Test der Blickrichtung durchgeführt werden.

Hier wird eine einfache Testvariante vorgestellt: Der Untersucher hält zunächst einen Finger (oder einen Gegenstand) in ca. 50 cm Entfernung auf Augenhöhe des Patienten und bittet diesen, den Finger (oder den Gegenstand) zu fixieren (► **Abb. 2.23**). Anschließend deckt er zunächst das linke Auge des Patienten ab, beobachtet dabei das rechte Auge und achtet auf eine Einstellbewegung des Augenbulbus (► **Abb. 2.24a**). Dann wird das Auge wieder aufgedeckt, während weiterhin das rechte Auge beobachtet wird (► **Abb. 2.24b**). Anschließend wird das linke Auge erneut ab- und nach einem kurzen Moment wieder aufgedeckt. Der Untersuchende achtet bei diesem Auge auf die Stellung und die Motorik des Bulbus. Der Test wird an beiden Augen durchgeführt.

Ein Gesunder fixiert mit dem nicht bedeckten Auge den Finger. Beim Aufdecken erfolgt am zuvor abgedeckten Auge auch bei Wiederholung eine blitzschnelle minimale Einstellbewegung des Bulbus. Bei einem pathologischen Befund ist der Patient **nicht in der Lage**, mit beiden Augen den Finger oder **einen nahen Gegen-**

Abb. 2.23 **Adduktorentest: Fixierung eines gesichtsnahen Objekts.**

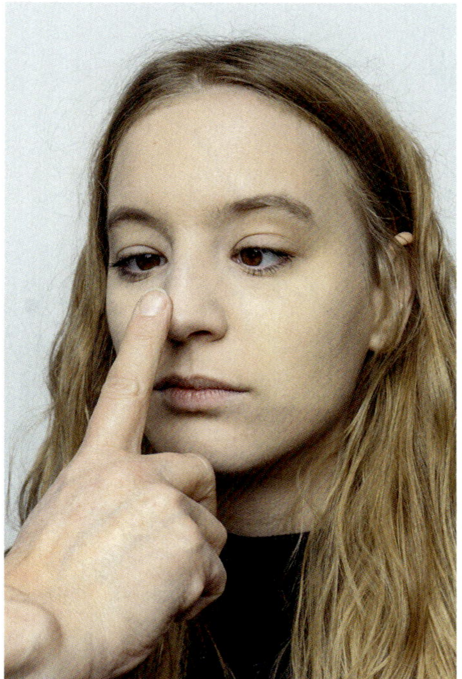

Foto: K. Oborny, Thieme Group.

stand zu fixieren, oder es entsteht ein **Nystagmus**. Eine mögliche Ursache ist eine Nervenläsion. Eine **mehrfache und reproduzierbare Einstellbewegung** des **nicht bedeckten Auges** oder ein **Abdriften des Bulbus** bei abgedecktem 2. Auge kann ein Hinweis auf einen **echten Strabismus** sein.

Test des N. trigeminus (V)

Der N. trigeminus übermittelt Empfindungen der Gesichtshaut. Motorisch ist er für Mimik, Kauen und Mundbewegung zuständig. Die motorischen Funktionen werden mit dem Kornealreflex (S. 71) und dem Masseterreflex (S. 60) überprüft.

Test des N. facialis (VII)

Der Gesichtsnerv ist motorisch für die mimische Muskulatur und die Bewegung des vorderen Zungenbereichs zuständig.

Zur Funktionsüberprüfung soll der Patient die **Stirn runzeln**, die **Ober- und Unterlippe nach oben** ziehen und dadurch die Zähne zeigen, die **Wangen aufblasen**, die Augenlider **zusammenkneifen** sowie **pfeifen**. Der Untersucher beobachtet die mimische Symmetrie im Gesicht des Patienten bzw. die Muskelanspannung im Halsbereich. Zusätzlich wird durch Palpation beidseitig der Tonus der Muskulatur ermittelt.

Ein Gesunder kann alle geforderten motorischen (mimischen) Leistungen problemlos erbringen und zeigt im Testverlauf einen erhöhten Tonus der jeweils angesprochenen Muskelpartien. Paresen – meistens sichtbar durch mimische Asymmetrien (▶ **Abb. 2.25**) – und ein herabgesetzter Tonus der Muskulatur belegen eine Störung des Nervs. Im Fall einer Parese kann das sog. „Bell-Phänomen" beobachtet werden, eine Drehbewegung des Augapfels nach oben. Diese Drehbewegung erfolgt als Schutzmechanismus beim Lidschluss und ist daher physiologisch nicht zu erkennen. Erst wenn sich das Lid aufgrund einer Lähmung nicht mehr oder nur unvollständig schließt, ist die Drehbewegung zu sehen.

Abb. 2.24 **Adduktorentest.**

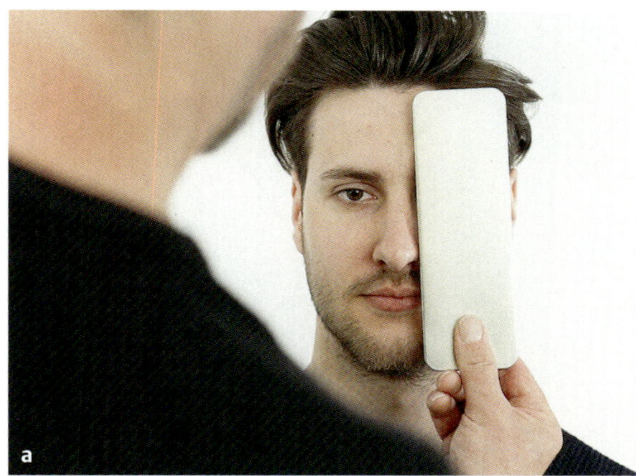

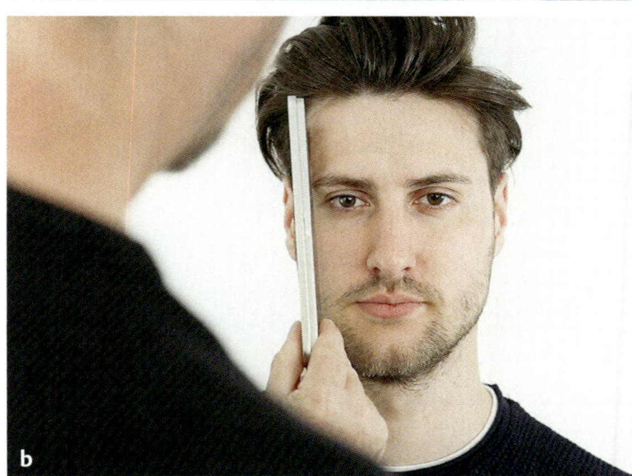

a Abdecken des Auges. *Foto: K. Oborny, Thieme Group. In: Sengebusch J, Herzog M. Intensivtraining körperliche Untersuchung und Diagnostik für Heilpraktiker. Stuttgart: Haug; 2021*

b Aufdecken des Auges. *Foto: K. Oborny, Thieme Group. In: Sengebusch J, Herzog M. Intensivtraining körperliche Untersuchung und Diagnostik für Heilpraktiker. Stuttgart: Haug; 2021*

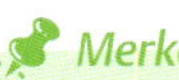

Merke

Bei einer **zentralen Parese** bleibt die Motorik von Augenlid und Stirnmuskulatur erhalten! Bei einer **peripheren Parese** können der Lidschluss und die Fähigkeit des Stirnrunzelns vollständig fehlen.

Ergänzend können der Korneal- und der Masseterreflex geprüft werden.

Kornealreflex

Der Kornealreflex (Lidschlussreflex) ist ein Fremdreflex, an dem der N. trigeminus, der N. facialis und der N. ophthalmicus beteiligt sind. Die Durchführung und Befundung finden Sie im ausführlichen Kap. zum Kornealreflex (S. 71).

Abb. 2.25 Zentrale und periphere Bahnen des N. facialis und Einteilung der Fazialisparesen.

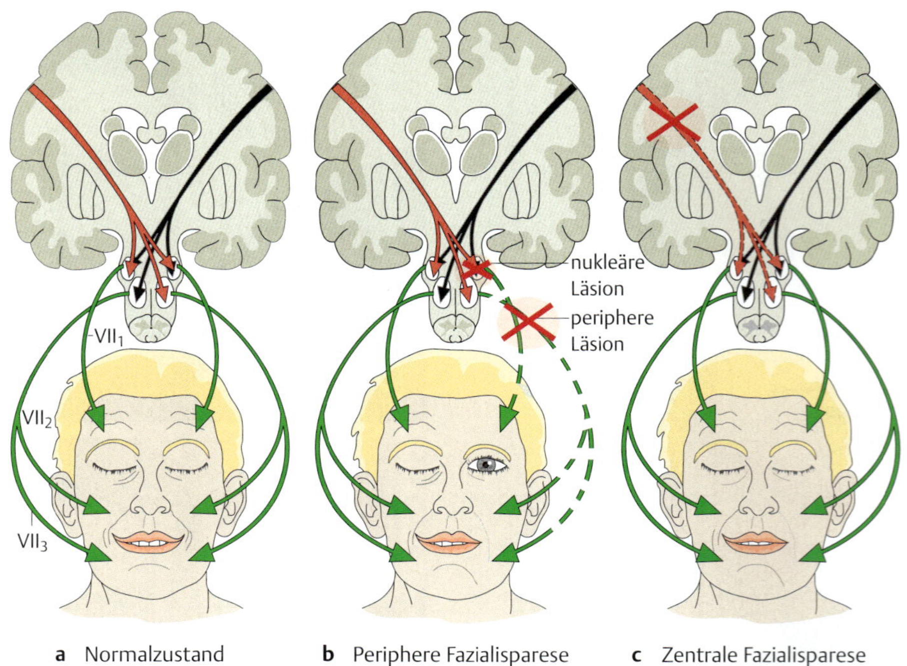

a Normalzustand **b** Periphere Fazialisparese **c** Zentrale Fazialisparese

Abb. aus: Gerlach R, Bickel A. Kommentar. In: Gerlach R, Bickel A, Hrsg. Fallbuch Neurologie. 4., vollständig überarbeitete und erweiterte Auflage. Thieme; 2018

Abb. 2.26 Test des N. facialis (VII).

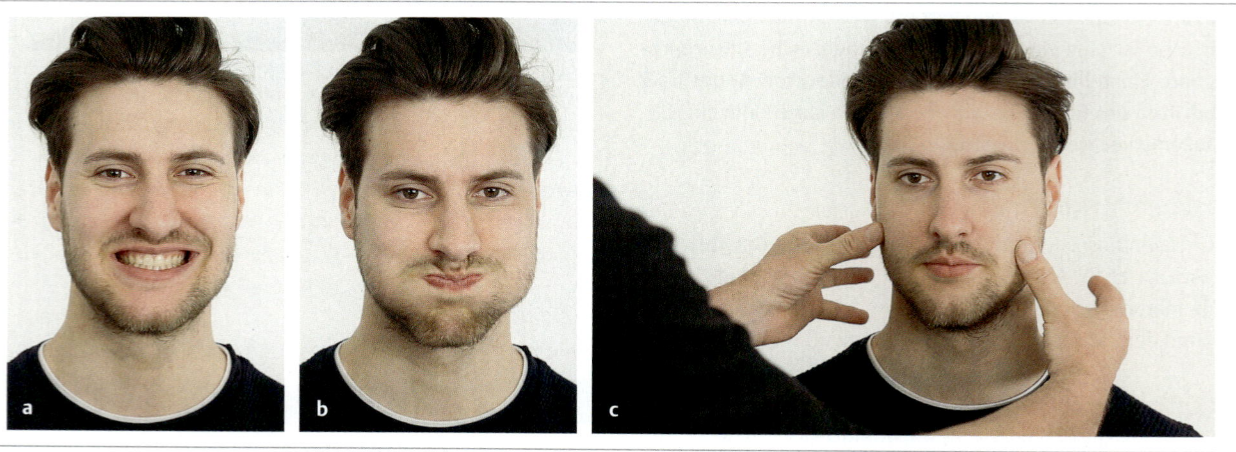

a Test des N. facialis (VII): Zeigen der Zähne.
b Test des N. facialis (VII): Aufblasen der Wangen.
c Test des N. facialis (VII): Palpation der Gesichtsmuskulatur im Wangenbereich.
Foto: K. Oborny, Thieme Group. In: Sengebusch J, Herzog M. Intensivtraining körperliche Untersuchung und Diagnostik für Heilpraktiker. Stuttgart: Haug; 2021

Masseterreflex

Eine Läsion der N. trigeminus (V) oder N. facialis (VII) kann mit dem Masseterreflex überprüft werden (▸ **Abb. 2.27**). Der Patient öffnet leicht den Mund leicht und lässt den Unterkiefer locker. Der Untersuchende legt einen Daumen quer unterhalb der Unterlippe auf das Kinn des Patienten und klopft mit einem Reflexhammer kurz auf den eigenen Daumen. Bei einem Gesunden schließt sich der Mund durch eine Abduktion im Kiefergelenk. Bleibt die Reaktion aus, können eine Trigeminuslähmung oder eine Pathologie im Hirnstamm verantwortlich sein.

Test des N. glossopharyngeus (IX) und des N. vagus (X)

Der **N. glossopharyngeus (IX)** – der Zungen- und Rachennerv – innerviert motorisch die Rachenmuskulatur und die Ohrspeicheldrüse und ist für das Schlucken von Bedeutung. Sensibel enthält er die Geschmacksfasern des hinteren Zungendrittels und ist gemeinsam mit dem N. vagus für die Oberflächensensibilität des Gaumens, des Rachens (Pharynx) und des Kehlkopfs (Larynx) zuständig. Die Durchführung finden Sie im Kapitel „Hirnnerventests: Test der sensiblen Funktionen“ (S. 56) beschrieben.

Abb. 2.27 Masseterreflex.

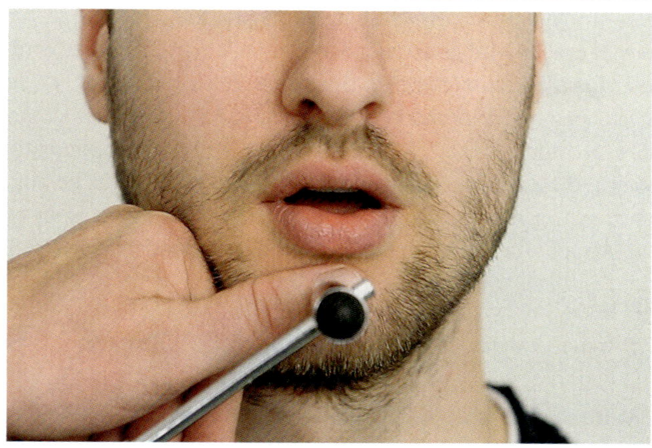

Foto: K. Oborny, Thieme Group. In: Sengebusch J, Herzog M. Intensivtraining körperliche Untersuchung und Diagnostik für Heilpraktiker. Stuttgart: Haug; 2021

Abb. 2.29 Test des N. glossopharyngeus (IX) und des N. vagus (X): pathologischer Befund (Kulissenphänomen).

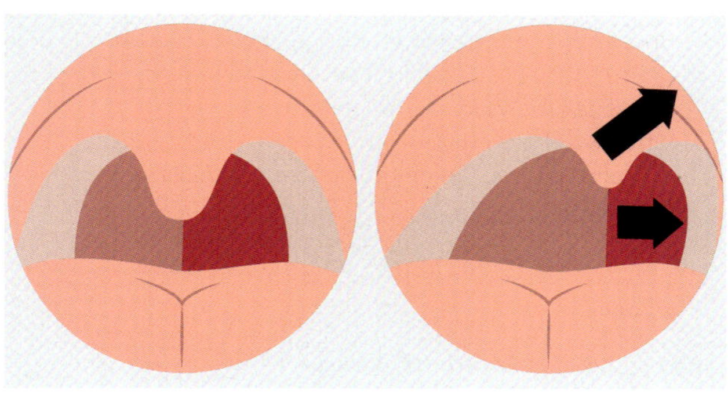

Beim Würgereflex weichen Gaumensegel und Zäpfchen nach links, was auf eine Läsion des rechten N. vagus hinweist. *Abb. aus: Mattle H, Mumenthaler M, Schroth G. IX und X – N. glossopharyngeus und N. vagus. In: Mattle H, Mumenthaler M, Hrsg. Kurzlehrbuch Neurologie. 5., überarbeitete Auflage. Thieme; 2021*

Die motorischen Anteile des **N. vagus (X)** sind beteiligt an der Innervation des Gaumensegels, der oberen Atemwege sowie der oberen Speiseröhre. Beide Hirnnerven sind für den **Würgereflex** verantwortlich. Bei der Überprüfung des N. glossopharyngeus (IX) (▸ **Abb. 2.28**) wird auch der N. vagus (X) angesprochen (▸ **Abb. 2.29**). Störungen nur eines Nervs sind sehr selten.

Aus pragmatischen Gründen werden beim Test des Nervs IX sensible und motorische Funktionen stets zusammen geprüft (S. 56). Mithilfe eines Spatels oder Wattestbäbchens wird auf beiden Seiten am weichen Gaumen die Hebung des Gaumensegels sowie ein Würgereflex ausgelöst (▸ **Abb. 2.39**). Bei einem pathologischen Befund hängt das Gaumensegel auf der gelähmten Seite herunter (▸ **Abb. 2.29**) und weicht zur gesunden Seite hin ab, ebenfalls das Zäpfchen. Man spricht vom „Kulissenphänomen".

Abb. 2.28 Test des N. glossopharyngeus (IX) und des N. vagus (X).

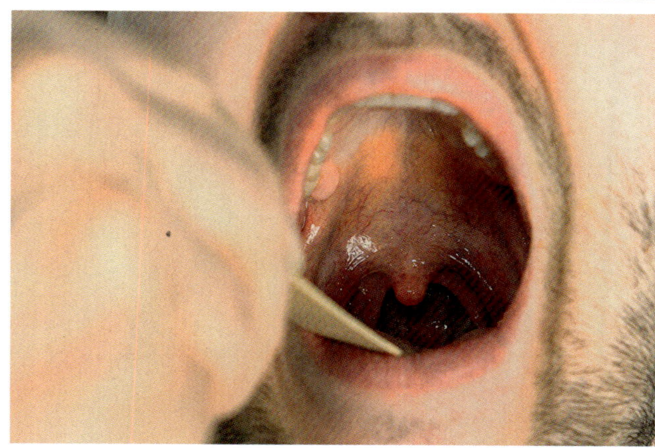

Foto: K. Oborny. In: Sengebusch J, Herzog M. Intensivtraining körperliche Untersuchung und Diagnostik für Heilpraktiker. Stuttgart: Haug; 2021

Test des N. accessorius (XI)

Der sog. „zusätzliche Nerv" innerviert die für die **Bewegung von Nacken und Schulter** zuständige Muskulatur, er spricht den Kopfwendermuskel (M. sternocleidomastoideus) und den Kapuzenmuskel (M. trapezius) an.

Zur Durchführung des Tests steht der Untersucher hinter dem Patienten, legt beide Hände mit leichtem Druck auf die Schultern des Patienten und fordert ihn auf, die Schultern gegen den Widerstand nach oben zu ziehen (▸ **Abb. 2.30**). Dabei achtet man auf einen möglicherweise unterschiedlichen Krafteinsatz der beiden Seiten des M. trapezius. Der M. sternocleidomastoideus wird getestet, indem der Patient seinen Kopf gegen den Widerstand der Hand des Untersuchenden zu neigen bzw. zu drehen versucht.

Ein Gesunder wird die Schultern und den Kopf beidseitig spürbar gegen den Widerstand richten können. Ein abweichender Befund kann auf eine Schädigung des Nervs hinweisen. Zusätzlich kann der Tonus der untersuchten Muskelstrukturen durch Palpation überprüft werden.

Abb. 2.30 Test des N. accessorius (XI).

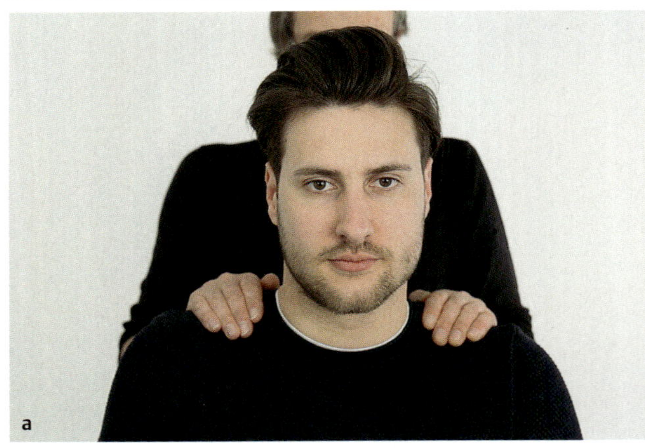

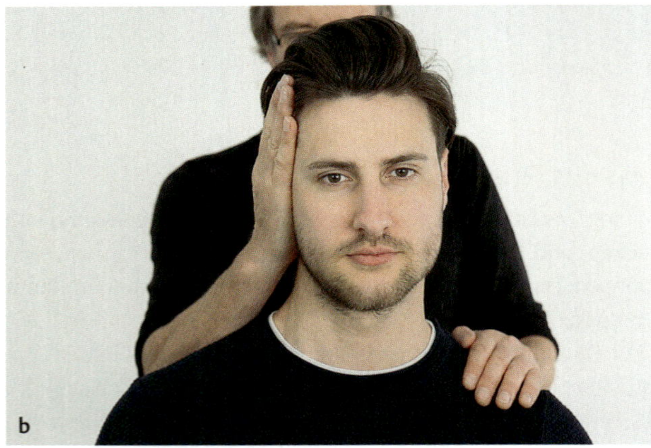

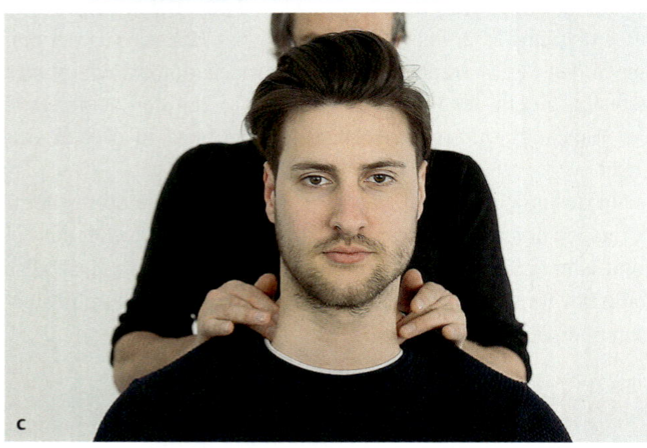

a Test des N. accessorius (XI): Hochziehen der Schultern gegen Widerstand.

b Test des N. accessorius (XI): Kopfdrehung gegen Widerstand nach rechts.

c Test des N. accessorius (XI): Palpation des M. trapezius.

Foto: K. Oborny. In: Sengebusch J, Herzog M. Intensivtraining körperliche Untersuchung und Diagnostik für Heilpraktiker. Stuttgart: Haug; 2021

Test des N. hypoglossus (XII)

Der N. hypoglossus (Unterzungennerv) steuert die Muskulatur der Zunge. Er wird getestet, indem der Patient aufgefordert wird, die Zunge herauszustrecken und nach links und rechts sowie nach oben und unten zu bewegen (▶ **Abb. 2.31**). Bei einer Läsion des N. hypoglossus (XII) oder einer Halbseitenproblematik weicht die Zunge zur gesunden Seite ab und wird schräg herausgestreckt (▶ **Abb. 2.32**). Bei chronischem Geschehen kommt es zur Atrophie der Zungenmuskulatur auf der betroffenen Seite.

Fazit – Das müssen Sie wissen

Hirnnerventests

Als Teil des neurologischen Status werden entweder gesondert oder kombiniert die sensiblen und motorischen Funktionen der 12 Hirnnerven überprüft. Ein strukturierter Ablauf ist zu empfehlen. Man kann die Hirnnerven numerisch (von 1 bis 12) testen oder sie in 2 Gruppen einteilen:

Gruppe 1: v. a. sensible Hirnnerven

- Hirnnerv I, N. olfactorius (I: Riechnerv): seitenvergleichender Test des Geruchs
- Hirnnerv II, N. opticus (II: Sehnerv): Perimetrietest und Pupillenreflextest
- Hirnnerv V, N. trigeminus (V: Drillingsnerv), N. facialis (VII: Gesichtsnerv) u. a. Sensibilität der Gesichtshaut, Schmerzempfinden der Nervenaustrittspunkte
- Hirnnerv VIII, N. vestibulocochlearis (VIII: Gleichgewichts- und Hörnerv): Hörtests, Stimmgabeltests nach Weber und Rinne, Ataxietests
- Hirnnerv IX, N. glossopharyngeus (IX: Zungen-Rachen-Nerv – zuständig für Geschmacksreize): Geschmacksempfinden, Würgereflex

Gruppe 2: v. a. motorische Hirnnerven

- Hirnnerv III, N. oculomotorius (Augenbewegungsnerv): Test der Blickrichtung, Adduktorentest
- Hirnnerv IV, N. trochlearis (Augenrollnerv): Test der Blickrichtung, Adduktorentest
- Hirnnerv V, N. trigeminus (Drillingsnerv): Gesichtsmotorik: Kornealreflex, Masseterreflex
- Hirnnerv VI, N. abducens (Augenabziehnerv): Seitwärtsbewegung Augapfel: Test der Blickrichtung, Adduktorentest
- Hirnnerv VII, N. facialis (Gesichtsnerv): mimische Muskulatur: Stirn runzeln, Wangen aufblasen, pfeifen, Kornealreflex, Masseterreflex, etc.
- Hirnnerv IX, N. glossopharyngeus (Zungen-Rachen-Nerv): Rachenmuskulatur, Ohrspeicheldrüse: Würgereflex
- Hirnnerv X, N. vagus (herumschweifender Nerv): Gaumensegel, obere Atemwege, obere Speiseröhre: u. a. Würgereflex
- Hirnnerv XI, N. accessorius (Zusatznerv): Nacken, Schulter: Gegen Widerstand Schultern hochziehen und Kopf drehen
- Hirnnerv XII, N. hypoglossus (Unterzungennerv): Schlucken, Sprechen: Zunge herausstrecken und bewegen

Abb. 2.31 Test des N. hypoglossus (XII): Prüfung der physiologischen Zungenbewegung.

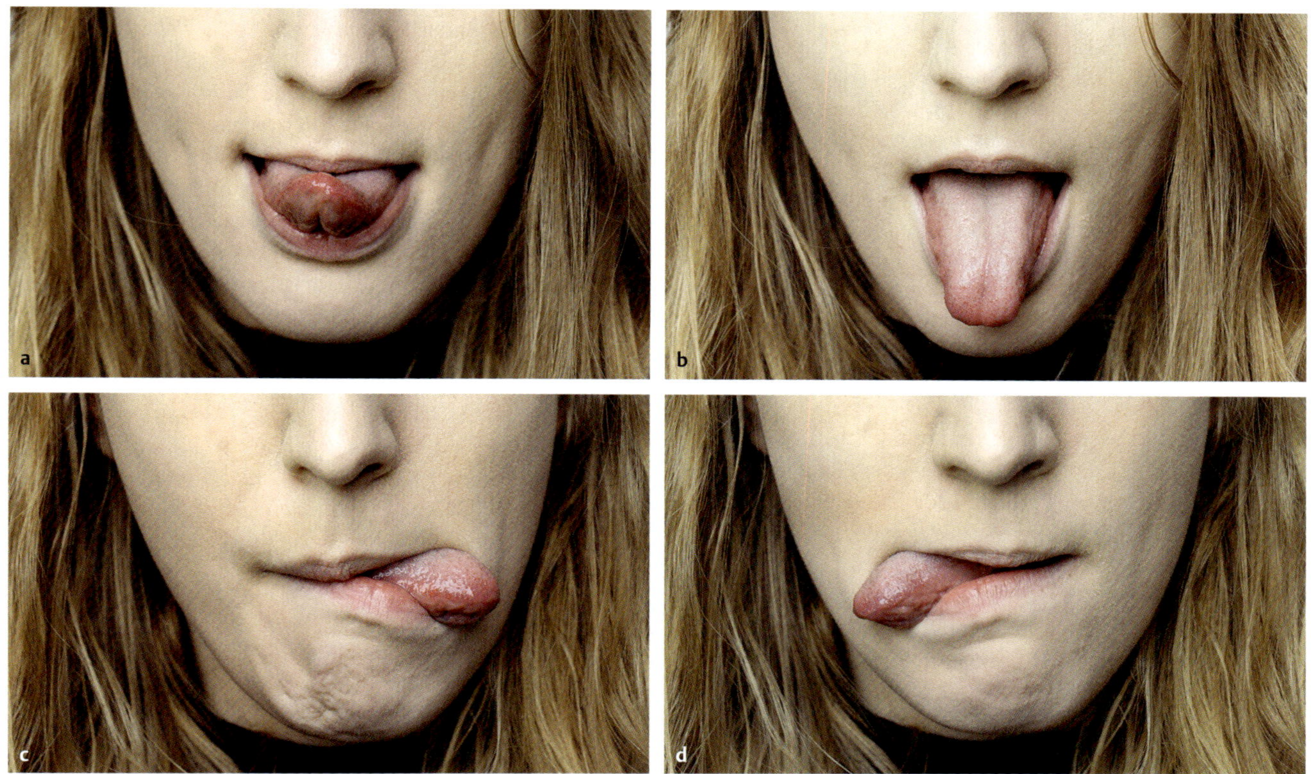

Abb. 2.32 Läsion des N. hypoglossus (XII).

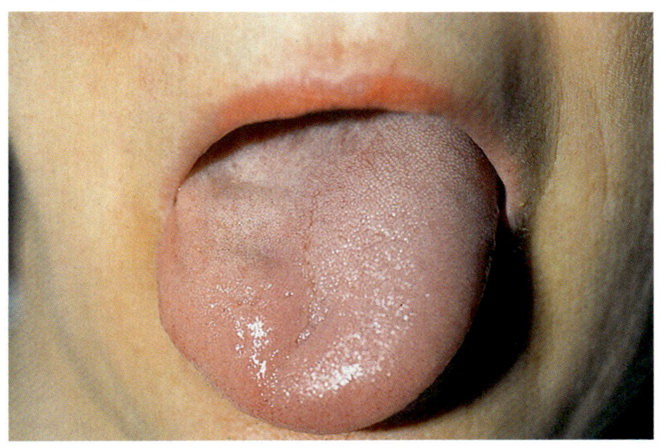

Atrophie und Parese der rechten Zungenhälfte, die Zunge weicht zur kranken Seite ab. *Abb. aus: Engelhardt A. Läsionen kaudaler Hirnnerven. In: Wagner H, Fischereder M, Hrsg. Innere Medizin für Zahnmediziner. 2. Auflage. Thieme; 2011*

2.7 Meningismustests

Definition

Meningismustests

Meningismustests (▶ **Video 2.3**) sind unterschiedliche Untersuchungen, die bei V. a. eine Reizung der Hirn- und/oder Rückenmarkshäute durchgeführt werden. Der Verdacht besteht bei akuten Symptomen wie starken Kopfschmerzen, Nackensteife, Hypersensibilität (z. B. gegen Licht und Lärm) sowie Bewusstseinsstörungen.

Video

Video 2.3 Meningismustests.

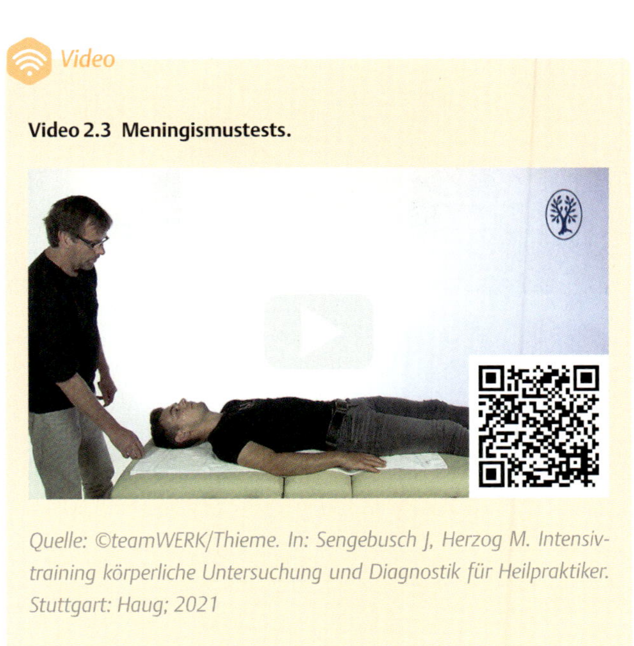

Quelle: ©teamWERK/Thieme. In: Sengebusch J, Herzog M. Intensivtraining körperliche Untersuchung und Diagnostik für Heilpraktiker. Stuttgart: Haug; 2021

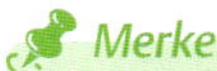

Meningitis

Die Tests werden häufig fälschlicherweise auch als „Meningitistests“ bezeichnet – also eine Prüfung auf eine Hirnhautentzündung. Ein Meningismus kann jedoch auch bei Tumoren und anderen Raumforderungen, z. B. im Bereich der Großhirnrinde, des Kleinhirns oder des Pons, entstehen. Kommt Fieber hinzu, besteht V. a. eine bakterielle Meningitis. Diese Situation ist als akuter Notfall zu bewerten! Achtung: Eine virale Meningitis kann auch ohne oder mit moderatem Fieber verlaufen.

2.7.1 Brudzinski-Test

Für den Brudzinski-Test (auch Brudzinski-Zeichen, Brudzinski-Nackenzeichen) liegt der Patient flach auf dem Rücken. Der Untersuchende schiebt seine flachen Hände unter den Kopf des Patienten, hebt ihn mit einer Beugebewegung der Handgelenke an und beobachtet die Reaktion des Patienten. Beugt der Patient dabei unwillkürlich die Beine in Hüft- oder Kniegelenken und äußert er Schmerzen, gilt dies als positives Brudzinski-Zeichen (▶ **Abb. 2.33**). Der Schmerz hat den Fokus im Bereich des Nackens und zieht entlang der Wirbelsäule.

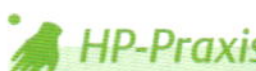

Unnötige Schmerzen vermeiden

Wenn die Anzeichen für einen Meningismus deutlich sind, reicht es aus, den Brudzinski-Test zu machen, um den Betroffenen keine unnötigen Schmerzen zu bereiten. Ist das Geschehen sehr ausgeprägt, wird der Patient möglicherweise bei der Berührung des Kopfes Schmerzen angeben.

Abb. 2.33 Brudzinski-Zeichen.

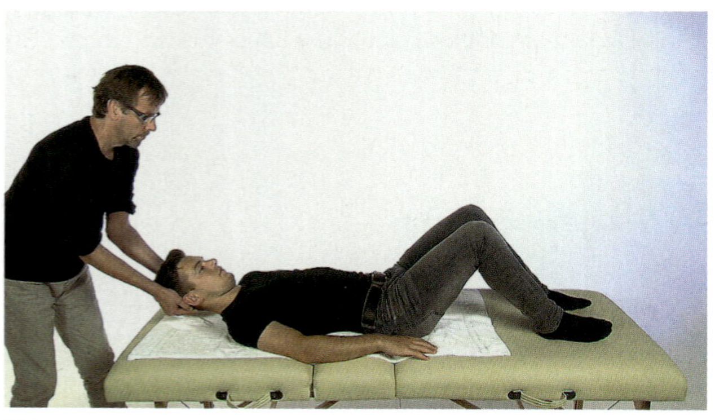

Quelle: ©teamWERK/Thieme. In: Sengebusch J, Herzog M. Intensivtraining körperliche Untersuchung und Diagnostik für Heilpraktiker. Stuttgart: Haug; 2021

2.7.2 Kernig-Test

Der Kernig-Test (oder Test auf Kernig-Zeichen) provoziert einen Nervendehnungsschmerz (▶ **Abb. 2.34**). Schmerzen deuten auf einen Bandscheibenvorfall oder eine Spinalnervenproblematik hin. Der Kernig-Test wird mit zu den Meningismus-Tests gezählt.

Der Test kann am sitzenden oder liegenden Patienten durchgeführt werden. Sitzt der Patient auf einem Hocker oder einer Behandlungsliege, hat er die Hüft- und Kniegelenke gebeugt. Er wird aufgefordert, seine Beine aktiv zu strecken; der Untersuchende kann die Kniegelenke auch passiv strecken (▶ **Abb. 2.34a**). Klagt der Patient über Schmerzen im Rücken (zwischen LWS und Nacken), ist das ein Hinweis auf das Vorliegen eines Meningismus.

Liegt der Patient, hebt der Untersuchende das Bein langsam an, ohne dabei das gestreckte Kniegelenk zu fixieren (▶ **Abb. 2.34b**). Dadurch entsteht eine Beugung im Hüftgelenk. Hebt der Betroffene reflektorisch den Kopf, gilt der Test als positiv. Der Patient kann zudem Schmerzen im Bereich des Rückenmarks (zwischen LWS und Nacken) haben.

Abb. 2.34 Kernig-Test.

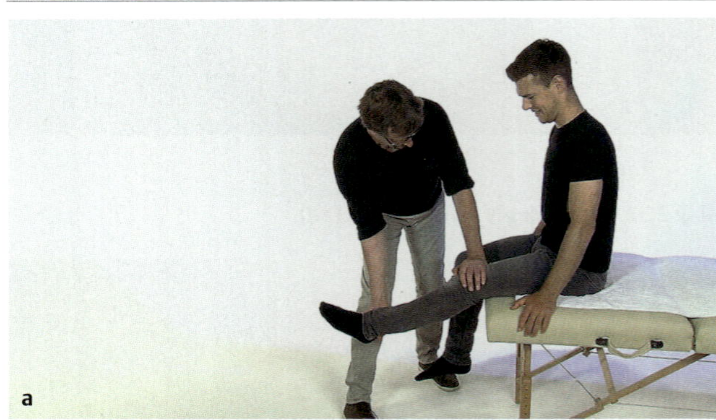

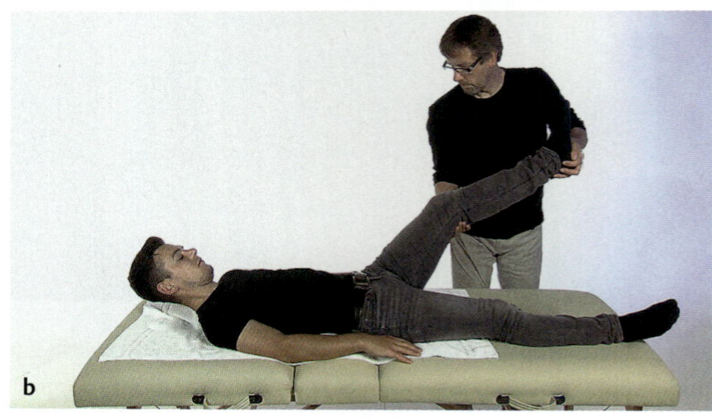

a Kernig-Test im Sitzen.

b Kernig-Test im Liegen.

Quelle: ©teamWERK/Thieme. In: Sengebusch J, Herzog M. Intensivtraining körperliche Untersuchung und Diagnostik für Heilpraktiker. Stuttgart: Haug; 2021

2.7.3 Lasègue-Test

Auch der Lasègue-Test provoziert einen Nervendehnungsschmerz und kann auf eine Bandscheiben- bzw. Spinalnervenproblematik hinweisen.

Der Patient liegt mit ausgestreckten Beinen auf der Untersuchungsliege, der Untersuchende umfasst den Unterschenkel des Patienten und hebt ihn langsam an. Es kommt dadurch bei gestrecktem Kniegelenk zu einer passiven Beugung des Hüftgelenks. Der Untersuchende versucht, das Bein bis um 90° zu beugen (▸ **Abb. 2.35**).

Muss die Untersuchung schmerzbedingt schon bei einer Beugung um **60–70°** abgebrochen werden, gilt der Test als positiv. Möglicherweise hebt der Patient während des Tests auch den Kopf.

Abb. 2.35 Lasègue-Test.

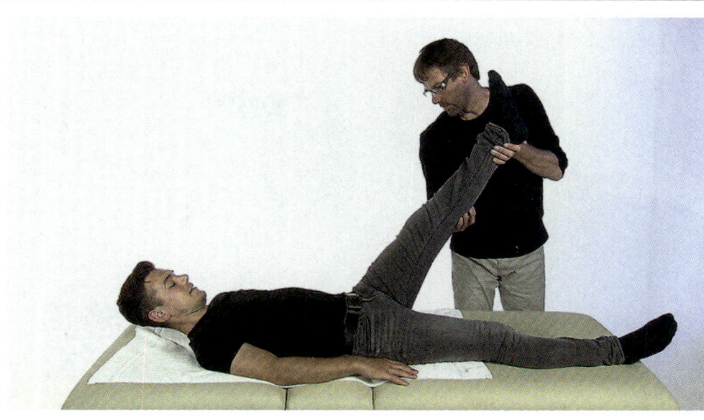

Quelle: ©teamWERK/Thieme. In: Sengebusch J, Herzog M. Intensivtraining körperliche Untersuchung und Diagnostik für Heilpraktiker. Stuttgart: Haug; 2021

2.7.4 Dreifußphänomen

Bei Kindern (aber nicht nur) ist zudem das Dreifußphänomen (oder Dreifuß-Zeichen) beschrieben.

Der flach auf dem Rücken liegende Patient wird aufgefordert, sich aufzurichten. Bei einem Meningismus zieht der Patient zum Aufrichten die Knie an und stützt sich mit beiden Händen seitlich nach hinten ab. Er streckt den Rücken und bildet ein Hohlkreuz, während die Knie und die Hüfte gebeugt bleiben (▸ **Abb. 2.36**). Dadurch vermeidet er eine schmerzhafte Zugbelastung der Meningen.

Abb. 2.36 Dreifuß-Phänomen.

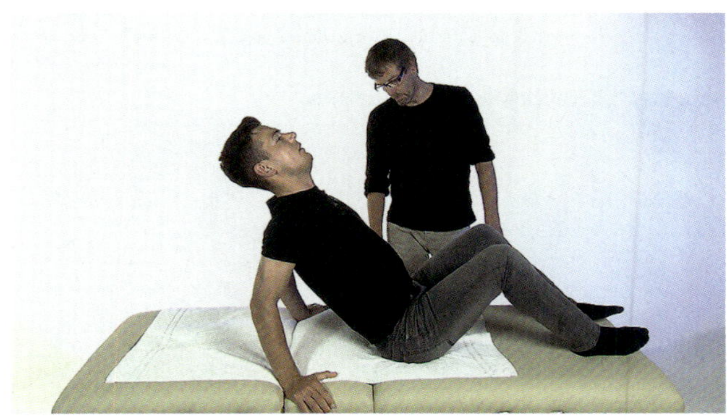

Quelle: ©teamWERK/Thieme. In: Sengebusch J, Herzog M. Intensivtraining körperliche Untersuchung und Diagnostik für Heilpraktiker. Stuttgart: Haug; 2021

2.7.5 Kniekussphänomen

Das Kniekussphänomen (Kniekuss-Zeichen) wird v. a. bei Kindern beobachtet und nur provoziert, wenn die anderen Zeichen keinen deutlichen Hinweis erbringen.

Der aufrecht auf der Untersuchungsliege sitzende Patient wird gebeten, mit dem Kopf sein Knie zu berühren, als wolle er es küssen. Bei einer Reizung der Meningen ist dies aufgrund der Nackensteifigkeit und der Rückenschmerzen nicht möglich.

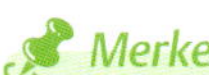
Merke

Diesen Test vermeiden

Diese Untersuchung ist eher unüblich, weil sie eine große Belastung für den Patienten darstellt und die anderen Tests und Zeichen ausreichend Aussagekraft haben.

Fazit – Das müssen Sie wissen

Meningismustests

Meningismustests sollen eine **Entzündung der Hirn- und/oder Rückenmarkshäute** aufdecken und werden bei akuten Symptomen wie starken **Kopfschmerzen, Nackensteife, Hypersensibilität (z. B. für Licht und Lärm) sowie Bewusstseinsstörungen** durchgeführt. Zu den Tests zählen u. a.

- **Brudzinski-Test**: Test auf Nackenzeichen, Schmerzen und Beugen der Knie
- **Kernig-Test**: Nervendehnungsschmerz
- **Lasègue-Test**: Nervendehnungsschmerz
- v. a. bei Kindern: Test auf **Dreifußphänomen**: Aufrichten mit bestimmten Stützmanövern
- v. a. bei Kindern: Test auf **Kniekussphänomen**: Knie kann nicht mit dem Kopf berührt werden

2.8 Untersuchung von Eigenreflexen

Eigenreflexe werden bei Verdacht auf eine periphere neurologische Störung, z. B. bei einem Bandscheibenvorfall oder einer Herpes-zoster-Neuritis, überprüft. Die Überprüfung der Reflexe an allen Extremitäten erlaubt zudem Rückschlüsse auf zentrale oder systemische Störungen wie zerebrale Ischämien, PNP, MS oder Störungen des Elektrolythaushalts.

Für die Prüfung der Eigenreflexe wird meist durch einen Schlag mit einem Reflexhammer ein Dehnungsreiz auf die Sehne eines Muskels gegeben. Der Untersucher kontrolliert, ob und wie der zugehörige Muskel reagiert (▸ **Video 2.4**, ▸ **Abb. 2.37**). Physiologisch erfolgt eine Reflexantwort, die sich in einer Gelenkbeugung ohne überschießende Muskelkontraktion äußert. Im Gegensatz zu Fremdreflexen sind Eigenreflexe nicht habituierbar, d. h., sie können wiederholt ausgelöst werden, ohne dass eine Abschwächung oder ein Ausbleiben der Reflexantwort zu beobachten ist.

Video

Video 2.4 Muskeleigenreflexe.

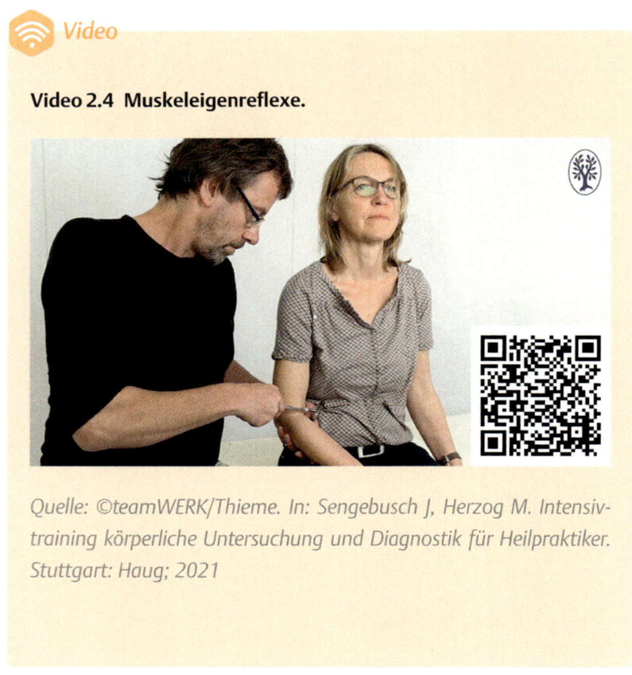

Quelle: ©teamWERK/Thieme. In: Sengebusch J, Herzog M. Intensivtraining körperliche Untersuchung und Diagnostik für Heilpraktiker. Stuttgart: Haug; 2021

Abb. 2.37 Überblick Muskeleigenreflexe.

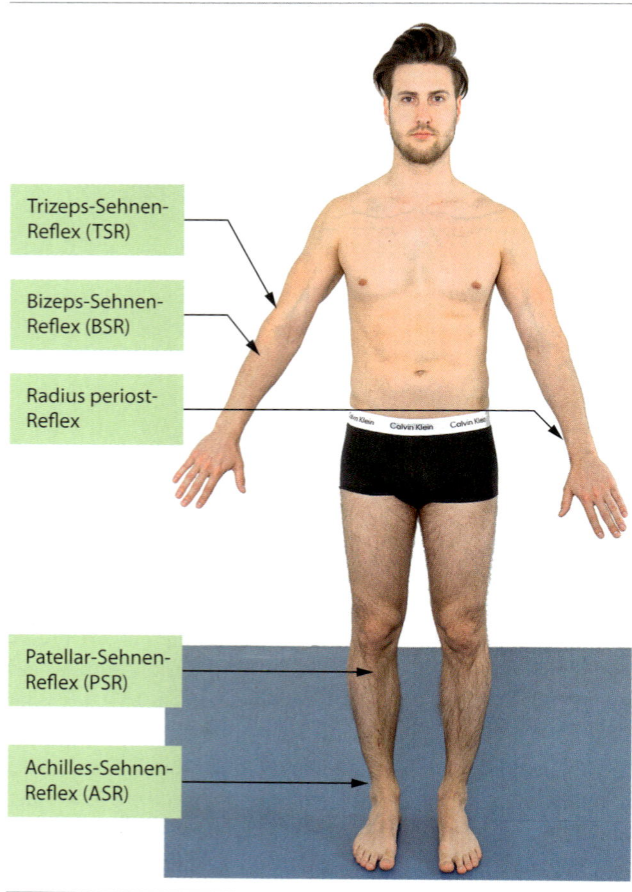

Foto: K. Oborny, Thieme Group

Abb. 2.38 Bahnung von Reflexen der oberen und unteren Extremität.

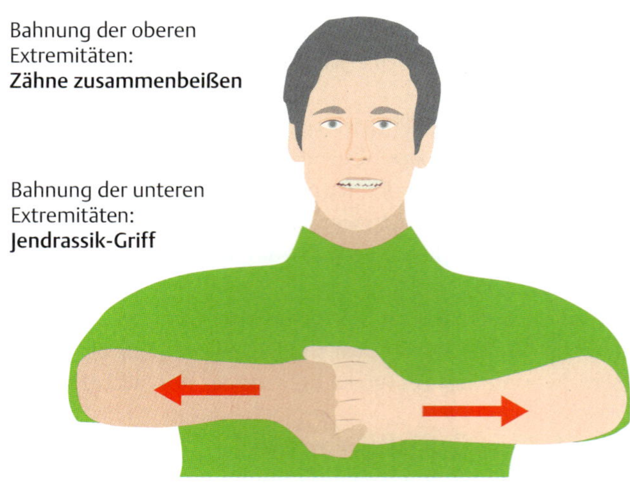

Abb. aus: Sengebusch J, Herzog M. Intensivtraining körperliche Untersuchung und Diagnostik für Heilpraktiker. 1. Auflage. Thieme; 2021

2.8.1 Bahnung

Gelegentlich lässt sich ein Reflex nur schwer oder nicht auslösen. Bevor dies als pathologisches Zeichen gewertet wird, sollten Eigenreflextests nach einer zuvor erfolgten **Bahnung** (▸ **Abb. 2.38**) wiederholt werden. Dazu werden bestimmte Muskelgruppen angespannt, die wiederum zu einer Voranspannung der Muskelfasern führen und dadurch die Empfindlichkeit für Dehnungsreize und folglich die **Reflexbereitschaft** erhöhen. Grundlage ist die Summierung mehrerer unterschwelliger Reize, die zu einer überschwelligen Depolarisation in den zugehörigen Motoneuronen führen.

Abhängig davon, ob Eigenreflexe an den oberen oder den unteren Extremitäten geprüft werden sollen, werden verschiedene Wege der Bahnung gewählt:

- Für die Bahnung der Reflexe der **oberen Extremitäten** beißt der Patient einige Sekunden lang die Zähne des Ober- und Unterkiefers fest aufeinander.
- Für die Bahnung der Reflexe der **unteren Extremitäten** hakt der Patient die Finger beider Hände vor dem Brustkorb auf Höhe des Sternums ineinander und zieht sie anschließend für einige Sekunden kräftig nach außen. Diese Bahnung wird auch als **Jendrassik-Handgriff** bezeichnet.

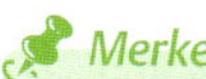
Merke

Einsatz der Arme

Obwohl bei der „unteren Bahnung" die Arme zum Einsatz kommen, ist es keine Maßnahme zur Steigerung der Armreflexe!

Die Bahnung und die Art der Bahnung werden in der Theorie und der Praxis unterschiedlich interpretiert bzw. bewertet: Bewährt hat sich, erst dann eine Bahnung vorzunehmen, wenn sich ohne diese kein Reflex auslösen lässt.

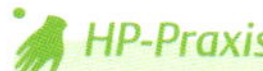

Einflüsse auf die Reflexbereitschaft

Verschiedene Faktoren können Einfluss auf die Reflexbereitschaft nehmen, z. B. Fehlfunktionen der Schilddrüse, die psychische und physische Verfassung, Medikamente oder Drogen.

Das Ergebnis der Eigenreflextestung ist häufig nur orientierend und sollte nicht überbewertet werden. Eine Areflexie, eine Hyperreflexie sowie im Seitenvergleich deutlich voneinander abweichende Reflexantworten sind jedoch immer als pathologisch zu bewerten.

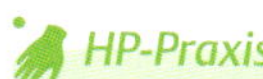

Nicht immer ist es die Bandscheibe

Da Muskeleigenreflexe einem bestimmten Segment – also dem Versorgungsgebiet eines Spinalnervs – zugeordnet werden, rücken bei der Ursachensuche oftmals allzu rasch die entsprechenden Wirbelsäulensegmente in den Vordergrund. Natürlich ist (besonders im LWS-Bereich) eine Bandscheiben- und somit Nervenwurzelproblematik häufig. Auffälligkeiten bei der Reflexprüfung können aber auch auf Entzündungen, Kompressionen u. a.m. im weiteren Verlauf des Nervs hinweisen. Zeigen sich weitere auffällige Ergebnisse, kommen auch zentrale oder systemische Pathologien (z. B. eine Polyneuropathie) in Betracht.

Grundlegendes zur Durchführung

- Für die Testung benutzt man einen Reflexhammer.
- Bei allen Reflextestungen ist darauf zu achten, dass sich die Gelenke der zu testenden Extremität in Mittelstellung befinden und entspannt sind.
- Stets wird seitenvergleichend getestet.
- Zuerst werden die oberen und anschließend die unteren Extremitäten geprüft.

An der **oberen Extremität** sind die wichtigsten zu testenden Reflexe der Trizepssehnen-, Bizepssehnen- und Radiusperiostreflex. An der **unteren Extremität** sind es der Patellarsehnen- und Achillessehnenreflex.

2.8.2 Trizepssehnenreflex

Der Trizepssehnenreflex (TSR) wird an den Armen des sitzenden oder liegenden Patienten getestet. Der zu testende Arm muss um 90° angewinkelt und entspannt sein. Der Untersucher kann den gebeugten Arm am Handgelenk halten oder über seine Hand abgewinkelt locker nach unten hängen lassen (▶ **Abb. 2.39**). Der Impuls auf die Trizepssehne erfolgt mit dem Reflexhammer etwas oberhalb des Olekranons (körpernahes Ende des Unterarmknochens). Als Reflexantwort beobachtet man physiologisch eine Streckung des Ellenbogengelenks (Extensionszuckung).

Pathologisch ist eine ausbleibende, eine überschießende oder eine nicht seitengleiche Reaktion. Ursache können Läsionen im Segment **C 6/C 7** oder zentrale bzw. systemische Probleme sein.

Abb. 2.39 Trizepssehnenreflex.

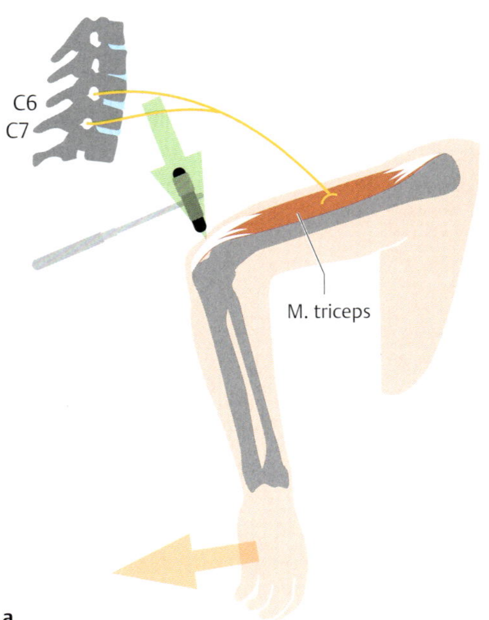

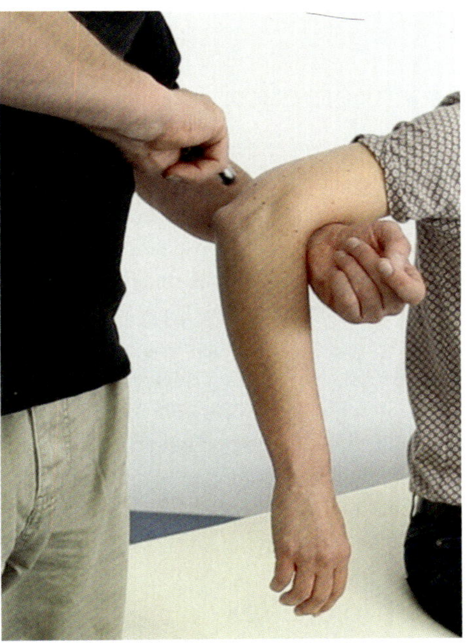

a Trizepssehnenreflex: Schema.

b Trizepssehnenreflex. *Foto: K. Oborny. In: Sengebusch J, Herzog M. Intensivtraining körperliche Untersuchung und Diagnostik für Heilpraktiker. Stuttgart: Haug; 2021*

Abb. 2.40 Bizepssehnenreflex.

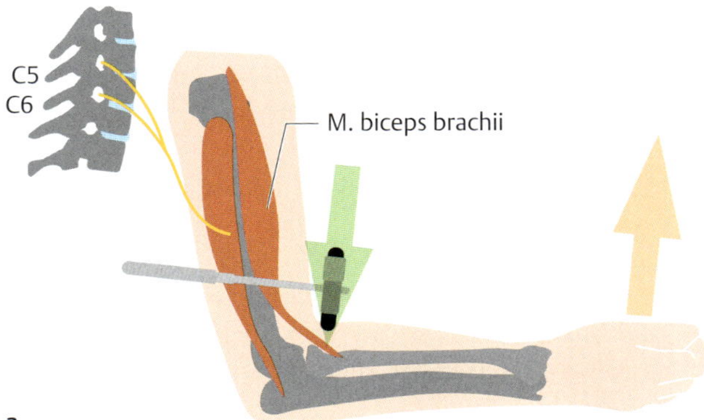

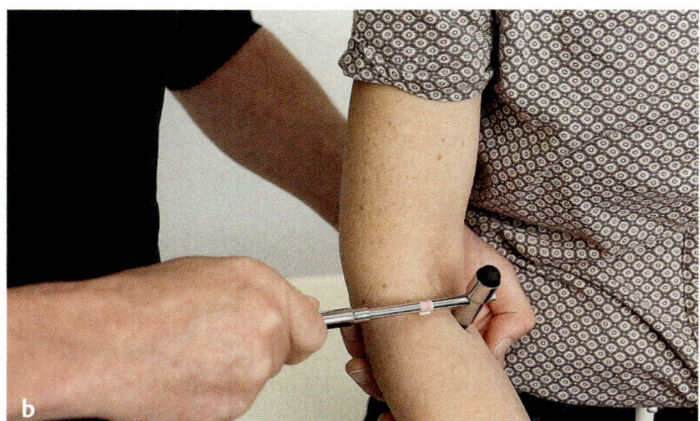

a Bizepssehnenreflex: Schema.
b Bizepssehnenreflex. *Foto: K. Oborny. In: Sengebusch J, Herzog M. Intensivtraining körperliche Untersuchung und Diagnostik für Heilpraktiker. Stuttgart: Haug; 2021*

Abb. 2.41 Radiusperiostreflex.

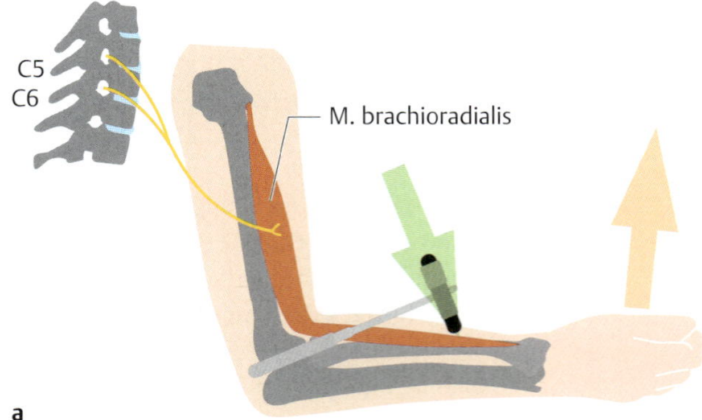

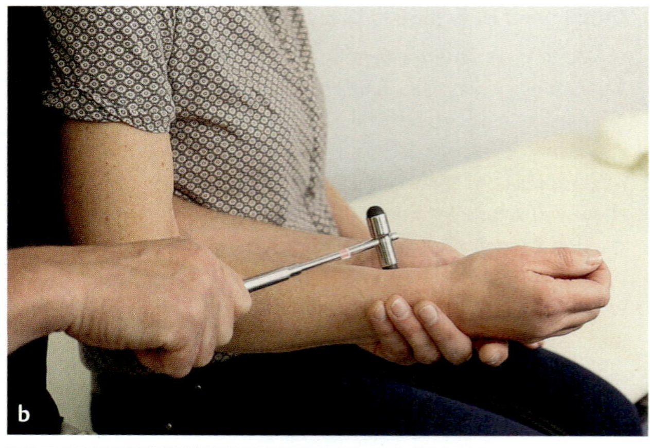

a Radiusperiostreflex: Schema.
b Radiusperiostreflex. *Foto: K. Oborny. In: Sengebusch J, Herzog M. Intensivtraining körperliche Untersuchung und Diagnostik für Heilpraktiker. Stuttgart: Haug; 2021*

2.8.3 Bizepssehnenreflex

Zur Untersuchung des Bizepssehnenreflex (BSR) liegt der Arm des Patienten z. B. auf der Untersuchungsliege oder wird vom Untersucher locker am Ellenbogen gehalten (▶ **Abb. 2.40**). Der zu testende Arm muss leicht angewinkelt und entspannt sein. Mit dem Reflexhammer schlägt der Untersuchende oberhalb der Ellenbeuge auf die Bizepssehne. Der Untersuchende kann alternativ auch seinen Daumen bzw. Zeigefinger auf den Sehnenansatz legen und den Impuls über das Beklopfen des eigenen Fingers geben.

Beim gesunden Patienten löst der Schlag eine Beugung des Ellenbogengelenks aus (Flexionszuckung). Pathologisch ist eine ausbleibende, eine überschießende oder eine nicht seitengleiche Reaktion. Die Ursache können Läsionen im Bereich von **C 5/C 6** oder zentrale bzw. systemische Probleme sein.

2.8.4 Radiusperiostreflex

Zur Untersuchung des Radiusperiostreflexes (RPSR, auch Brachioradialisreflex) liegt der Arm des Patienten auf einer Oberfläche oder wird vom Untersucher locker am Ellenbogen gehalten (▶ **Abb. 2.41**). Die zu testende Hand befindet sich in Supinationsstellung, die Handinnenfläche zeigt also nach oben. Der leichte Schlag mit dem Reflexhammer erfolgt auf das distale Ende des Radius, ca. 2–3 cm oberhalb des Handgelenks.

Der Normalbefund ist eine angedeutete Beugung des Ellenbogengelenks (Pronationszuckung des Unterarms). Pathologisch ist eine ausbleibende, eine überschießende oder eine nicht seitengleiche Reaktion. Als Ursache kommen Läsionen im Bereich von **C 5/C 6** oder zentrale bzw. systemische Probleme in Betracht.

2.8.5 Patellarsehnenreflex

Der Patellarsehnereflex (PSR, auch Quadrizepssehnenreflex, siehe ▶ **Abb. 2.42a**) kann beim sitzenden oder liegenden Patienten geprüft werden (▶ **Abb. 2.42**). Sitzt der Betroffene, lässt er die Beine am besten locker herabhängen. Liegt er, hat er die Beine aufgestellt und somit angewinkelt. Zum Test muss das betreffende Knie leicht angehoben werden. Es empfiehlt sich die Untersuchung am sitzenden Patienten: Der Untersucher sucht tastend die Quadrizepssehne unterhalb der Patella auf und gibt mit dem Reflexhammer einen leichten Schlag auf den Sehnenansatz (▶ **Abb. 2.42b**). Die physiologische Reflexantwort ist eine Streckung des Kniegelenks. Pathologisch ist eine ausbleibende, eine überschießende oder eine nicht seitengleiche Reaktion.

Die Ursache können Läsionen im Bereich von **L 2 bis L 5**, meist L 3–L 4, sein. Bei einer entzündlichen Erkrankung des Rückenmarks (Demyelinisierung, auch **Tabes dorsalis** / „Rückenmarksschwund") ist die Reflexantwort oft stark abgeschwächt oder fehlt ganz. Bei Patienten mit **Krampfleiden** oder **Multipler Sklerose** ist die Reaktion häufig gesteigert und klingt verzögert ab.

Abb. 2.42 Patellarsehnenreflex.

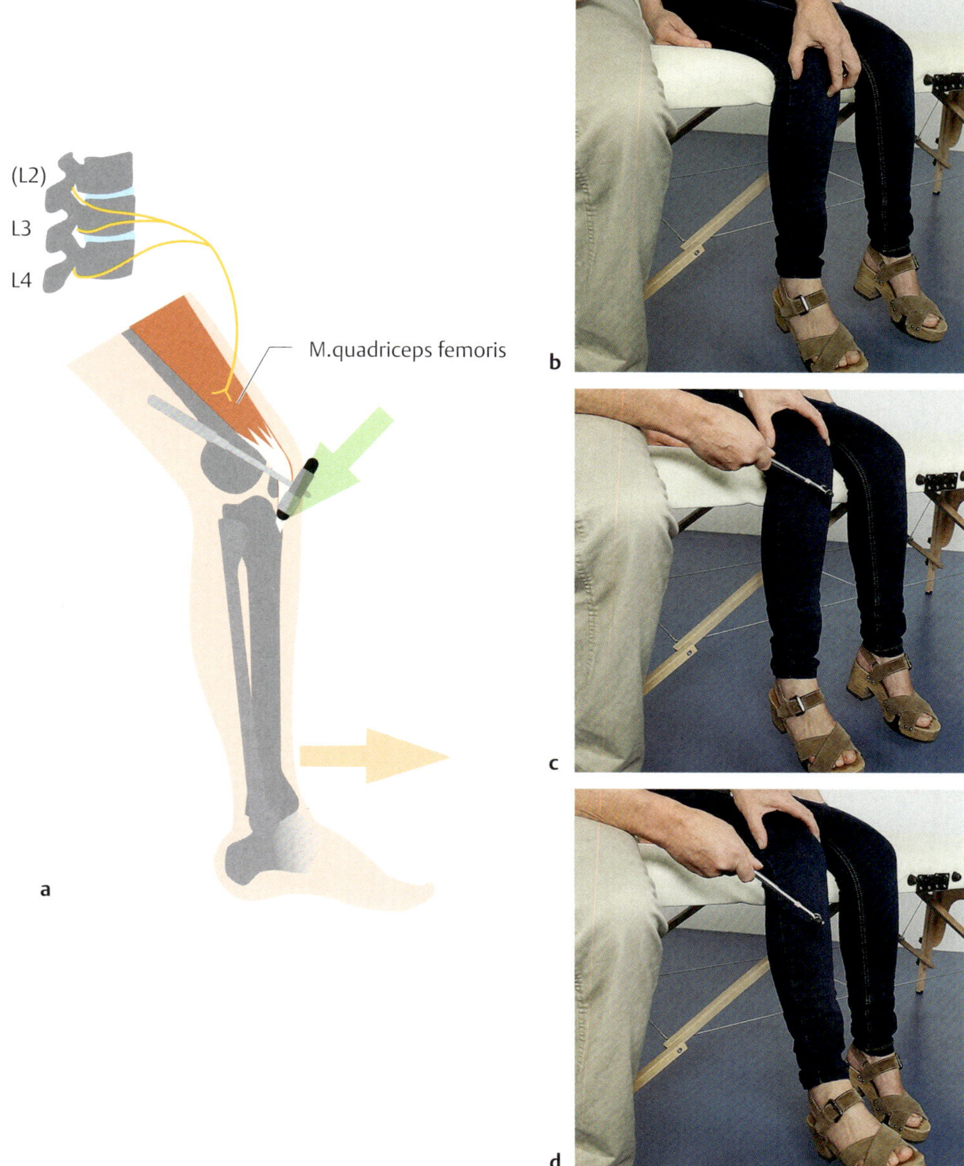

a Patellarsehnenreflex: Schema.

b Patellarsehnenreflex. Aufsuchen der Quadrizepssehne. *Foto: K. Oborny. In: Sengebusch J, Herzog M. Intensivtraining körperliche Untersuchung und Diagnostik für Heilpraktiker. Stuttgart: Haug; 2021*

c Schlag auf den Ansatz der Quadrizepssehne. *Foto: K. Oborny. In: Sengebusch J, Herzog M. Intensivtraining körperliche Untersuchung und Diagnostik für Heilpraktiker. Stuttgart: Haug; 2021*

d Reflexantwort. *Foto: K. Oborny. In: Sengebusch J, Herzog M. Intensivtraining körperliche Untersuchung und Diagnostik für Heilpraktiker. Stuttgart: Haug; 2021*

2.8.6 Achillessehnenreflex

Der Achillessehnenreflex (ASR, siehe ▸ **Abb. 2.43a**) ist am besten auszulösen, wenn der Patient auf einem Stuhl oder der Untersuchungsliege kniet. Der Untersuchende bringt den Fuß mit leichtem Druck in einen 90°-Winkel und schlägt dann leicht mit dem Reflexhammer auf die Achillessehne. Beim Gesunden wird eine leichte Plantarflexion des Fußes ausgelöst (▸ **Abb. 2.43b**).

Pathologisch ist eine ausbleibende, eine überschießende oder eine nicht seitengleiche Reaktion. Meistens sind Läsionen im Bereich von **S 1/S 2**, manchmal auch **L 5–S 2**, verantwortlich. Eine verminderte oder fehlende Reflexantwort geht oft einher mit Schädigungen des **N. ischiadicus**, des Rückenmarks (z. B. durch Tumoren) oder einer Polyneuropathie. Eine **Hyperreflexie** ist häufig bei Multipler Sklerose zu beobachten.

Abb. 2.43 Achillessehnenreflex.

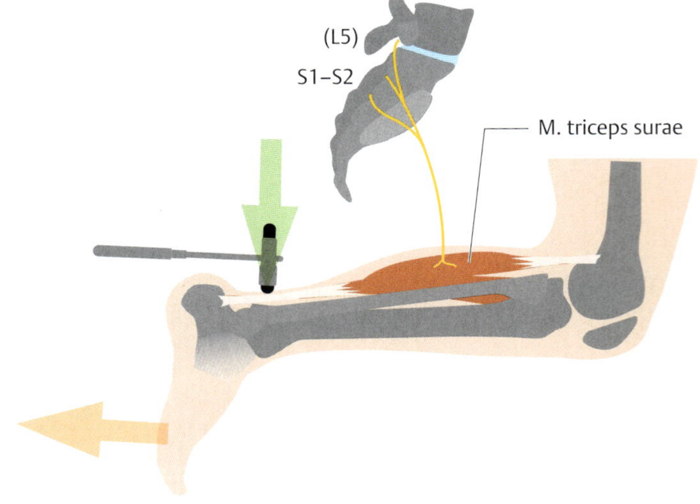

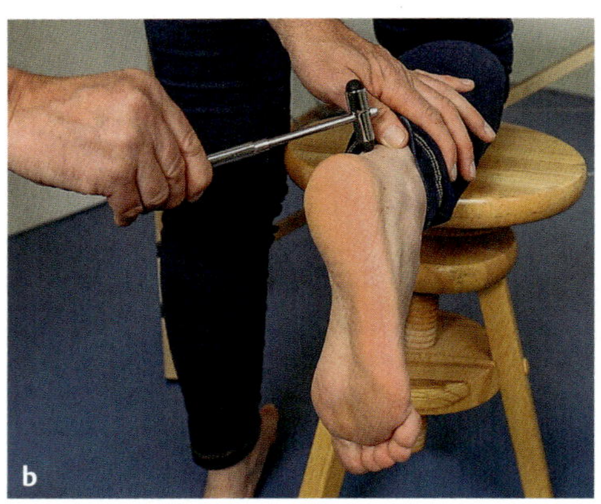

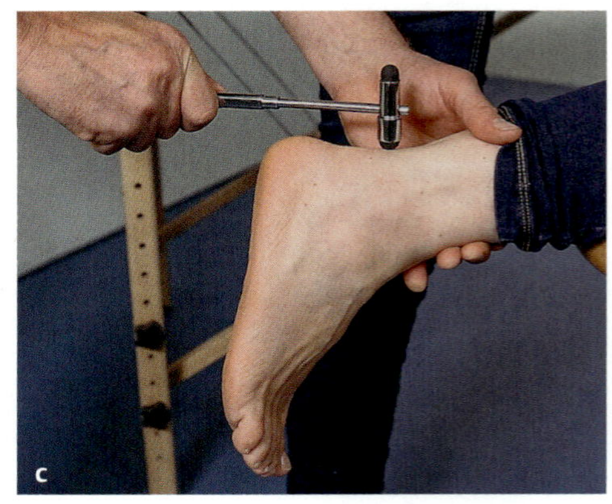

a Achillessehnenreflex: Schema.

b Auslösen des Achillessehnenreflexes. *Foto: K. Oborny. In: Sengebusch J, Herzog M. Intensivtraining körperliche Untersuchung und Diagnostik für Heilpraktiker. Stuttgart: Haug; 2021*

c Auslösen des Achillessehnenreflexes: Seitenansicht. *Foto: K. Oborny. In: Sengebusch J, Herzog M. Intensivtraining körperliche Untersuchung und Diagnostik für Heilpraktiker. Stuttgart: Haug; 2021*

Fazit – Das müssen Sie wissen

Tests von Muskeleigenreflexen

Muskeleigenreflexe können eine **periphere neurologische Störung** (Bandscheibenvorfall, Herpes-zoster-Neuritis) sowie **zentrale oder systemische Störungen** (zerebrale Ischämien, PNP, MS, Störungen des Elektrolythaushalts) nachweisen. Reflexauslösung (meist durch den Reflexhammer) und -antwort finden am/im **selben Muskel** statt. Die Tests können ggf. nach einer zuvor erfolgten **Bahnung** durchgeführt werden. Zu den Tests gehören

- **Trizepssehnenreflex**
- **Bizepssehnenreflex**
- **Radiusperiostreflex**
- **Patellarsehnereflex**
- **Achillessehnenreflex**

2.9 Untersuchung von Fremdreflexen

Fremdreflexe werden getestet bei Verdacht auf Schädigung der Rückenmarksbahnen sowie zur diagnostischen Abgrenzung bei V. a. periphere Nervenläsionen.

Zur Prüfung der Fremdreflexe wird ein Reiz auf ein Hautareal gesetzt. Die Reaktion auf den Reiz erfolgt durch einen Muskel. Man spricht von einem polysynaptischen Reflex.

Üblich ist lediglich die Prüfung des Bauchhautreflexes. Der Kremasterreflex wird nur selten und eher abgrenzend angewandt.

2.9.1 Bauchhautreflex

Der Bauchhautreflex (BHR, siehe ▸ **Abb. 2.44a**) wird getestet, indem man beim liegenden Patienten mit einem Holzspatel, einer stumpfen Nadel oder dem Stiel eines Reflexhammers auf Höhe des Rippenbogens zügig von lateral nach medial über die Bauchdecke streicht. Eine normale Reaktion ist die Kontraktion der

Abb. 2.44 **Bauchhautreflex.**

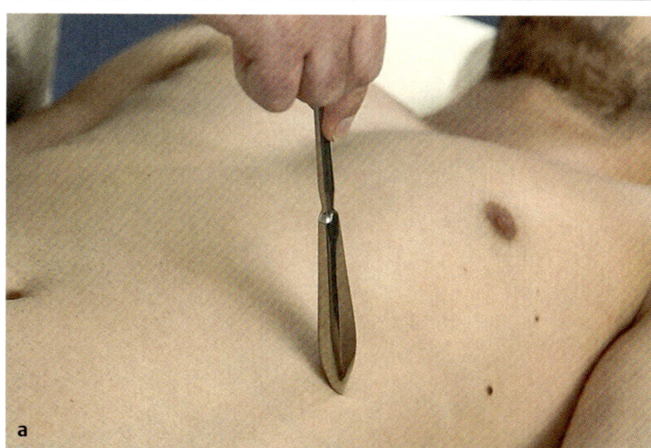

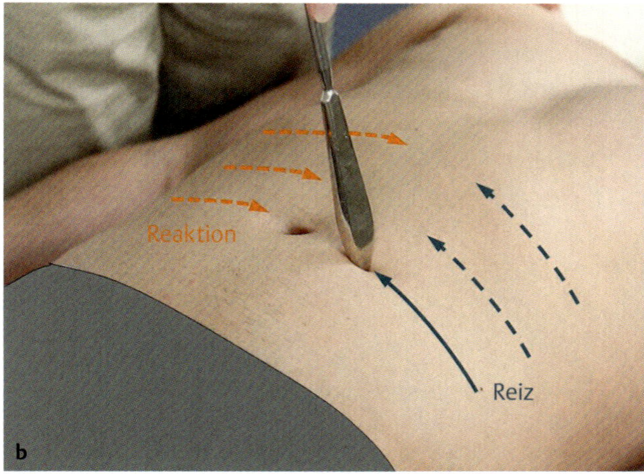

a Bauchhautreflex: Aufsetzen des Instruments.

b Bauchhautreflex: Schema.

Foto: K. Oborny, Thieme Group. In: Sengebusch J, Herzog M. Intensivtraining körperliche Untersuchung und Diagnostik für Heilpraktiker. Stuttgart: Haug; 2021.

kontralateralen Bauchdeckenmuskulatur. Evtl. ist zu beobachten, dass sich der Nabel zur bestrichenen Seite hin verschiebt. Der Vorgang wird ca. 5 und dann ca. 10 cm weiter distal wiederholt.

Pathologisch sind jede **abgeschwächte oder fehlende Kontraktion** der kontralateralen Bauchdeckenmuskulatur sowie eine **mehrfache Auslösbarkeit und klonische Reaktionen**.

Als Ursachen kommen vor allem Schädigungen der Pyramidenbahnen in Betracht, aber auch spinale Problematiken oder eine traumatische Schädigung der geprüften Körperareale (z. B. durch Operationen).

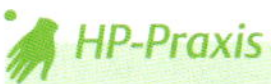

Nicht jeder Patient zeigt verwertbare Reaktionen

Bei Älteren oder Menschen, die sich wenig bewegen, kann die Reflexantwort abgeschwächt sein oder ganz fehlen. Bei fortgeschrittener Schwangerschaft und Adipositas ist der Reflex nur schwer oder nicht auszulösen. Patienten mit Polyneuropathie nehmen den Reiz evtl. nicht ausreichend wahr und reagieren entsprechend nicht. Dies muss über eine Sensibilitätsprüfung getestet werden (S. 80).

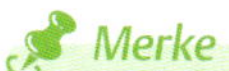

Unterschiede Bauchdecken- und Bauchhautreflex

Der Bauchdecken- und der Bauchhautreflex sind 2 unterschiedliche Reflexe. Der Bauchdeckenreflex ist ein Eigenreflex, bei dem eine Bauchmuskelkontraktion durch passive Dehnung ausgelöst wird. Der Bauchdeckenreflex ist ein Fremdreflex und wird kaum für diagnostische Zwecke genutzt.

2.9.2 Kornealreflex

Der Kornealreflex (CR, auch Lidschlussreflex) ist wie alle Fremdreflexe ein Schutzmechanismus: Bei einer Reizung der Augenhornhaut oder der näheren Augenumgebung, kommt es zu einem raschen Verschließen der Augenlider. Auch Schreckreize – z. B. Geräusche, plötzliche Bewegungen oder Licht – können diesen Schutzreflex auslösen.

Für die Untersuchung wendet der Patient oder die Patientin den Blick vom Untersuchenden ab. Der setzt einen Reiz an der Hornhaut (Kornea) bzw. den Wimpern des Auges z. B. mit einem Wattetupfer oder Wattestäbchen, der oder das so in Richtung Auge geführt wird, dass es der Patient nicht sieht. Physiologisch erfolgt ein sofortiger Lidschluss (▸ **Abb. 2.45c**). Der Lidschlussreflex ist ein konsensueller Reiz, daher schließen sich normalerweise die Lider beider Augen. Eine abgeschwächte oder fehlende Reaktion kann auf eine Schädigung der Hirnnerven V oder VII hinweisen.

2.9.3 Kremasterreflex

Bei der Überprüfung des Kremasterreflexes (CrR, auch Hodenheberreflex, siehe ▸ **Abb. 2.46**) liegt der Patient auf dem Rücken oder steht. Mit einem Holzspatel o. Ä. wird rasch und deutlich über je eine Innenseite eines Oberschenkels gestrichen. Beim Gesunden ist eine Kontraktion des Muskels und dadurch ein Anziehen des Hodens an den Körper zu beobachten. Bei einer Abschwächung, bei Fehlen oder Nicht-Ermüden der Reaktion muss an eine Schädigung der Pyramidenbahnen bzw. des Segments L 1/L 2 oder eine Polyneuropathie (S. 115) gedacht werden.

Fazit – Das müssen Sie wissen

Tests von Fremdreflexen

Fremdreflexe werden getestet bei Verdacht auf **Schädigungen des Rückenmarks** und um periphere Nervenläsionen diagnostisch abzugrenzen. Der **Reiz** erfolgt an einem **Hautareal**, die **Reaktion** durch einen **Muskel** (polysynaptischer Reflex). Getestet werden u. a.

- **Bauchhautreflex,**
- **Kornealreflex,**
- **Kremasterreflex** (selten).

Abb. 2.45 Kornealreflex.

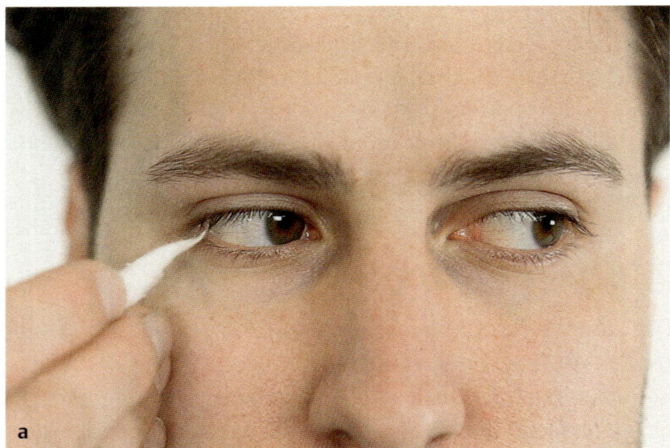

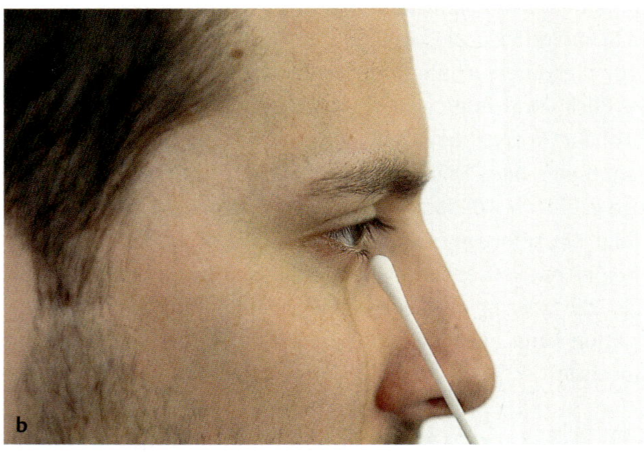

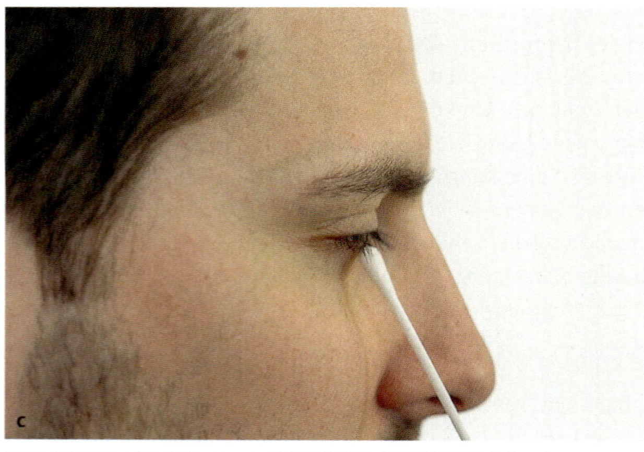

a Reizung mit einem Wattetupfer.

b Reizung mit einem Wattestäbchen.

c Lidschluss als Reflexantwort.

Foto: K. Oborny, Thieme Group. In: Sengebusch J, Herzog M. Intensivtraining körperliche Untersuchung und Diagnostik für Heilpraktiker. Stuttgart: Haug; 2021.

Abb. 2.46 Kremasterreflex.

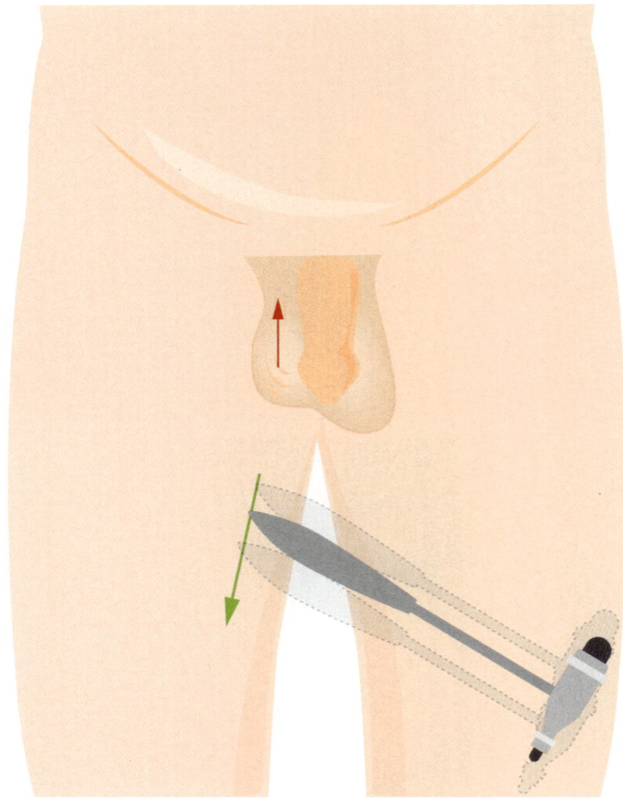

Bestreichen des medialen Oberschenkels führt zur Hebung des gleichseitigen Hodens infolge einer Kontraktion des M. cremaster.

2.10 Tests auf Kleinhirnzeichen

Definition

Tests auf Kleinhirnzeichen

Um die Funktion des Kleinhirns zu untersuchen, werden vornehmlich Ataxietests eingesetzt. Sie überprüfen die motorische Koordinationsfähigkeit eines Patienten (▶ **Video 2.5**) und werden durchgeführt bei **Bewegungs-** und **Koordinationsstörungen** und Verdacht auf eine **Kleinhirnschädigung** (bspw. durch Tumoren oder Infarkte).

Schädigungen des Kleinhirns führen u. a. zu Störungen bei der Aufrechterhaltung des Gleichgewichts und bei der Bewegungskoordination (Ataxie). Typische sog. zerebelläre Symptome sind Gangstörungen (Gangataxie), Schwankungen des Rumpfes im Sitzen (Rumpfataxie), ein generell herabgesetzter Muskeltonus, Probleme bei Zielbewegungen (Dysmetrie, z. B. Probleme beim Greifen nach einem Wasserglas), Probleme bei schnellen Wechselbewegungen (Dysdiadochokinese), Doppelbilder, Augenzittern (Nystagmus), Zittern der Hände bei gezielten Bewegungen (Intentionstremor) und eine Sprechstörung mit „bellender" Aussprache (Dysarthrie).

Video

Video 2.5 Ataxietests.

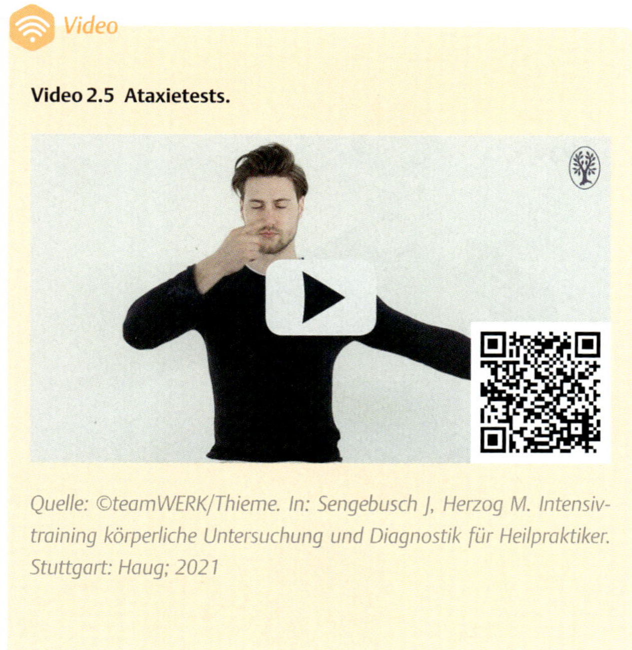

Quelle: ©teamWERK/Thieme. In: Sengebusch J, Herzog M. Intensivtraining körperliche Untersuchung und Diagnostik für Heilpraktiker. Stuttgart: Haug; 2021

Definition

Ataxie

Eine Ataxie ist eine Störung der motorischen Koordination. Der Patient ist nicht in der Lage, Bewegungen zielgerichtet und gradlinig oder harmonisch auszuführen.

Definition

Intentionstremor

Der Patient zeigt bei zielgerichteten Bewegungen einen Tremor. Möchte er z. B. eine Tasse auf dem Tisch greifen, zittert er im Verlauf der Vorwärtsbewegung immer stärker und hat einen ausgeprägten Tremor, kurz bevor er die Tasse erreicht. Ein Intentionstremor ist typisch für Kleinhirnerkrankungen.

Es sollten immer mehrere Tests durchgeführt werden. Es ist möglich, dass sich trotz einer Störung im Kleinhirn bei der einen Untersuchung keine pathologischen Reaktionen zeigen, bei der anderen dagegen schon. Teilweise gibt es Auffälligkeiten bei einem Test, die ohne Krankheitswert sind. Zum Beispiel, weil der Patient bestimmte Fertigkeiten selten anwendet.

Da auch eine Polyneuropathie (S. 115), Störungen im Vestibulum, im Hirnstamm oder spinale Störungen Ursachen für pathologische Befunde sein können, werden unterschiedliche Tests durchgeführt.

Bei positiven Befunden sollten auch der vestibuläre Apparat im Innenohr (Test des N. vestibulocochlearis (S. 55), die leitenden zentralen Bahnen sowie die leitenden peripheren Bahnen durch weitere Tests untersucht und ggf. als Ursache ausgeschlossen werden.

Abb. 2.47 Strichgang- oder Seiltänzertest.

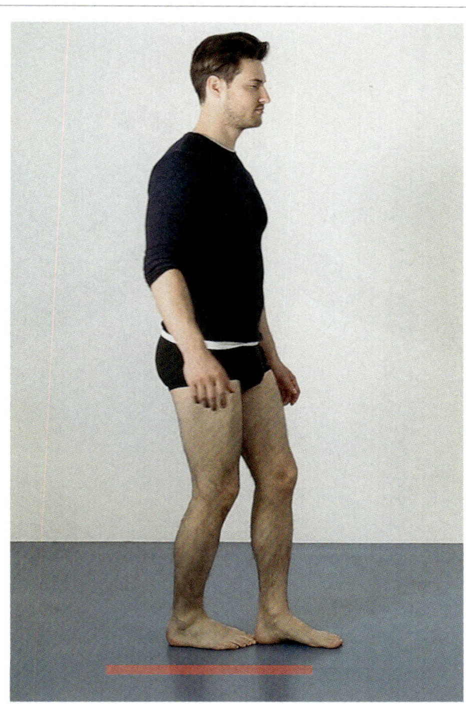

Physiologisch: sicherer Gang bei geschlossenen Augen. *Foto: K. Oborny, Thieme Group. In: Sengebusch J, Herzog M. Intensivtraining körperliche Untersuchung und Diagnostik für Heilpraktiker. Stuttgart: Haug; 2021*

2.10.1 Gangataxie

Die Untersuchung auf eine Gangataxie oder Strichgang (auch Seiltänzertest) beginnt mit einer einfachen Überprüfung des **Gangbildes** des Patienten: Er soll entlang einer gedachten Linie einige Schritte gehen. Zunächst mit geöffneten, dann mit geschlossenen Augen. Dabei soll er einen Fuß direkt vor den anderen setzen (Strichgang- oder Seiltänzertest; ▶ **Abb. 2.47**).

Eine Ataxie liegt vor, wenn der Patient deutlich schwankt und/oder versucht, die Gangunsicherheit mit einem breitbeinigen Gang zu kompensieren.

2.10.2 Finger-Nase-Versuch

Der Finger-Nase-Versuch (▶ **Abb. 2.48**) kann beim sitzenden und stehenden Patienten durchgeführt werden. Der Patient führt seinen Zeigefinger erst mit geöffneten, dann mit geschlossenen Augen bogenförmig und rasch zur Nasenspitze (wahlweise von vorn oder von der Seite). Die Untersuchung wird seitenvergleichend wiederholt. Insbesondere bei Störungen des Kleinhirns ist ein **Intentionstremor** zu beobachten: Der Patient zittert, während er den Finger der Nase annähert (▶ **Abb. 2.48c**). Das Zittern verstärkt sich, je näher er der Nase kommt. Die Bewegungen sind dabei **ataktisch** (ruckartig). Senkt der Patient bereits vor Erreichen der Nasenspitze den Arm, spricht man von einer **Hypometrie**. Schießt der Finger über das Ziel hinaus oder trifft er ungebremst auf die Nase, wird dies als **Hypermetrie** bezeichnet. Gibt es keine weiteren Anzeichen für eine Kleinhirnstörung, kommen

Abb. 2.48 Finger-Nase-Versuch.

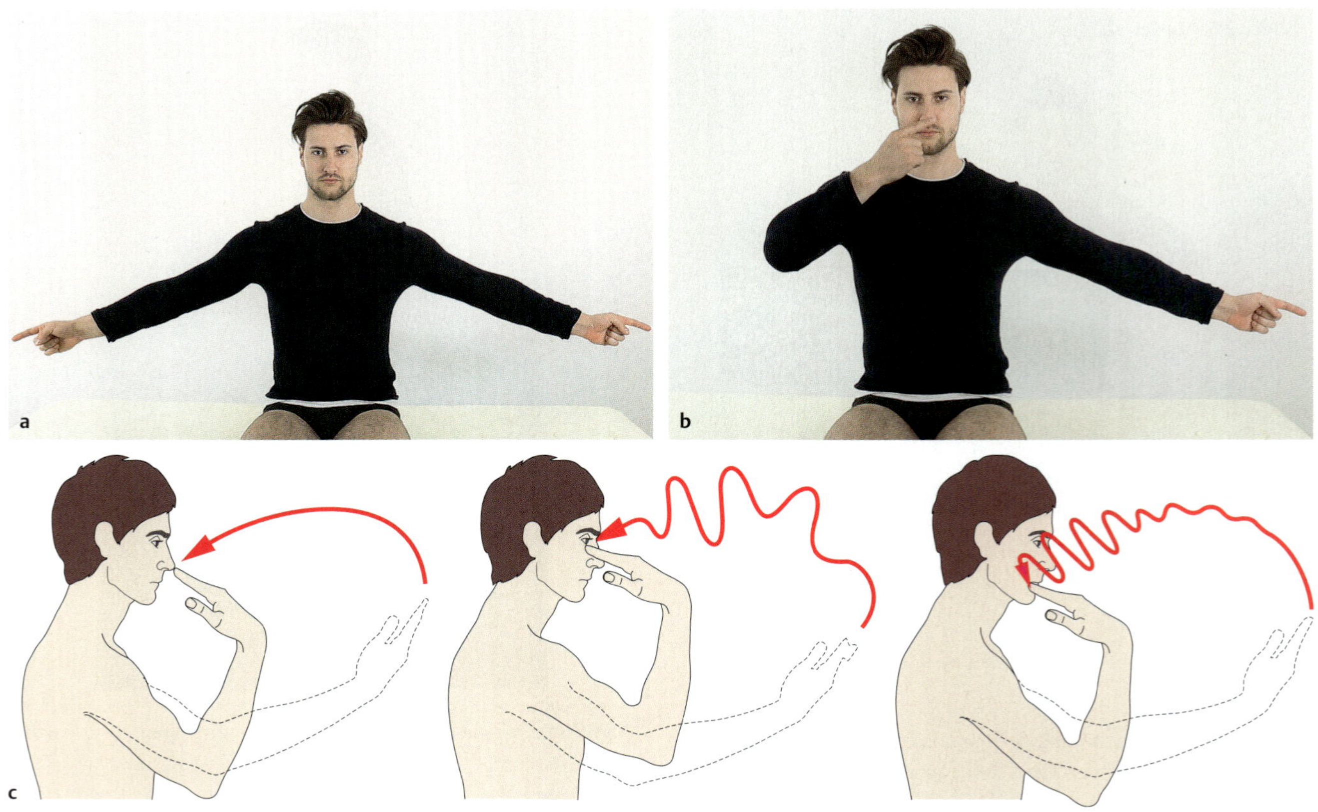

a Finger-Nase-Versuch: Grundposition. *Foto: K. Oborny, Thieme Group. In: Sengebusch J, Herzog M. Intensivtraining körperliche Untersuchung und Diagnostik für Heilpraktiker. Stuttgart: Haug; 2021*

b Finger-Nase-Versuch *Foto: K. Oborny, Thieme Group*

c Intentionstremor. Je näher der Finger der Nase kommt, desto unsicherer wird die Bewegung. *Abb. aus: Mattle H, Mumenthaler M, Schroth G. Untersuchung von Motorik und Bewegungskoordination. In: Mattle H, Mumenthaler M, Hrsg. Kurzlehrbuch Neurologie. 5., überarbeitete Auflage. Thieme; 2021*

als Ursache Läsionen der leitenden peripheren Bahnen z. B. bei Neuralgien, Neuritis, Stoffwechselstörungen mit Polyneuropathie sowie Traumata in Betracht.

2.10.3 Finger-Finger-Versuch

Eine Alternative zum Finger-Nase-Versuch ist der Finger-Finger-Versuch. Hierbei führt der Patient die ausgestreckten Zeigefinger beider Hände rasch vor der Brust zusammen.

2.10.4 Knie-Hacke-Versuch

Der Knie-Hacke-Versuch ist das Pendant zum Finger-Nase-Versuch an den unteren Extremitäten. Es sollten stets beide Testvarianten durchgeführt werden, um ein systemisches von einem peripheren Leiden abzugrenzen.

Der Patient liegt mit dem Rücken auf der Untersuchungsliege oder sitzt. Er führt seine Ferse bei geschlossenen Augen zur gegenüberliegenden Kniescheibe und fährt dann an der Schienbeinvorderkante hinunter (▶ **Abb. 2.49**). Zudem soll er die Ferse in einer bogenförmigen Bewegung vom Knie zum Fuß bewegen. Beide Bewegungen werden rückläufig (von der Ferse zum Knie) und seitenvergleichend ausgeführt.

Pathologisch findet man gestörte Abläufe wie beim Finger-Nase-Versuch.

Abb. 2.49 Knie-Hacke-Versuch.

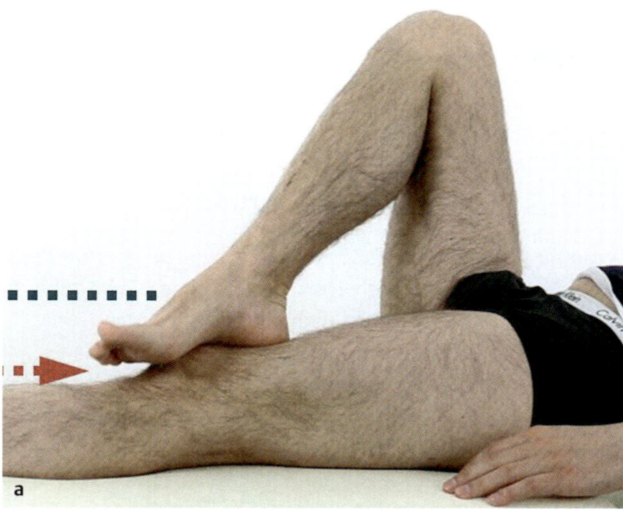

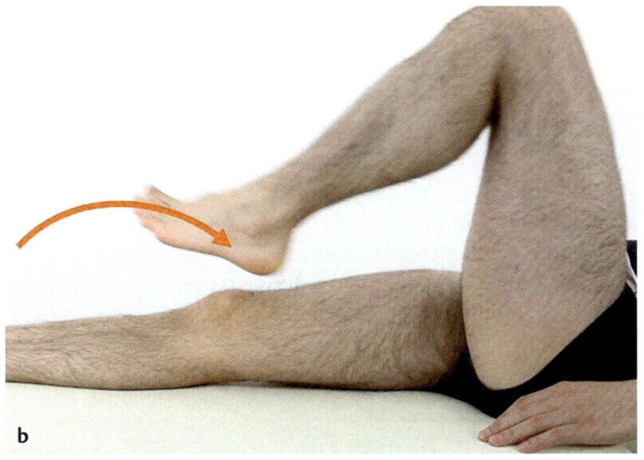

a Knie-Hacke-Versuch, Variante 1.
b Knie-Hacke-Versuch, Variante 2.
Foto: K. Oborny, Thieme Group. In: Sengebusch J, Herzog M. Intensivtraining körperliche Untersuchung und Diagnostik für Heilpraktiker. Stuttgart: Haug; 2021

2.10.5 Romberg-Stehversuch

Der Romberg-Stehversuch (auch Romberg-Test) sollte in einem ruhigen und möglichst nur schwach beleuchteten Raum durchgeführt werden, um räumliche Orientierungsreize zu vermindern. Der Patient stellt seine **entkleideten Füße parallel dicht nebeneinander** auf den Boden und streckt die **Arme waagerecht nach vorn** (▸ **Abb. 2.50**). Nach 20 Sekunden schließt er die Augen. Zusätzlich kann der Untersuchende den Oberkörper des Patienten sanft in verschiedene Richtungen schieben (▸ **Abb. 2.51**).

Ein **gesunder Patient steht ruhig und schwankt nicht**, die Manipulationen kann er ausgleichen, ohne die Füße umzustellen oder die Arme zu Hilfe zu nehmen. Ein minimales Schwanken hat bei geschlossenen Augen keinen Krankheitswert.

Pathologisch ist das **Auftreten bzw. Verstärkung** einer **Schwank- und Fallneigung,** einer **Zunahme der Ataxie bei geschlossenen Augen** sowie einer **deutlichen Unsicherheit** beim **Ausgleichen der Manipulationen** (▸ **Abb. 2.52**).

Abb. 2.50 Romberg-Stehversuch.

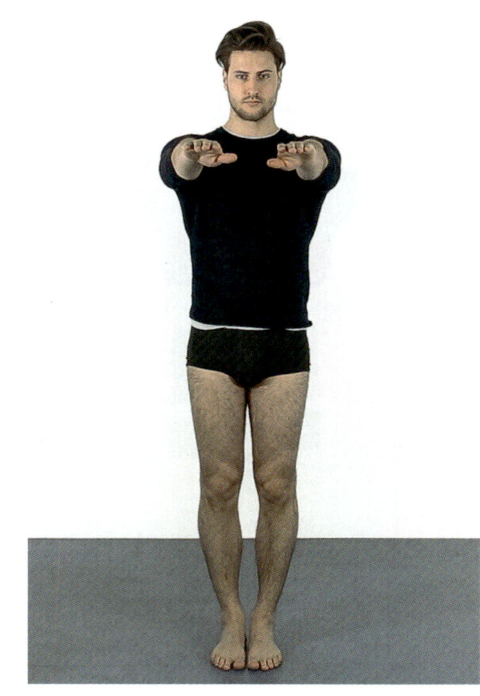

Foto: K. Oborny, Thieme Group. In: Sengebusch J, Herzog M. Intensivtraining körperliche Untersuchung und Diagnostik für Heilpraktiker. Stuttgart: Haug; 2021

Abb. 2.51 Romberg-Stehversuch mit Provokation durch den Therapeuten.

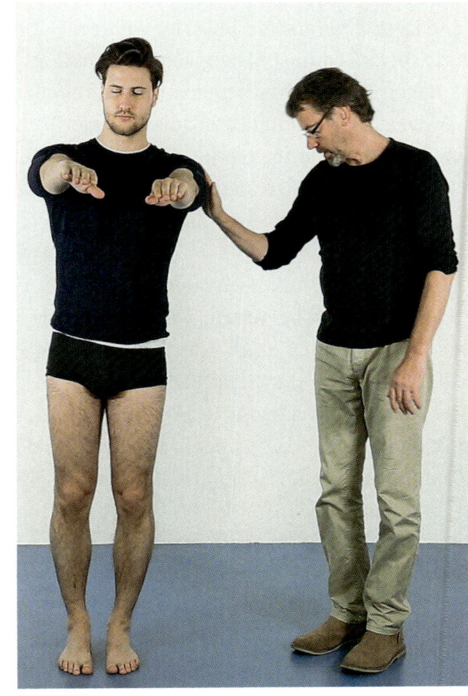

Foto: K. Oborny, Thieme. In: Sengebusch J, Herzog M. Intensivtraining körperliche Untersuchung und Diagnostik für Heilpraktiker. Stuttgart: Haug; 2021

Abb. 2.52 Romberg-Stehversuch: Befunde.

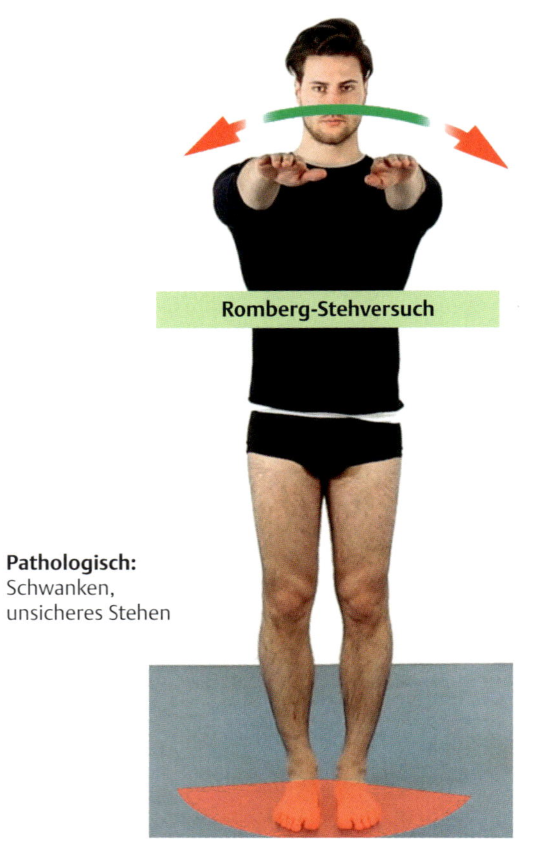

Foto: K. Oborny, Thieme Group

Der Befund kann differenziert bewertet werden:

- Bei einem Schwanken unabhängig von geschlossenen oder geöffneten Augen liegt wahrscheinlich eine **zerebelläre Ataxie** und als Auslöser eine Kleinhirnschädigung vor. Die Schwankbewegung kann nach hinten tendieren. Nimmt das Schwanken bei geschlossenen Augen zu, liegt eine **spinale Ataxie** vor; die Ursache ist wahrscheinlich eine Störung im Bereich der Rückenmarksbahnen.
- Schwankt der Patient stark nach lateral und neigt er zum Fallen, liegt eine **vestibuläre Ataxie** vor. Die Ursache ist wahrscheinlich eine Störung eines Gleichgewichtsorgans. Meist schwankt der Patient stark zur erkrankten Seite. Ursachen können sowohl eine Schädigung der Bogengänge oder der Otolithenfunktion als auch eine Läsion des N. vestibulocochlearis sein. Störungen der Tiefensensibilität können dasselbe Phänomen hervorrufen.
- Kann der Patient die Manipulationen nur schwer oder überhaupt nicht ausgleichen, kann eine **funikuläre Myelose**, v. a. aufgrund eines Vitamin-B_{12}-Mangels oder einer Alkoholkrankheit, die Ursache sein.

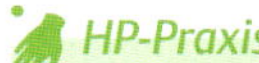

HP-Praxis

Psychogene Gleichgewichtsstörung

Besteht der V. a. eine **psychogene Gleichgewichtsstörung,** fordern Sie den Patienten auf, während der Untersuchung zu zählen oder einen beliebigen längeren Satz zu sprechen. Schwankt er durch die Ablenkung weniger, bestärkt dies Ihren Verdacht.

2.10.6 Unterberger-Tretversuch

Damit der Patient keine äußeren räumlichen Orientierungsreize bekommt, sollte der Unterberger-Tretversuch in einem ruhigen, nur schwach beleuchteten Raum durchgeführt werden.

Der Patient stellt seine entkleideten Füße nebeneinander auf den Boden, schließt die Augen und streckt die Arme waagerecht nach vorn. Dann wird er gebeten, etwa 50 × gleichmäßig auf der Stelle zu treten (▶ **Abb. 2.53**).

Der gesunde Patient bleibt im Verlauf des Tests in der Ausgangssituation. Eine leichte Abweichung der Fußposition von maximal 45° zu einer Seite ist physiologisch. Pathologisch ist eine Drehbewegung von mehr als 45°, ein deutliches Schwanken oder eine Fallneigung (▶ **Abb. 2.54**).

Eine starke Abweichung der Fußposition kann auftreten, wenn die Nervenverbindungen zwischen Kleinhirn und Rückenmark gestört sind. Die Ursache kann eine Störung der vestibulospinalen Reflexe oderein Kleinhirnschaden sein.

Die zugrunde liegende Erkrankung bzw. Läsion ist häufig auf der Seite lokalisiert, zu der der Patient am stärksten abweicht.

2.10.7 Diadochokinese

Definition

Diadochokinese

Sie beschreibt die Fähigkeit, rasch aufeinanderfolgende, entgegengesetzte Bewegungen auszuführen, z. B. das Ein- und Ausdrehen einer Glühbirne (Pronation und Supination). Bei neurologischen Störungen kann sie eingeschränkt sein oder fehlen.

Die Diadochokinese wird meist am Arm getestet und wird häufig als „Glühbirnentest“ bezeichnet.

Der Test wird im Stehen (▶ **Abb. 2.55**) oder im Sitzen durchgeführt. Der Patient winkelt beide Arme um 90° an und hebt die Ellbogen auf Schulterhöhe. In dieser Position soll er in schnellem Wechsel mit einer Hand eine Eindreh- und gleichzeitig mit der anderen eine Auswärtsdrehung durchführen. Nach einigen Wiederholungen wechselt er die Drehrichtung.

Alternativ kann der am Tisch sitzende Patient abwechselnd mit dem Handrücken der einen und der Handfläche der anderen Hand auf die Tischplatte klopfen.

Bei Patienten mit Kleinhirnstörungen, Parkinson-Syndrom oder Multipler Sklerose ist z. B. häufig das Zusammenspiel der antagonistischen Muskeln und damit der geforderte Bewegungsablauf gestört. Man spricht dann von einer **Dysdiadochokinese**. Kann der Betroffene die Bewegungen nicht auszuführen, liegt eine sog. **Adiadochokinese** vor.

Abb. 2.53 Unterberger-Tretversuch.

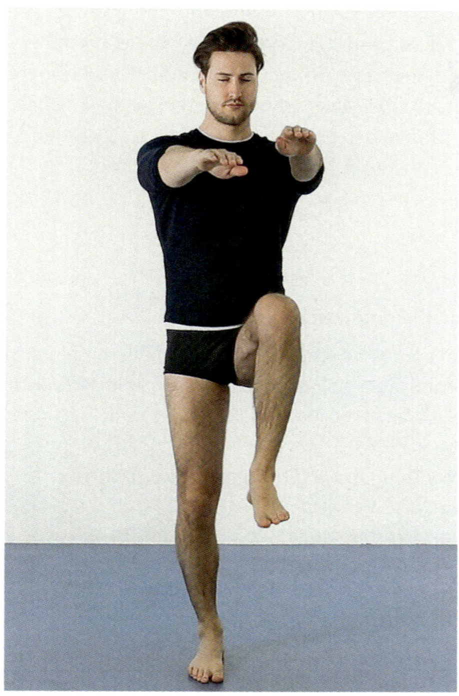

Foto: K. Oborny, Thieme. In: Sengebusch J, Herzog M. Intensivtraining körperliche Untersuchung und Diagnostik für Heilpraktiker. Stuttgart: Haug; 2021

Abb. 2.55 Diadochokinesetest.

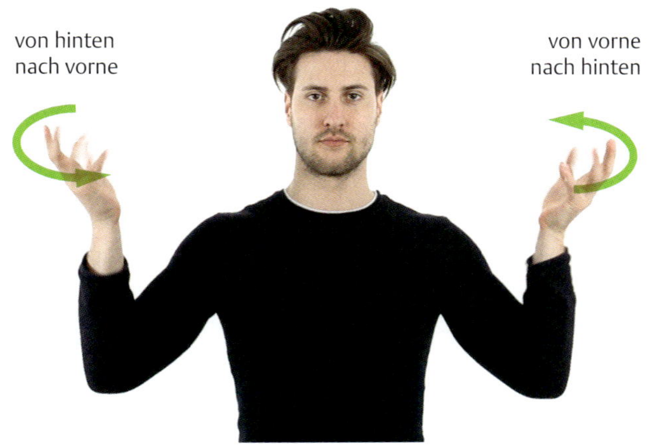

Foto: K. Oborny, Thieme Group. Nach: Sengebusch J, Herzog M. Intensivtraining körperliche Untersuchung und Diagnostik für Heilpraktiker. Stuttgart: Haug; 2021

HP-Praxis

Geduld

Vielen Menschen fällt es auch ohne neurologische Störung schwer, den Test-Anweisungen Folge zu leisten. Geben Sie dem Patienten daher Zeit, sich darauf einzustellen. Fragen Sie ggf. nach Erfahrungen mit solchen Situationen.

Abb. 2.54 Befunde beim Unterberger-Tretversuch.

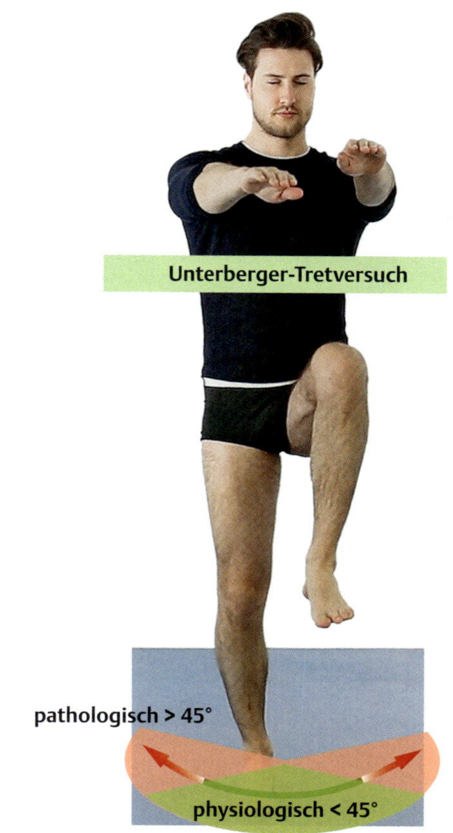

Foto: K. Oborny, Thieme Group

2.10.8 Rebound- oder Rückstoßphänomen

Zur Durchführung des Tests stellt sich der Patient mit dem Rücken an eine Wand, sodass er nicht nach hinten fallen kann. Er streckt die angewinkelten Arme waagerecht nach vorn, die Handinnenflächen zeigen nach oben. Der Untersuchende drückt diese mit moderater Kraft nach unten, während der Patient aufgefordert wird, diesem Druck standzuhalten, also seine Unterarme nach oben zu drücken (▸ **Abb. 2.56**).

Nach einigen Sekunden zieht der Therapeut ohne Ankündigung seine Hände weg, so dass der Gegendruck auf die Arme des Patienten plötzlich fehlt. Physiologisch schnellen die Hände des Patienten nach oben, er kann die Bewegung jedoch nahezu unmittelbar wieder bremsen (physiologisches Rebound-Phänomen). Pathologisch sind eine überschießende Bewegung mit geringer Hemmung oder eine stockende Motorik (▸ **Abb. 2.57**).

Eine überschießende Bewegung insbesondere in Kombination mit einer Ausgleichsbewegung ist ein Hinweis auf eine Kleinhirnstörung. Ein Stocken der Rebound-Bewegung kann u. U. beim Morbus Parkinson auftreten.

Abb. 2.56 Rebound-Phänomen: Ausgangsposition.

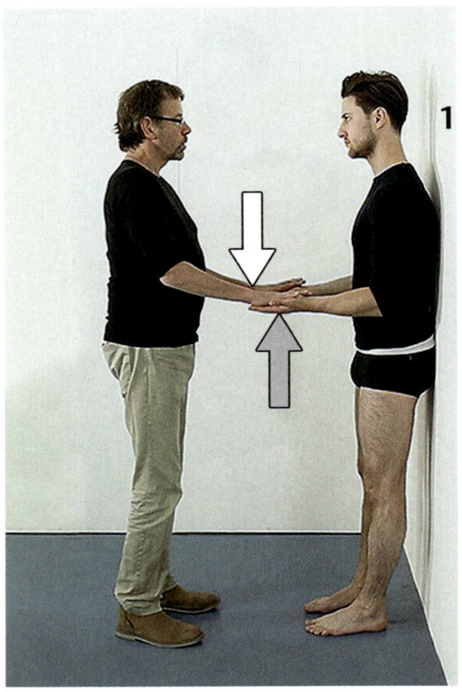

Foto: K. Oborny, Thieme Group. In: Sengebusch J, Herzog M. Intensivtraining körperliche Untersuchung und Diagnostik für Heilpraktiker. Stuttgart: Haug; 2021

Abb. 2.57 Rebound-Phänomen: Befunde.

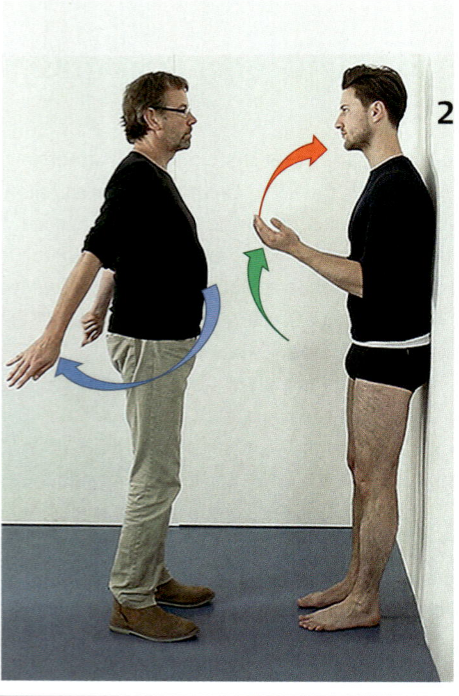

Physiologischer (grüner Pfeil) und pathologischer Befund (roter Pfeil).
Foto: K. Oborny, Thieme Group. In: Sengebusch J, Herzog M. Intensivtraining körperliche Untersuchung und Diagnostik für Heilpraktiker. Stuttgart: Haug; 2021

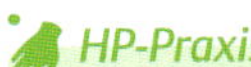

HP-Praxis

Zentrale und periphere Störungen differenzieren

Alle bisher vorgestellten Tests werden vornehmlich bei V. a. auf zentrale (Kleinhirn-) Störungen eingesetzt. Auffällige Befunde können sich aber auch bei peripheren Nervenläsionen zeigen. Daher müssen bei Unklarheiten Seitenvergleiche und weitere Tests (z. B. Reflexprüfung durchgeführt werden.

Fazit – Das müssen Sie wissen

Tests auf Kleinhirnzeichen

Tests auf Kleinhirnzeichen (**Ataxietests**) überprüfen die motorische Koordinationsfähigkeit und sollen eine **Kleinhirnschädigung** abklären. Ursache: u. a. Tumoren oder Infarkte. Zu den Tests gehören u. a.:

- Test der **Gangataxie** (Strichgang, Seiltänzertest)
- **Finger-Nase-Versuch**
- **Finger-Finger-Versuch**
- **Knie-Hacke-Versuch**
- **Romberg-Stehversuch**
- **Unterberger-Tretversuch**
- Test der **Diadochokinese**
- **Rebound** oder **Rückstoßphänomen**

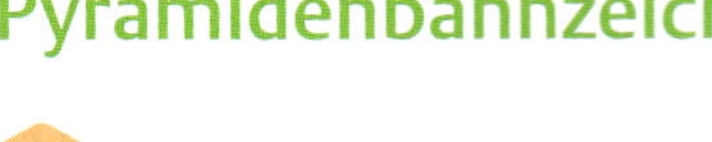

2.11 Tests auf Pyramidenbahnzeichen

Video

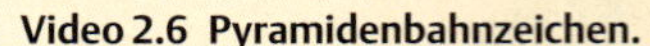

Video 2.6 Pyramidenbahnzeichen.

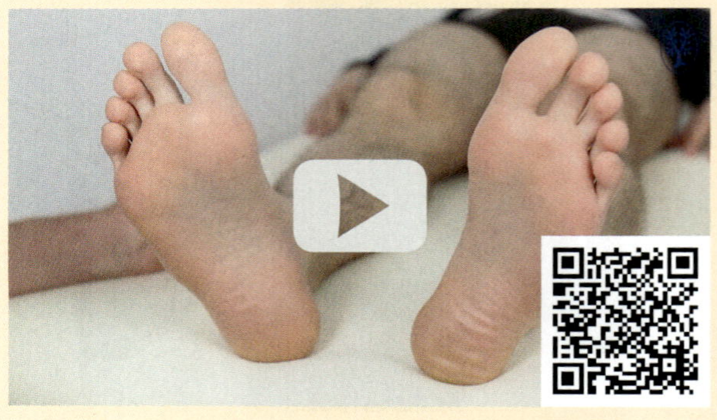

Quelle: ©teamWERK/Thieme. In: Sengebusch J, Herzog M. Intensivtraining körperliche Untersuchung und Diagnostik für Heilpraktiker. Stuttgart: Haug; 2021

Definition

Pyramidenbahnzeichen

Pyramidenbahnzeichen sind Reflexe, die bei einer Schädigung des 1. Motoneurons auftreten (z. B. bei Multipler Sklerose) und auf eine Schädigung der Pyramidenbahn hinweisen. Pyramidenbahnzeichen werden auch als „pathologische Reflexe“ bezeichnet.

Merke

Pyramidenbahnzeichen sind nicht immer pathologisch

Pyramidenbahnzeichen sind bei Erwachsenen pathologisch, bei Kindern bis zum ca. 18. Lebensmonat aufgrund der Unreife der Rückenmarksbahnen aber **physiologisch**. Auch bei alten Menschen können diese Zeichen auslösbar sein, ohne dass ihnen ein Krankheitswert zukommt.

Die wichtigsten und in der Praxis gängigen Tests werden im Folgenden beschrieben. Der gelegentlich angewandte sog. Trömner- oder Fingerbeugereflex wird nicht vorgestellt, da er als sehr unzuverlässiges Pyramidenbahnzeichen gilt.

Bei allen Tests liegt der Patient mit dem Rücken auf der Untersuchungsliege, die Beine sind unbekleidet. Der Therapeut sitzt am Fußende.

Babinski-Reflex. Der Therapeut streicht mit einem Spatel oder dem Stielende eines Reflexhammers zügig in einem Bogen vom lateralen Rand der Ferse aus entlang des Fußballens in Richtung der großen Zehe (▶ **Abb. 2.58a**). Der Test wird auch als Babinski-Zeichen oder Babinski-Phänomen bezeichnet.

Oppenheim-Reflex. Der Untersuchende streicht mit Spatel oder Hammerstiel kräftig über die Tibiakante in Richtung Fußgelenk (▶ **Abb. 2.59**). Der Test wird auch Oppenheim-Zeichen genannt.

Chaddock-Reflex. Zum Testen des Chaddock-Reflexes bestreicht der Therapeut kräftig den Fußrand bzw. die laterale Fußoberseite (▶ **Abb. 2.60**).

Gordon-Reflex. Der Therapeut knetet die Wadenmuskulatur des Patienten kräftig (▶ **Abb. 2.61**). Der Test ist auch als Gordon-Scharfer-Reflex oder Gordon-Zeichen bekannt.

Bei allen Tests ist eine Beugung der Zehen die physiologische Antwort. Beim positiven Zeichen (pathologischen Reflex) kommt es zu einer tonischen Dorsalflexion der Großzehe bei gleichzeitiger Flexion und Auffächerung der anderen Zehen, d. h., die Großzehe streckt sich zum Fußrücken hin, während die anderen Zehen abgespreizt sind (Fächerphänomen, siehe ▶ **Abb. 2.58b**).

Abb. 2.58 Test des Babinski-Reflexes.

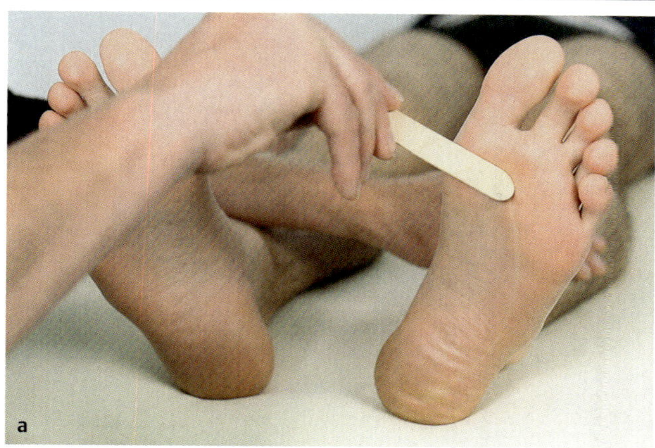

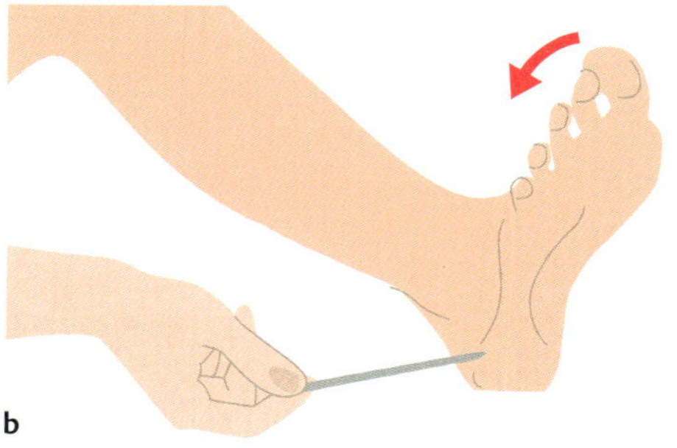

a Test des Babinski-Reflexes. *Foto: K. Oborny, Thieme Group. In: Sengebusch J, Herzog M. Intensivtraining körperliche Untersuchung und Diagnostik für Heilpraktiker. Stuttgart: Haug; 2021*

b Positiver Babinski-Reflex (Fächerphänomen). *Abb. aus: Mattle H, Fischer U. Untersuchung der unteren Extremitäten. In: Mattle H, Fischer U, Hrsg. Kurzlehrbuch Neurologie. 5., überarbeitete Auflage. Thieme; 2021*

Abb. 2.59 Test des Oppenheim-Reflexes.

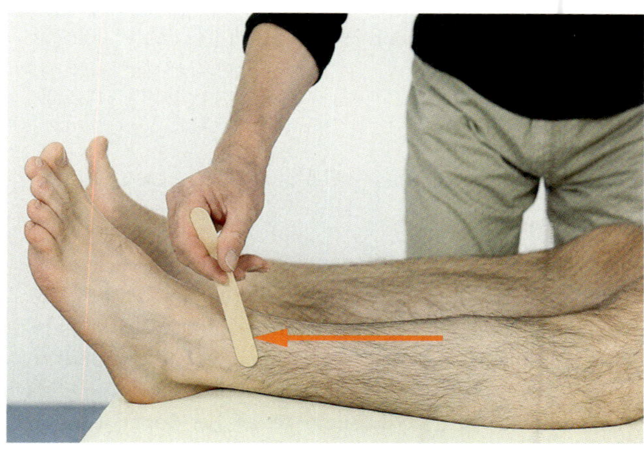

Foto: K. Oborny, Thieme Group. In: Sengebusch J, Herzog M. Intensivtraining körperliche Untersuchung und Diagnostik für Heilpraktiker. Stuttgart: Haug; 2021

Abb. 2.60 Test des Chaddock-Reflexes.

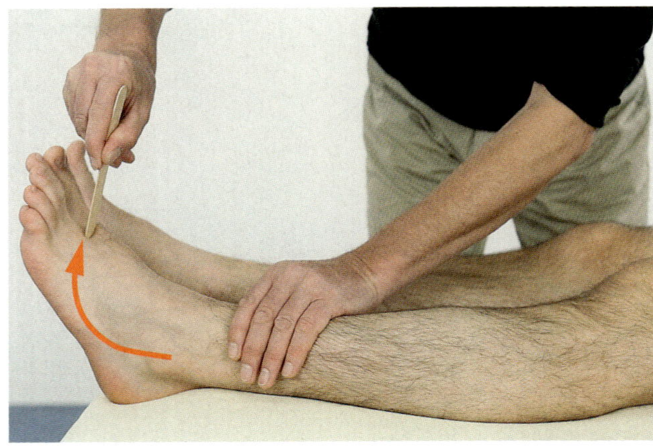

Foto: K. Oborny, Thieme Group. In: Sengebusch J, Herzog M. Intensivtraining körperliche Untersuchung und Diagnostik für Heilpraktiker. Stuttgart: Haug; 2021

Abb. 2.61 Test des Gordon-Reflexes.

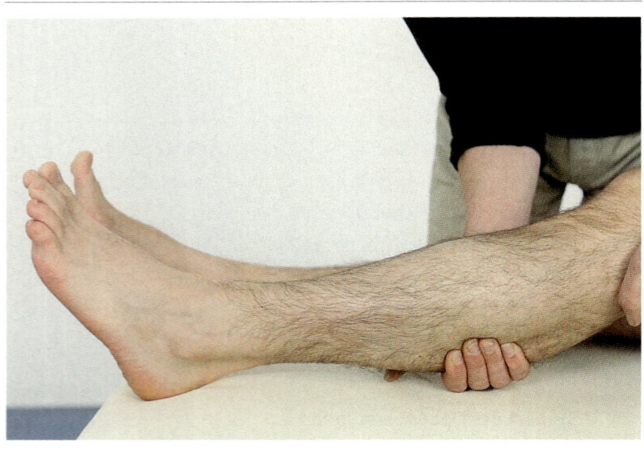

Foto: K. Oborny, Thieme Group. In: Sengebusch J, Herzog M. Intensivtraining körperliche Untersuchung und Diagnostik für Heilpraktiker. Stuttgart: Haug; 2021

Fazit – Das müssen Sie wissen

Pyramidenbahnzeichen

Pyramidenbahnzeichen oder **pathologische Reflexe** sind die Folge einer zentralen Enthemmung bei **Schädigung des 1. Motoneurons**. Bis zum **18. Lebensmonat** sind diese **normal**, danach weist ihr Auftreten auf eine **Schädigung der Pyramidenbahn** hin (ggf. Ausnahme bei alten Menschen). Typische Tests an den Beinen sind der **Babinski-Reflex**, der **Oppenheim-Reflex**, der **Chaddock-Reflex** und der **Gordon-Reflex**. Alle resultieren pathologisch im Strecken der Großzehe und ggf. Abspreizen der restlichen Zehen.

2.12 Sensibilitätsprüfung

Sensibilitätsprüfungen werden bei Verdacht auf periphere und zentrale Nervenstörungen (z. B. Polyneuropathie (S. 115)) durchgeführt. Dabei werden mit unterschiedlichen Methoden verschiedene sensible Funktionen getestet (▶ **Video 2.7**).

Video

Video 2.7 Sensibilitätsprüfung.

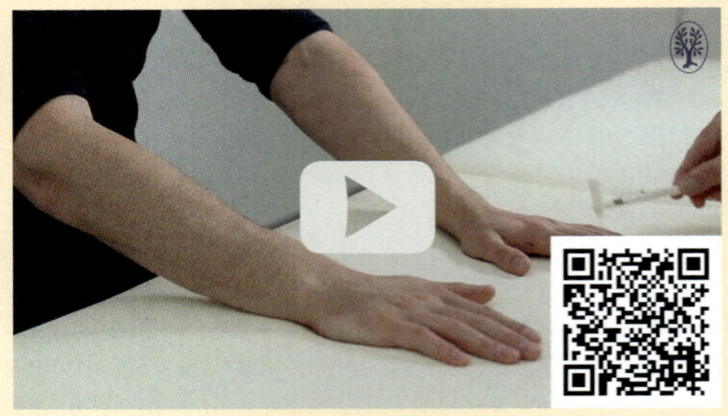

Quelle: ©teamWERK/Thieme. In: Sengebusch J, Herzog M. Intensivtraining körperliche Untersuchung und Diagnostik für Heilpraktiker. Stuttgart: Haug; 2021

Folgende Empfindungen werden geprüft:

- v. a. Oberflächensensibilität, Tiefensensibilität, Vibrationsempfinden
- darüber hinaus: Berührungsempfinden (Ästhesie), Schmerzempfinden (Algesie), Vibrationsempfinden, Temperaturwahrnehmung, Lage- bzw. Bewegungsempfinden, räumliche Wahrnehmung, Tasterkennen (Stereognosie), Schrifterkennung

Kriterien sind:

- Ist die Empfindung gering oder übermäßig auslösbar?
- Entspricht die Empfindung dem gesetzten Reiz oder wird sie fehlinterpretiert (Kältereiz als Wärmereiz)? In diesem Zusammenhang aber Vorsicht: Plötzliche Wärmereize über 40 °C werden physiologisch zunächst als kalt empfunden, da hierbei Kälterezeptoren gereizt werden (= paradoxe Kälteempfindung).

Die zu testenden Hautareale werden von distal nach proximal und immer seitenvergleichend an beiden Händen bzw. Beinen untersucht. Dabei müssen laterale und mediale Areale sowie Ober- und Unterseiten der Extremität bedacht werden.

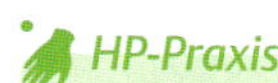

HP-Praxis

Befunde nicht überbewerten

Die Ergebnisse der Sensibilitätsprüfung sind u. a. abhängig von der Konzentration und der allgemeinen Empfindsamkeit des Patienten. Sie können unterschiedlich ausfallen und dürfen nicht überbewertet werden.

Abb. 2.62 Prüfung des Berührungsempfindens mit einem Pinsel.

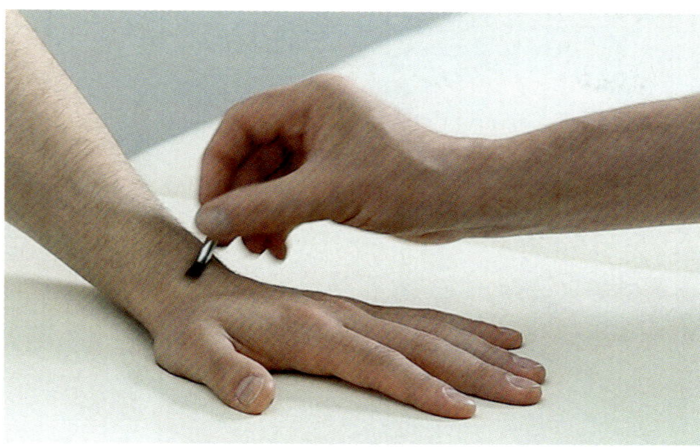

Foto: K. Oborny, Thieme Group. In: Sengebusch J, Herzog M. Intensivtraining körperliche Untersuchung und Diagnostik für Heilpraktiker. Stuttgart: Haug; 2021

Abb. 2.63 Prüfung des Berührungsempfindens mit einem Monofilament.

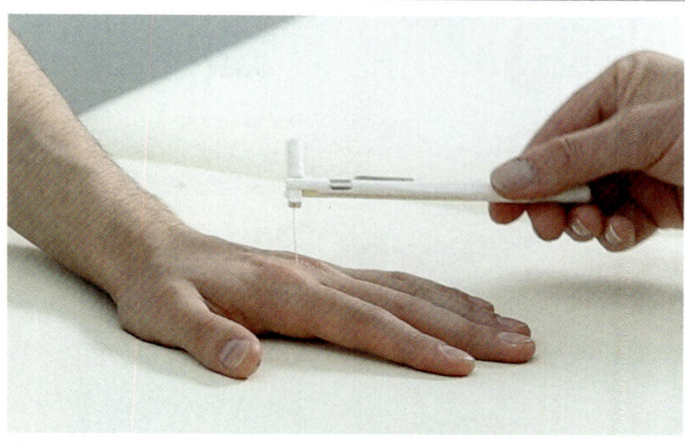

Foto: K. Oborny, Thieme Group. In: Sengebusch J, Herzog M. Intensivtraining körperliche Untersuchung und Diagnostik für Heilpraktiker. Stuttgart: Haug; 2021

2.12.1 Prüfung des Berührungsempfindens

Zur Untersuchung der Oberflächensensibilität kann der Patient sitzen oder liegen. Die Untersuchungsbereiche (i. d. R. Arme und Beine sind entkleidet, die Augen am besten geschlossen).

Zur Überprüfung der Berührungsempfindung wird die Haut mit einem runden Gegenstand (z. B. Griffende eines Reflexhammers, Pinsel, Wattebausch oder Monofilament) berührt (▶ **Abb. 2.62**, ▶ **Abb. 2.63**). Zur Differenzierung des Empfindens von „spitz" und „stumpf" können die entsprechenden Enden einer Untersuchungsnadel oder spezielle Neurotips verwendet werden (S. 49).

Wie oben beschrieben, wird von distal nach proximal und immer seitenvergleichend getestet. Während des Vorgangs befragt der Untersuchende den Patienten immer wieder, ob und in welcher Weise er die gesetzten Reize spürt. Ein gesunder Patient muss alle Berührungen komplett und gleich intensiv an allen getesteten Hautarealen spüren und zudem die Reizqualität (fein, spitz, stumpf) richtig identifizieren. Leichte Abweichungen sind möglich – z. B. bei Menschen, die ihre Hände beruflich stark und seitendifferent beanspruchen.

2.12.2 Prüfung des Schmerzempfindens

Zur Testung wird z. B. eine Untersuchungsnadel leicht in die zu testenden Hautareale gestochen (▶ **Abb. 2.64**). Der gesunde Patient muss die gesetzten Schmerzreize an allen getesteten Hautarealen spüren.

2.12.3 Prüfung des Vibrationsempfindens

Zur Prüfung des Vibrationsempfindens wird am besten eine graduierte Stimmgabel nach Rydel-Seiffer (S. 49) verwendet, da sie das Ablesen der Vibrationsstärke und somit eine genauere Auswertung des Versuchs ermöglicht. Man kann aber auch eine einfache medizinische Stimmgabel nutzen.

Abb. 2.64 Prüfung des Schmerzempfindens mit einer Untersuchungsnadel.

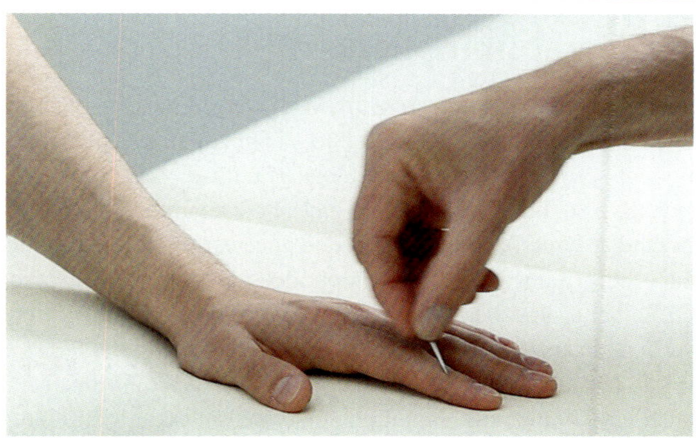

Foto: K. Oborny, Thieme Group. In: Sengebusch J, Herzog M. Intensivtraining körperliche Untersuchung und Diagnostik für Heilpraktiker. Stuttgart: Haug; 2021

Der Patient sitzt oder liegt, die zu untersuchenden Bereiche (i. d. R. Arme und Beine) sind entkleidet, die Augen bestenfalls geschlossen.

Die schwingende Stimmgabel wird auf das Sternum des Patienten gesetzt, sodass er spüren kann, wie sich die Vibration anfühlt (▶ **Abb. 2.65**). Anschließend wird in derselben Abfolge wie bei den vorab geschilderten Untersuchungen getestet, wobei die Gabel auf die Gelenke aufgesetzt wird. Man beginnt an den unteren Extremitäten (zunächst Großzehengrundgelenk, anschließend Innenknöchel desselben Fußes etc.).

Abb. 2.65 Prüfung des Vibrationsempfindens.

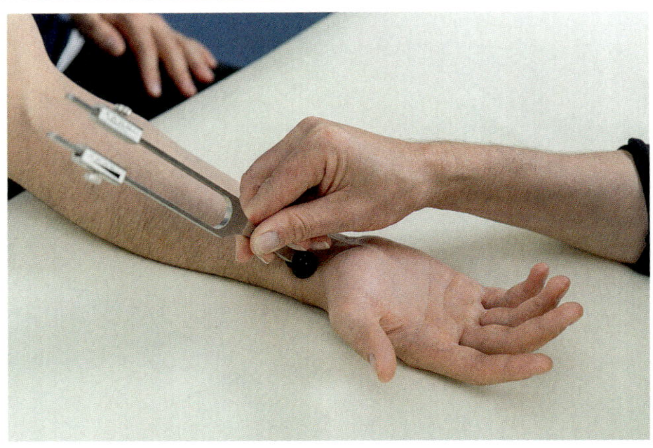

Prüfung des Vibrationsempfindens mithilfe einer Stimmgabel. *Foto: K. Oborny, Thieme Group. In: Sengebusch J, Herzog M. Intensivtraining körperliche Untersuchung und Diagnostik für Heilpraktiker. Stuttgart: Haug; 2021*

2.12.4 Prüfung des Temperaturempfindens

Das Temperaturempfinden wird in derselben Abfolge geprüft wie z. B. die Schmerzsensibilität (s. o.). Zum Testen des Kälteempfindens wird beispielsweise ein Kühlpad, ein Twin-Tip (▶ **Abb. 2.66**) oder das Griffende eines Reflexhammers, das nicht durch die Hand des Untersuchenden angewärmt ist, verwendet; zur Überprüfung des Wärmeempfindens dient ein Wärmepad, die 2. Seite des Twin-Tip oder das durch die Hand des Untersuchenden angewärmte Griffende eines Reflexhammers.

Das Hilfsmittel wird zunächst jeweils auf das Sternum oder auch eine Wange des Patienten aufgelegt, sodass er den Kälte- bzw. Wärmereiz spüren kann. Danach geht man von distal nach proximal vor, beginnend an den unteren Extremitäten. Der Patient muss sowohl Kälte als auch Wärme an allen getesteten Hautarealen gleich intensiv spüren und zudem die Reizqualität (warm/kalt) richtig identifizieren.

2.12.5 Prüfung des Lageempfindens

Hier wird getestet, ob der Patient die Stellung seiner Gelenke regelgerecht wahrnimmt. Das Lageempfinden kann mit 2 Standardtestmethoden geprüft werden:

Beuge-/Streck-Test. Der Test kann im Sitzen oder Stehen durchgeführt werden. Der Patient streckt dem Untersuchenden eine Hand entgegen. Die Finger sind leicht gespreizt, die Augen geschlossen. Der Untersuchende beugt oder streckt unterschiedliche Endglieder der Finger der Patientenhand. Der gesunde Patient kann die Veränderungen der Fingerstellung korrekt benennen, sie also als „nach oben“ oder „nach unten“ beschreiben.

Abb. 2.66 Prüfung des Temperaturempfindens mit einem Twin-Tip am Handgelenk.

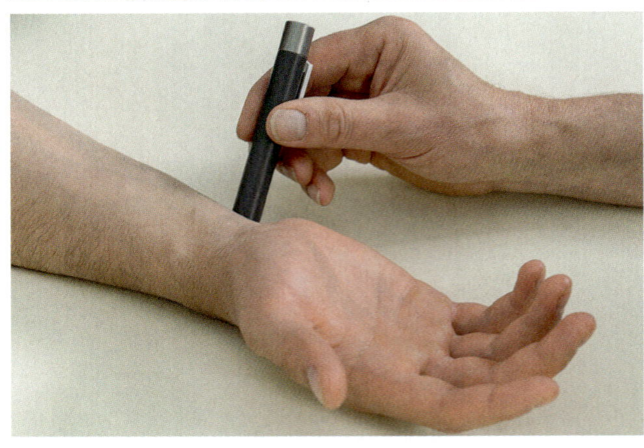

Foto: K. Oborny, Thieme Group. In: Sengebusch J, Herzog M. Intensivtraining körperliche Untersuchung und Diagnostik für Heilpraktiker. Stuttgart: Haug; 2021

Abb. 2.67 Prüfung des Lageempfindens, Mirroring-Test.

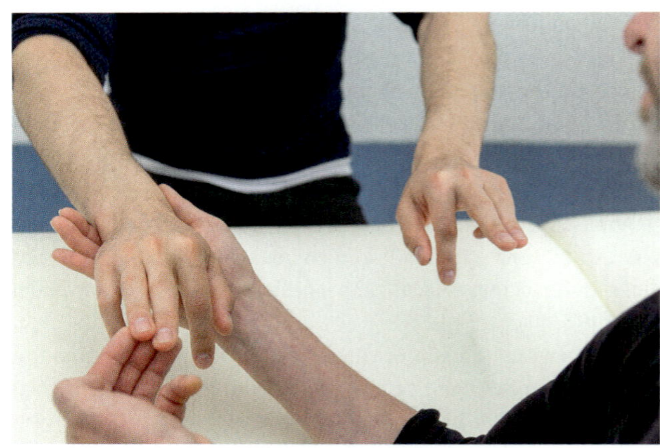

Foto: K. Oborny, Thieme Group. In: Sengebusch J, Herzog M. Intensivtraining körperliche Untersuchung und Diagnostik für Heilpraktiker. Stuttgart: Haug; 2021

Mirroring-Test. Der Patient streckt wie beim Beugetest dem Untersuchenden eine Hand entgegen. Der Untersuchende verändert die Beugestellung mehrere Finger der Patientenhand. Der Patient wird aufgefordert, mit seiner anderen Hand die Fingerstellung nachzuahmen (▶ **Abb. 2.67**). Einem gesunden Patienten gelingt dies einwandfrei. Der Test wird auch „Spiegel-Test“ genannt.

2.12.6 Prüfung der räumlichen Wahrnehmung

Die Raumwahrnehmung wird mit der Zweipunktdiskrimination getestet. Dabei wird geprüft, ob der Patient 2 oder mehr synchrone Stimulationen der Haut gleichzeitig wahrnehmen kann (▶ **Abb. 2.68**). In welcher Entfernung die beiden Punkte gesetzt werden, hängt stark vom Hautareal ab, auf dem getestet wird: An den Fingern ist eine Entfernung von 2–5 mm, an der Handfläche von ca. 10 mm, am Unterarm von ca. 40 mm und an der Wade von ca. 50 mm zu empfehlen.

Als Hilfsmittel werden z. B. ein Zirkel, eine aufgebogene Büroklammer, ein Pfeifenreiniger o. Ä. eingesetzt. Verschiedene Hautareale werden von distal nach proximal getestet: Der Untersuchende setzt einen deutlichen 1. Reiz. Anschließend wird in der Nähe ein 2. Reiz ausgelöst. Der gesunde Patient muss beide Reize gleich intensiv spüren.

Abb. 2.68 Prüfung der Zweipunktdiskrimination.

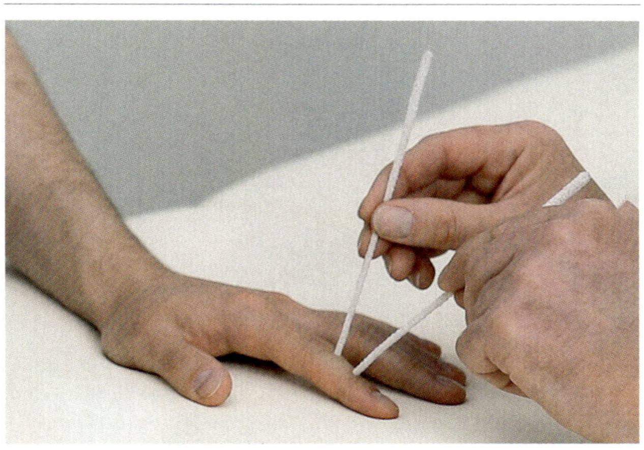

Foto: K. Oborny, Thieme Group. In: Sengebusch J, Herzog M. Intensivtraining körperliche Untersuchung und Diagnostik für Heilpraktiker. Stuttgart: Haug; 2021

2.12.7 Stereognosietest

Stereognosie (Tasterkennen) ist die Fähigkeit, durch Tasten einen bekannten Gegenstand zu erkennen bzw. 2 Gegenstände voneinander durch Tasten zu unterscheiden (▶ **Abb. 2.69**). Für den Test können unterschiedliche Gegenstände verwendet werden.

- **Beispiel 1**: Dem Patienten wird ein kleiner Stoffbeutel präsentiert, in dem sich mehrere, dem Patienten bekannte Gegenstände befinden, z. B. ein Löffel, Murmeln, ein Gummiband, ein Radiergummi. Der Patient wird aufgefordert, mit einer Hand die Gegenstände im Beutel zu ertasten, zu benennen und dann aus dem Beutel zu nehmen.
- **Beispiel 2**: Der Patient schließt die Augen und streckt seine Hände dem Untersuchenden mit nach oben zeigenden Handflächen entgegen. Der legt 2 ähnliche, aber verschiedene Gegenstände in je eine Patientenhand, z. B. eine Kugel in die rechte und einen Würfel in die linke Hand oder einen Bleistift in die eine, einen Trinkhalm in die andere Hand. Ein gesunder Patient kann die Gegenstände differenzierend ertasten und benennen.

2.12.8 Test der Graphästhesie

Graphästhesie bezeichnet die Fähigkeit, mit Druck auf die Haut geschriebene Buchstaben oder Ziffern zu erkennen, ohne hinzusehen. Voraussetzung ist eine intakte, taktile Wahrnehmung, also Oberflächen- und Drucksensibilität.

Zur Testung schließt der Patient die Augen und legt seine Hände mit der Handinnenfläche nach oben flach auf einen Tisch. Der Untersuchende zeichnet mit einem Holzstäbchen, Holzspatel o. Ä. nacheinander verschiedene Ziffern, Buchstaben und Formen (Kreis, Rechteck oder Dreieck) auf die Finger (▶ **Abb. 2.70**) sowie auf die weiter proximal gelegenen Bereiche des Arms. Der gesunde Patient kann die Ziffern, Buchstaben und Formen benennen.

Abb. 2.69 Tasterkennen.

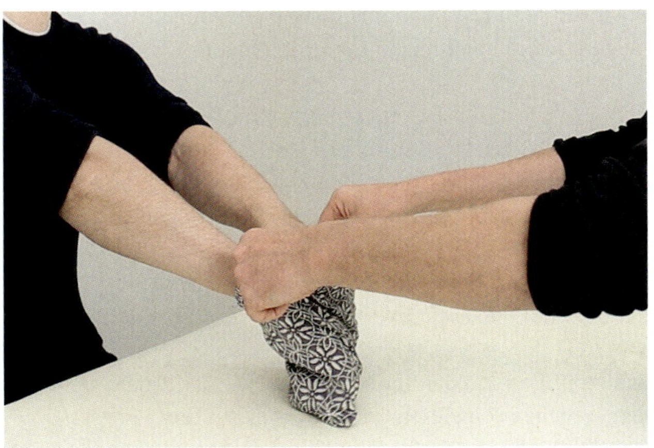

Foto: K. Oborny, Thieme Group. In: Sengebusch J, Herzog M. Intensivtraining körperliche Untersuchung und Diagnostik für Heilpraktiker. Stuttgart: Haug; 2021

Abb. 2.70 Test der Graphästhesie.

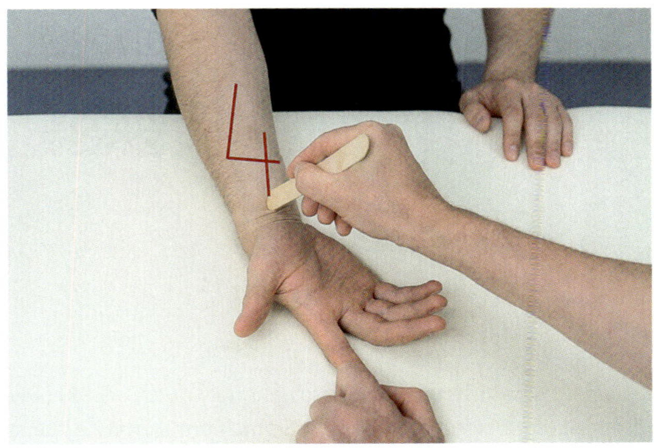

Foto: K. Oborny, Thieme Group. In: Sengebusch J, Herzog M. Intensivtraining körperliche Untersuchung und Diagnostik für Heilpraktiker. Stuttgart: Haug; 2021

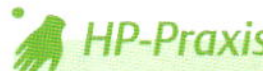

HP-Praxis

Positive Testergebnisse ohne Sensibilitätsstörung

Bei Störungen im Assoziationskortex kann es sein, dass ein Patient Impulse zwar fühlen oder Gegenstände ertasten, sie jedoch nicht zuordnen kann. Bei entsprechendem Verdacht muss u. a. ein Gegenversuch durchgeführt werden, bei dem der Patient den Vorgang auch beobachten kann.

Fazit – Das müssen Sie wissen

Sensibilitätsprüfung

Sensible Funktionen werden mit verschiedenen Methoden überprüft, um periphere und zentrale Nervenstörungen nachzuweisen. Überprüft werden u. a.: Berührungsempfinden, Schmerzempfinden, Vibrationsempfinden, Temperaturempfinden, Lageempfinden, räumliche Wahrnehmung, Stereognosie (Tastempfinden), Graphästhesie.

2.13 FAST-Test

Definition

FAST-Test

FAST ist ein Akronym und steht für **F**ace (Gesicht), **A**rm (Arm), **S**peech (Sprache), **T**ime (Zeit). Mit einfachen, standardisierten Tests können die Leitsymptome des Schlaganfalls – faziale Parese, Hemisymptomatik, Sprachstörung – erkannt werden.

Video

Video 2.8 FAST-Test.

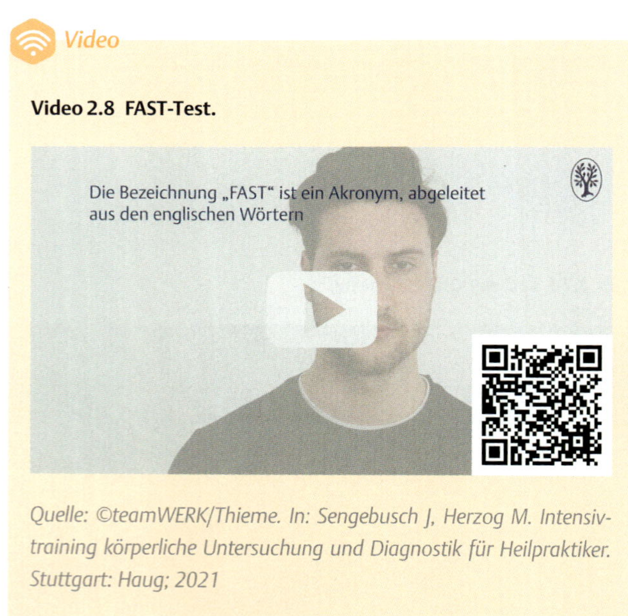

Quelle: ©teamWERK/Thieme. In: Sengebusch J, Herzog M. Intensivtraining körperliche Untersuchung und Diagnostik für Heilpraktiker. Stuttgart: Haug; 2021

Bei einer transitorischen ischämischen Attacke (TIA) (S. 88) oder einem Apoplex zeigen sich die Symptome normalerweise zuerst im Gesicht, an den Armen und in der Sprache. Dies kann durch Tests verifiziert werden (▶ **Video 2.8**, ▶ **Abb. 2.71**). Die Zeit (Time) wird genannt, da bei einem Verdacht unverzüglich ein Notruf abgesetzt werden muss.

Abb. 2.71 FAST-Test.

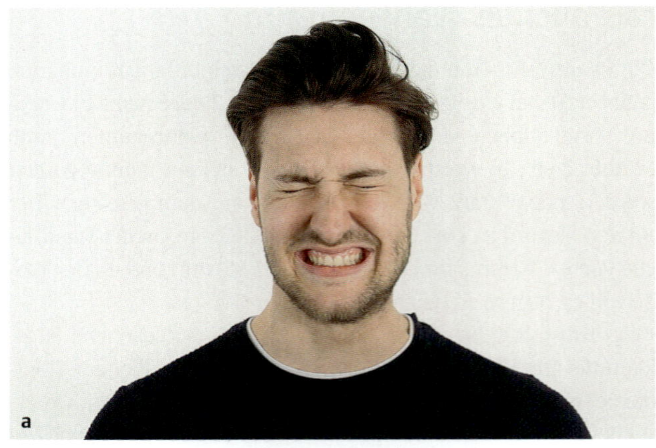

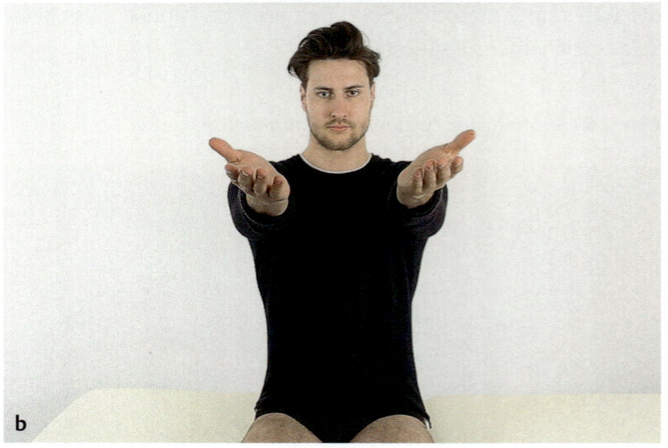

a Prüfung der Gesichtsmuskulatur („Grimassieren").
b Prüfung der Extremitätenmuskulatur: Vorhalte-Versuch.
Foto: K. Oborny, Thieme Group. In: Sengebusch J, Herzog M. Intensivtraining körperliche Untersuchung und Diagnostik für Heilpraktiker. Stuttgart: Haug; 2021

Schritt 1: Prüfung der Gesichtsmuskulatur (Face). Der Patient soll eine Grimasse schneiden (z. B. beide Wangen aufblasen, die Zähne zusammenbeißen, die geschlossenen Augen energisch zusammenkneifen, die Stirn runzeln).
Positiver Befund: Man beobachtet Asymmetrien zwischen beiden Gesichtshälften (Lähmung in einer Gesichtshälfte).

Schritt 2: Prüfung der Extremitätenmuskulatur (Arms). Der Patient soll die Arme in einem Bogen über den Kopf führen und die Handflächen aneinanderlegen. Alternativ soll er beide Arme nach vorne ausstrecken, sodass dabei die Handinnenflächen nach oben zeigen (▶ **Abb. 2.71b**).
Positiver Befund: Die Bewegung kann nicht beidseitig gleich gut oder nur eingeschränkt ausgeführt werden.

Schritt 3: Prüfung der Sprache (Speech). Der Patient soll einen vorgegebenen komplexen Satz nachsprechen bzw. lesen.
Positiver Befund: Die Sprache ist verwaschen, ein Mundwinkel hängt herab, die Zunge kann nicht normal bewegt werden (Zeichen der Lähmung).

! Cave

Notruf absetzen

Auch wenn nur einer der 3 Tests auf eine Lähmung hinweist, müssen Sie sofort den Notruf absetzen!

2.14 Psychiatrischer Befund

Neurologische Störungen können sich auch durch psychiatrische Auffälligkeiten zeigen, die neu und relativ zügig auftreten, z. B. Wesensveränderungen, Störungen der Merk- und Gedächtnisfähigkeit, Orientierungs- und Bewusstseinsstörungen, Vigilanzprobleme/Somnolenz (Störungen der Wachheit). Mehr dazu können Sie im Lernmodul 15 „Psychiatrische Krankheitsbilder“ lesen.

2.15 Weitere Diagnoseverfahren

In der Regel müssen ergänzende Diagnoseverfahren herangezogen werden, um einen Verdacht zu erhärten bzw. die Hintergründe genauer zu beleuchten. Hierzu gehören

- **Vitalfunktionen**: (Puls, Blutdruck und Atmung) zur Aufdeckung von Hirndruckzeichen (S. 51)
- **Laborbefunde**: Hormonstatus, Entzündungszeichen, Erregernachweise (Blut, Liquor), histologische Befunde (z. B. bei V. a. Tumorleiden), Mikronährstoffe, Toxine (z. B. Alkohol, Medikamente)
- **bildgebende Verfahren**: Magnetresonanztomografie (MRT), Computertomografie (CT), Elektroenzephalografie (EEG), Elektromyografie (EMG)

Transferbeispiel

Überprüfungssituation

Prüferin: „In Ihrem Untersuchungsköfferchen haben Sie sicher auch einen Reflexhammer. Erzählen Sie mir doch einmal, was Sie damit alles machen können!“
Heilpraktikeranwärter (HPA): „Klassisch teste ich damit die Eigenreflexe, also z. B. Bizepssehnenreflex, Tri...“
Prüferin (unterbricht): „Jaja, das ist klar. Aber können Sie den Hammer auch für andere Sachen einsetzen?“
HPA: „Nun ja, ich kann ihn auch zur Sensibilitätsprüfung benutzen.“
Prüferin: „Ah, wie denn?“
HPA: „Also, mein Reflexhammer hat so ein integriertes Nädelchen und ein Pinselchen. Damit kann ich z. B. das Schmerzempfinden und die Oberflächensensibilität testen.“
Prüferin (etwas kurz angebunden): „O.k., und was noch?“
HPA: „Ähm ... (überlegt) ... natürlich auch die ... ähm ...Graf... mir fällt gerade der Begriff nicht ein.“
Prüferin: „Graphästhesie, meinen Sie.“
HPA: „Ja, Danke. Genau!“
Prüferin: „Und was noch?“
HPA: „Ich kann den Hammer – der ist ja aus Metall – zum Testen des Temperaturempfindens nutzen.“
Prüferin (schaut betont fragend): „Wie denn?“
HPA: „Den Griff habe ich ja in der warmen Hand gehabt, den anderen Teil nicht. Die Berührung mit den jeweiligen Anteilen muss der Patient unterscheiden können.“
Prüferin: „Gut. Was können Sie noch damit machen?“
HPA: „Ich kann ihn auch als Ersatz für einen Spatel benutzen, z. B. bei der Überprüfung des Bauchhautreflexes oder beim Test der Pyramidenbahnzeichen ... eigentlich auch bei der Leberkratzauskultation. Aber da geht das nicht so gut ...“
Prüferin: „O.k. Das reicht mir dazu. Was haben Sie denn zur neurologischen Untersuchung noch so in Ihrem Koffer?“
HPA: „Eine Stimmgabel, vielleicht auch solche Neurotips, einen Wattebausch ...“
Prüferin (unterbricht wieder): „Was machen Sie denn damit?“
HPA: „Beispielsweise den Kornealreflex testen. Aber den kann ich ebenfalls zur Sensibilitätsprüfung einsetzen.“
Prüferin: „Jetzt noch eine ganz andere Frage: Sie haben ja auch ein Stethoskop. Welche Untersuchungsergebnisse mithilfe des Geräts könnten denn interessant sein bei neurologischen Problemen?“
HPA (überlegt kurz): „Ähm ... vielleicht Hinweise auf eine Arteriosklerose, also Strömungsgeräusche über Gefäßen. Das kann ja z. B. mit Blick auf einen Schlaganfall wichtig werden.“
Prüferin: „Ja. Das ist richtig. In dem Zusammenhang ist eine weitere Untersuchung eines anderen Organs interessant.“
HPA: „Ja, ich könnte vielleicht am Herzen Rhythmusstörungen oder Strömungsgeräusche feststellen. Im Herzen gebildete Thromben sind möglicherweise verantwortlich für Embolien im Gehirn.“
Prüfer: „Ja, das ist gut mitgedacht. Danke; ich gebe weiter an die Kollegin.“
Fallbeispiel fiktiv.

2.16 Vertiefungsfragen zum neurologischen Status

Vertiefungsfragen

Frage 1

Bitte differenzieren Sie, **welche neurologischen Untersuchungen** vorrangig **bei Verdacht auf zentrale Störungen** und welche **bei möglichen peripheren Problemen** zur Anwendung kommen.

Musterlösung:

Bei ***zentralen Problematiken*** (z. B. Raumforderungen im Hirn) werden anamnestisch die Hirndruckzeichen abgefragt. Zudem werden die Hirnnerven und eine Reizung der Hirnhäute (Meningismus-Test) überprüft. Bei Verdacht auf Schlaganfall: FAST-Test (Achtung: ggf. Notarzt rufen). Zur Überprüfung des Rückenmarks: Pyramidenbahnzeichen. Bei zentralen Störungen des Gleichgewichts (Kleinhirn, vestibulärer Teil des Innenohres): ausgewählte Hirnnerventests, Kleinhirnzeichen und Ataxieprüfung, Test der Eigen- und Fremdreflexe bei zentralen, systemischen und peripheren Problematiken.

Periphere Probleme: Eigenreflexe und Sensibilitätsprüfungen

Frage 2

In welchen Situationen werden die sog. Hirndruckzeichen ermittelt? Warum sind die Symptome so variantenreich?

Musterlösung:

Hirndruckzeichen können entstehen, wenn Raumforderungen Druck auf Hirnareale ausüben, z. B. bei Einblutungen, Tumoren, Hirnödemen oder Liquorabflussstörungen. Die Symptome sind so unterschiedlich, da je nach Lokalisation der Raumforderung unterschiedliche Areale des Gehirns mit ihren jeweiligen Spezialisierungen betroffen sind (z. B.: Motorik bei Vorfällen im Kleinhirn oder im motorischen Kortex, Sensorik bei Vorfällen im sensorischen Kortex, Sprache z. B. bei Schädigung des Broca-Areals im Kortex, Verhalten bei Schäden im präfrontalen Kortex, Atem- oder Kreislaufstörung bei Befunden in der Medulla oblongata).

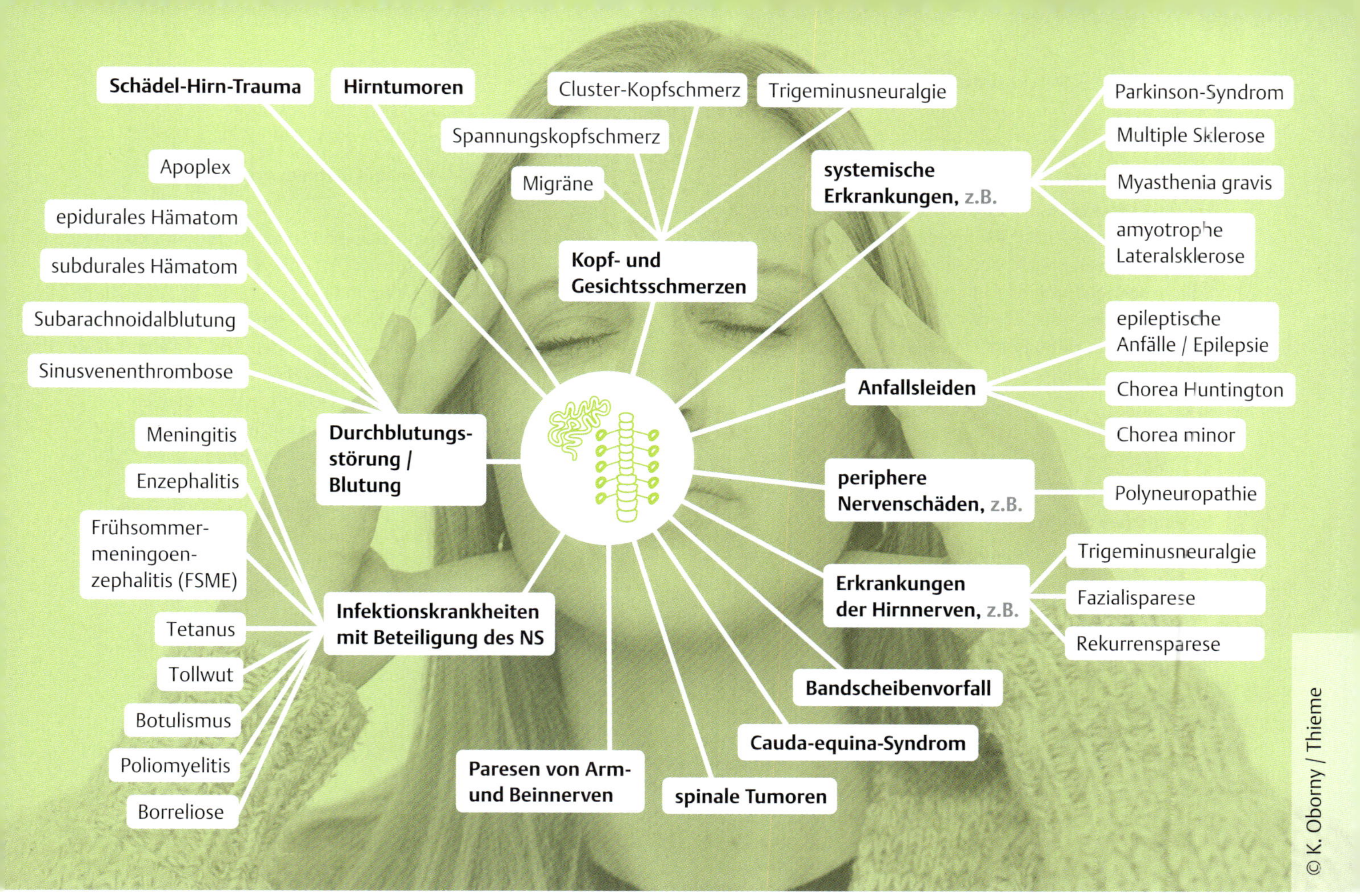

3 Erkrankungen des Nervensystems

3.1 Durchblutungsstörungen und Blutungen des Gehirns

Besonders durch Gefäßschäden, Ablagerungen an Gefäßwänden und eine erhöhte Viskosität des Blutes wird die Durchblutung und damit die Versorgung von Geweben vermindert. Die Begriffe „Apoplex, Schlaganfall“, „Hirnschlag“ und „zerebraler Insult“ sind unspezifisch. Sie sagen aus, dass die klinische Symptomatik plötzlich begonnen hat.

3.1.1 Apoplex

Definition

Apoplexie

Der Apoplex (zerebrale Durchblutungsstörung) ist eine **akute Durchblutungsstörung** im Gehirn entweder durch eine Minderdurchblutung (arterielle Embolien, Thrombosen) oder durch eine Hirnblutung. Synonyme: Schlaganfall, „Hirnschlag“ oder „zerebraler Insult“.

Pathophysiologie

Pathophysiologisch werden 2 Formen des Schlaganfalls unterschieden:

Ischämischer Infarkt (Minderdurchblutung; ca. 80 % d. F.). Verschlüsse der hirnversorgenden Gefäße durch zunehmende Ablagerungen (Thrombose) oder Einwanderung eines Thrombus. Häufig liegen eine Hypertonie (Bluthochdruck), Arteriosklerose oder eine hohe Viskosität des Blutes (z.B. mit hohen Blutfettspiegeln) zugrunde. Auch Gefäßanomalien oder Blutungsneigungen können ursächlich sein.

Hämorrhagischer Insult (Blutung im Gehirn). Platzen oder Reißen hirnversorgender Gefäße mit Hirnblutung; häufig besteht im Vorfeld ein angeborenes oder erworbenes Gefäßaneurysma. Ursachen einer Hirnblutung sind: Trauma (häufig im Zusammenhang mit der Einnahme von Antikoagulanzien), Hypertonie, Hirntumoren, Gerinnungsstörungen, zerebrale Aneurysmen. Bei einer Hirnblutung wird weiterhin unterschieden in:

- **intrazerebrale Blutung**: Blutungen aus einem Blutgefäß **innerhalb** des Gehirns
- **extrazerebrale Blutung**: Blutungen im Bereich der **Hirnhäute**

Definition

Hirnischämie und -infarkt

Bei einer **Hirnischämie** (Ischämie = Minderdurchblutung) ist die Durchblutung des Gehirns vermindert bis nicht vorhanden. Die Situation kann chronisch oder akut auftreten.
Dauert der Sauerstoffmangel zu lange an (**3–5 min**!), sterben die Nervenzellen. Sobald Nervengewebe abgestorben ist, spricht man von einem **Hirninfarkt**. Die Folge sind entsprechende neurologische Ausfälle.

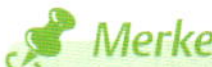

Merke

Herzrhythmusstörungen als Hintergrund für den ischämischen Infarkt

Arterielle Thromben können einen ischämischen Hirninfarkt auslösen. Sie bilden sich im linken Herzen, z. B. bei Vorhofflimmern oder anderen ausgeprägten Rhythmusstörungen sowie bei Mitralvitien. Nach diesen Zeichen muss in der Anamnese gefragt werden.

Blutungsneigung als Hintergrund für den hämorrhagischen Insult

Hirnblutungen können traumatisch entstehen. Sie werden auch durch eine Blutungsneigung (hämorrhagische Diathese) begünstigt. Insbesondere bei älteren Menschen mit entsprechender Medikation muss hier eine Überdosierung von Blutverdünnern (z. B. Marcumar) in Betracht gezogen werden.

Mit Blick auf den Verlauf der Ischämie differenziert man zwischen

- **TIA (transitorische ischämische Attacke)**: **vorübergehende** (Minuten bis Stunden) Minderversorgung mit **Rückbildung der Symptomatik** innerhalb von 24 Stunden.
- **Schlaganfall (schwerwiegende Minderdurchblutung)**: Infarkt mit erkennbar **bleibenden** neurologischen Defiziten.

Frühere Einteilungen zerebraler Durchblutungsstörungen nach Stadien (PRIND, PRINS, RIND, PS, CS) gelten als obsolet.

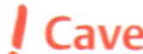

! Cave

Auch eine TIA ernst nehmen

Die vorübergehende Attacke wird häufig nicht ausreichend ernst genommen, da die Symptomatik innerhalb von Stunden wieder zurückgeht. Neuere Studien gehen allerdings davon aus, dass es auch hier zu bleibenden Hirnschäden kommt. Zudem ist jede TIA ein Warnzeichen für vorhandene Risiken und oft ein Vorbote späterer schwerwiegender Durchblutungsprobleme. Bei Verdacht muss der Patient umgehend einer Stroke-Unit (Fachabteilung für Schlaganfallgeschehen) zugeführt werden.

Dem Apoplex sehr ähnliche Symptome treten auch auf bei vorübergehendem O_2-Mangel infolge starken Blutdruckabfalls – etwa bei Herzversagen – auf. Den Zustand bezeichnet man allerdings als Synkope (Ohnmacht).

Fazit – das müssen Sie wissen

Durchblutungsstörungen und Blutungen des Gehirns – Ursachen

Zerebrale Durchblutungsstörungen können ischämisch bedingt sein (zerebrale Ischämie, etwa 80 %) oder als Folge intrakranieller Blutungen auftreten (etwa 20 %).
Zerebralen Ischämie: Hierbei ist die Hirndurchblutung meist durch Thromben oder Embolien vermindert und es kommt zu einem Sauerstoffmangel der Nervenzellen und – bei schwerer Ausprägung bzw. zunehmender Dauer – zum Absterben von Nervenzellen (**Hirninfarkt** oder ischämischer Schlaganfall) mit neurologischen Ausfällen. Die häufigste Ursache ist die Arteriosklerose (Gefäßengstellen, Embolie).
Ursachen für Durchblutungsstörungen sind u. a.: Arteriosklerose, Hypertonie, hohe Blutviskosität, angeborene Gefäßfehler, Herzklappenfehler oder Rhythmusstörungen mit Thrombenbildung im Herzen, Traumen oder eine hämorrhagische Diathese (Blutungsneigung).
Intrazerebrale Blutungen: durch Platzen oder Reißen hirnversorgender Gefäße kommt es zur Hirnblutung (hämorrhagischer Insult). Diese werden vor allem durch einen (langjährigen) Bluthochdruck begünstigt.

Symptomatik

Die Symptomatik einer Ischämie ist sehr variantenreich – sowohl in der Art als auch der Heftigkeit und Dauer der Störungen. Sie hängt ab vom Zeitumfang der Durchblutungsstörung und von der Frage, welches Blutgefäß betroffen ist. Man spricht in diesem Zusammenhang von „Herdsymptomen". Aufgrund der anatomischen Gefäßkonstellation zeigen sich die meisten Beschwerden einseitig. Symptomatisch ist **die zum Hirngeschehen kontralaterale Seite**: Bei einer **rechtsseitigen Schädigung** des Gehirns sind daher **Lähmungen auf der linken Körperseite** zu erwarten – je nach Ausdehnung und genauer Lokalisation des Schlaganfalls können die Ausfälle die obere und/oder die untere Extremität betreffen (Hemiplegie).

Symptomatik der TIA

Bei einer TIA zeigen sich oft nur leichte und flüchtige Symptome. Sie können verkannt werden als kurze Kreislaufschwäche, „Unbeholfenheit" oder „Unpässlichkeit": Charakteristisch sind **leichte, schlaffe Lähmungen**. Sie betreffen v. a. die **Extremitäten** und das **Gesicht**. Die Störung der Arm- und Beininnervation zeigt sich z. B. durch **Apraxie** (Störung von Handlungsabläufen), Gangstörungen und Parästhesien. Typisch für die zentrale **Fazialislähmung** sind herunterhängende Mundwinkel, Speichelfluss und fehlende Mimik. Eine **Aphasie** tritt oft deutlich hervor. Zahlreiche Patienten berichten von **Sehstörungen** (häufig **Amaurosis fugax** = flüchtiger kompletter Verlust der Sehkraft), Bewusstseinsstörungen, Schwindel und evtl. Tinnitus.

Zusatzinfo

Aphasien

Aphasien sind erworbene Sprachstörungen als Folge von Schädigungen der Großhirnrinde. Die Patienten leiden unter einer gestörten Sprachproduktion und/oder einem gestörten Sprachverständnis.

Die **Broca-Aphasie** wird auch als **motorische Aphasie** bezeichnet und ist die Folge einer Schädigung des Broca-Sprachzentrums im Bereich des Frontallappens des Großhirns und der Inselregion. Dieses Hirnareal ist verantwortlich für die motorische Umsetzung von Sprachinhalten (motorisches Sprachzentrum). Bei den meisten Menschen ist hier die linke Hemisphäre führend, entsprechend sind typische Ausfälle v. a. bei linksseitigen Schädigungen zu erwarten: Die Patienten sprechen sehr angestrengt und stockend, der Satzbau und grammatikalische Konstruktionen sind stark beeinträchtigt („Telegrammstil"). Das Sprachverständnis ist weitestgehend erhalten.

Die Ursache der **Wernicke-Aphasie** (**sensorische** oder rezeptive **Aphasie**) ist eine Schädigung des Wernicke-Sprachzentrums im Temporallappen, das für das rezeptive Sprachverständnis und die lexikalische Sprachumsetzung verantwortlich ist. Bei der Wernicke-Aphasie ist häufig die Sprachproduktion gesteigert („flüssige Aphasie"). Neben Neologismen (Wortneubildungen) ist häufig ein Paragrammatismus zu beobachten, d. h., es werden z. B. Sätze abgebrochen oder Satzteile verdoppelt. Oft ersetzen die Patienten Worte durch sinnverwandte Begriffe (semantische Paraphasie, z. B. „Birne" statt „Apfel"). Der Sprachinhalt kann gänzlich verloren gehen, ohne dass es den Betroffenen selbst auffällt. Das **Sprachverständnis** ist hochgradig **eingeschränkt**: Betroffene befolgen z. B. Aufforderungen nicht, weil sie diese nicht verstehen.

Symptomatik des Apoplex

Der Apoplex kann **alle Symptome der TIA umfassen, diese sind aber häufig ausgeprägter und langanhaltender.** Die Halbseitenlähmung (Hemiparese) ist meistens sehr deutlich. Zusätzlich können weitere Beschwerden auftreten: Einschränkung des Sprachverständnisses (sensorische Aphasie), Doppelbilder-Sehen, Übelkeit, Schluckbeschwerden und schlagartige heftige Kopfschmerzen. Die Patienten wirken oft deutlich bewusstseinseingetrübt und desorientiert. Es kann zum **Sturz**, zu **Bewusstlosigkeit** bis zum Koma kommen.

Die Lähmungen bei einem Schlaganfall zeigen sich **zunächst als schlaffe Paresen, später als spastisch**. Die schlaffen Paresen beruhen v. a. auf einen Ausfall der Pyramidenbahn, die spastischen auf Unterbrechungen der hemmenden extrapyramidalen Bahnen, u. a. durch ein „Überschießen" spinaler Reflexe. Die Betroffenen zeigen häufig ein typisches Gangbild, die **Zirkumduktion** (auch Wernicke-Mann-Gang): Sie gehen mit auf der betroffenen Seite angewinkeltem Arm und führen das gelähmte Bein im Halbkreis nach vorn (▸ **Abb. 3.1**).

! Cave

Symptome bei Frauen

Frauen weisen häufiger als Männer atypische Symptome bei einer zerebralen Ischämie auf. Dazu gehören vor allem Schmerzen und Bewusstseinsstörungen. Auch während der Schwangerschaft ist das Schlaganfallrisiko erhöht.

Abb. 3.1 Typische Haltung bei spastischer Halbseitenlähmung.

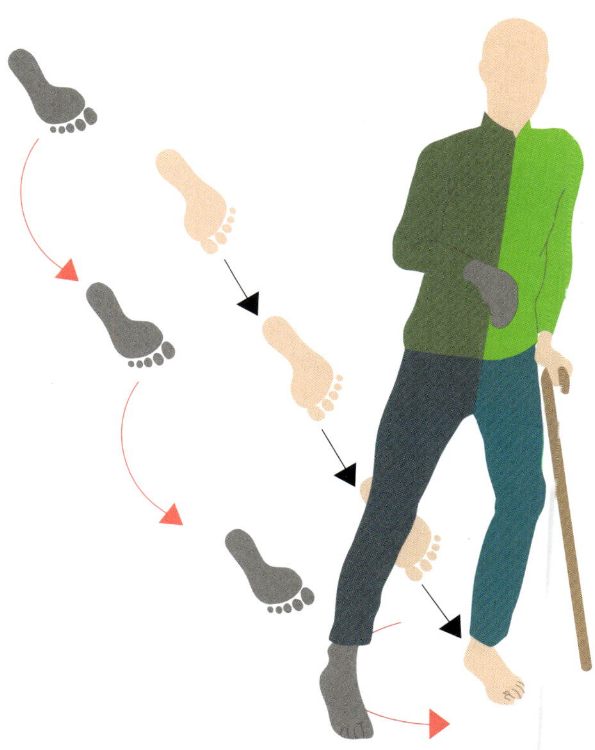

Das spastisch gelähmte Bein ist gestreckt und muss deshalb in einem Bogen nach vorn geführt werden, am Arm überwiegt dagegen der Tonus der Beugermuskeln (Wernicke-Mann-Gang). *Abb. aus: I care Krankheitslehre. 2., überarbeitete Auflage. Thieme; 2020. Nach: Mattle H, Mumenthaler M. A. cerebri media. In: Mattle H, Mumenthaler M, Hrsg. Neurologie. 13., vollständig überarbeitete Auflage. Thieme, 2012*

Fazit – Das müssen Sie wissen

Durchblutungsstörungen und Blutungen – Symptome

Je nach Dauer der Ischämie können eine vorübergehende Durchblutungsstörung = TIA (transitorische ischämische Attacke, Dauer bis 24 h, meist aber 2–15 min) und ein Hirninfarkt unterschieden werden. Die Symptome der **TIA** (u. a. kurzzeitige Ausfälle, Stürze, Sehstörungen, Sprachstörungen) bilden sich meist vollständig zurück. Bei einem **Hirninfarkt** kommt es zu neurologischen Defiziten, die sich nicht mehr oder nur teilweise zurückbilden. Symptome u. a.: schlaffe Lähmungen, Apraxie, Aphasie, Sehstörungen.

Diagnostik

Die Verdachtsdiagnose ergibt sich aus dem klinischen Bild und der Risiko-Anamnese. Zur klinischen Untersuchung nutzt man z. B. den FAST-Test (S. 84), ergänzt durch einen Reflexstatus (S. 65) (erst verringerte bis erloschene, dann gesteigerte Reflexantworten) und Hirnnerventests (S. 52).

Voraussetzung für die Behandlung eines Schlaganfalls ist die Abklärung, ob es sich um eine Hirnblutung oder einen Hirninfarkt handelt. Mithilfe bildgebender Verfahren (CT und MRT) können Blutungen sofort, Infarkte zeitnah sichtbar gemacht werden (▸ **Abb. 3.2**). Serumbefunde im Labor liefern ergänzende, aber keine zielführenden Erkenntnisse.

Therapie

Sowohl Hirninfarkt als auch Hirnblutung schädigen Gewebe im Gehirn, entweder durch Sauerstoffmangel oder durch mechanische Verletzungen. Die Therapie richtet sich nach der Ursache.

Therapie bei Hirninfarkt. Die Akuttherapie zielt auf die Begrenzung ischämischer Areale: Die Bereiche rund um den Infarktherd (sog. **Penumbra**, siehe ▶ **Abb. 3.3**) müssen möglichst schnell wieder durchblutet werden, um einer Ausweitung der Schädigung entgegenzuwirken. In der Klinik (bestenfalls einer Stroke-Unit) soll eine **Fibrinolyse** die Reperfusion ermöglichen. Ziel ist die Auflösung des Thrombus. Eine **Antikoagulationstherapie** soll weitere Thromben verhindern.

> **! Cave**
>
> **Time is brain!**
>
> Je schneller eine Diagnose gestellt und eine Therapie eingeleitet wird, desto mehr Hirngewebe kann erhalten werden. Dadurch verbessert sich die Prognose des Patienten erheblich.

Abb. 3.2 Hirninfarkt der A. cerebri media (MRT-Befund).

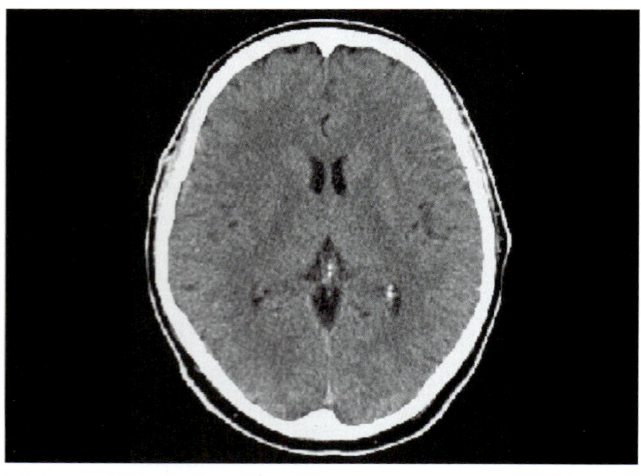

14 Tage nach dem Hirninfarkt ist das geschädigte Areal deutlich zu erkennen. Das MRT zeigt eine diffuse Einblutung (heller Bereich). *Abb. aus: Uhlenbrock D, Reinartz J, Rohde S. Akute zerebrale Ischämie. In: Reiser M, Kuhn F, Debus J, Hrsg. Duale Reihe Radiologie. 4., vollständig überarbeitete Auflage. Stuttgart: Thieme; 2017*

Therapie bei hämorrhagischem Insult. Eine Hirnblutung (▶ **Abb. 3.4**) kann im Unterschied zu einem Hirninfarkt nicht mit durchblutungsfördernden Maßnahmen behandelt werden. Im Vordergrund steht die Senkung des Hirndrucks. Meist wird die Blutung durch eine Liquordrainage oder operativ mithilfe einer Schädeltrepanation beendet.

Darüber hinaus bemüht man sich bei jedem apoplektischen Geschehen um die **Kreislaufstabilisierung** (Blutdruckregulation und Volumenbilanzierung) sowie die **Korrektur von Blutzucker- oder Temperaturentgleisungen**.

> *HP-Praxis*
>
> **Notfallmanagement**
>
> Das **Notfallmanagement** in der Praxis oder beim Hausbesuch beschränkt sich auf den unverzüglichen Notruf und die Lagerung des Patienten nach Zustand (Körperflachlage mit Kopferhöhung um ca. 15–30°).

Nach einem Apoplex orientiert sich die Therapie am Zustand des Patienten. Frühe Mobilisierung unter Physiotherapie sowie logopädische Maßnahmen sind in fast jedem Fall angezeigt.

> *HP-Praxis*
>
> **Rezidivprophylaxe**
>
> Vor allem bei höheren Altersgruppen ist das Risiko eines erneuten Schlaganfall sehr groß. Bei 20–30 % aller Hirninfarkte handelt es sich um ein Rezidiv. Die Rezidivprophylaxe, die langfristige Verhütung eines erneuten Schlaganfalls, ist daher besonders wichtig (u. a. Kontrolle der Risikofaktoren wie Hypertonie, Blutzucker, Verzicht auf Nikotin und Alkohol, Senkung der Kochsalzzufuhr, mehr Bewegung).

> *Fazit – Das müssen Sie wissen*
>
> **Durchblutungsstörungen und Blutungen – Diagnostik und Therapie**
>
> Mithilfe der Bildgebung (MRT, CT) wird ein Infarkt von einer Blutung unterschieden. In der Klinik wird bei einem Infarkt meist eine Fibrinolyse eingesetzt, um die Hirngefäße wieder durchgängig zu machen. Bei einer Blutung (hämorrhagischer Insult) Druckentlastung, ggf. Liquordrainage oder Blutung durch OP operativ beenden. Weitere Therapie: Physiotherapie und Logopädie.

Abb. 3.3 Penumbra-Bereiche.

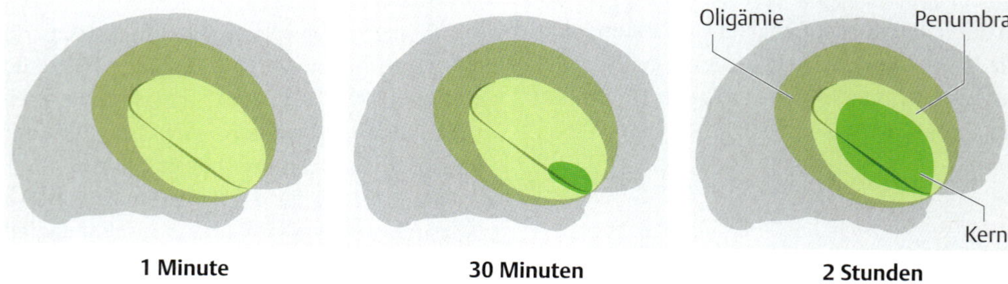

Hellgrün: Penumbra = schlecht durchblutetes, nur reversibel geschädigtes Gehirngewebe, das sich mit der Zeit ausdehnt.
Dunkelgrün: Nach ca. 15 min verursacht das Blutgerinnsel eine schlecht durchblutete Kernzone, die aus irreversibel geschädigtem Kerngewebe besteht. Ohne aktue Schlaganfalltherapie dehnt sich die Kernzone aus und ersetzt die Penumbra.

Abb. 3.4 Lokalisationen der Hirnblutungen.

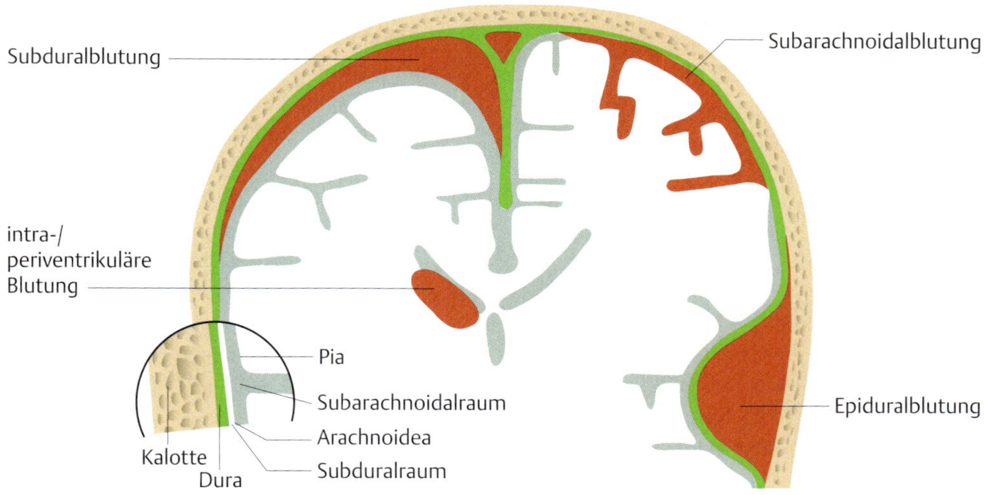

Schematische Darstellung der verschiedenen Hirnblutungen. *Abb. aus: Deeg K. Hirnblutungen. In: Deeg K, Hofmann V, Hoyer P, Hrsg. Ultraschalldiagnostik in Pädiatrie und Kinderchirurgie. 5., unveränderte Neuauflage. Thieme; 2018*

3.1.2 Epidurales Hämatom

Definition

Epidurales Hämatom

Beim epiduralen Hämatom (Epiduralblutung) handelt es sich um eine Einblutung zwischen Schädelknochen und harter Hirnhaut (Dura mater).

Pathophysiologie

Das epidurale Hämatom ist eine arterielle Blutung zwischen Dura mater und Schädelkalotte (▶ **Abb. 3.5**). Die Blutung treibt den Spalt so auf, dass ein physiologisch nicht vorhandener Raum entsteht. Ursache ist meist eine Ruptur der A. meningea media nach **Schädel-Hirn-Trauma** mit teilweiser Fraktur der Schädelkalotte. **Männer** sind wesentlich **häufiger betroffen** als Frauen; der Altersgipfel liegt vor dem 40. Lebensjahr – möglicherweise bedingt durch ein erhöhtes Trauma-Risiko. Bei **Kleinkindern** ist die Epiduralblutung bei Stürzen aufgrund der noch nicht komplett verschlossenen Fontanellen häufig.

Abb. 3.5 Epiduralhämatom.

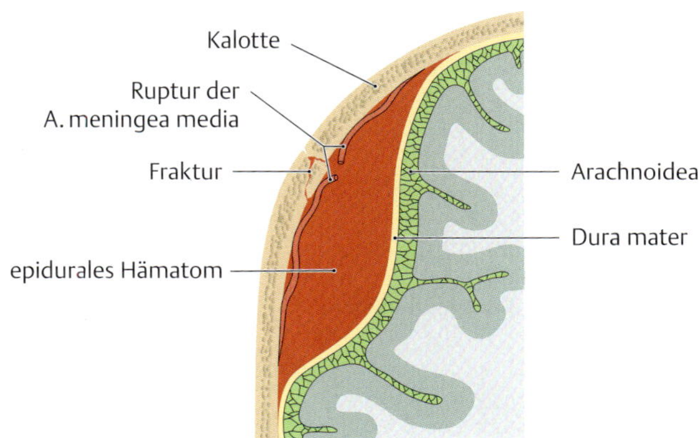

Epidurales Hämatom (epidural = oberhalb der Dura) nach einem schweren Schädel-Hirn-Trauma mit Schädelfraktur mit der Folge einer arteriellen Einblutung aus der A. meningea media (durch die unmittelbare Nachbarschaftsbeziehung der A. meningea media zum Schädelknochen kann der zersplitterte Knochen die Arterie regelrecht aufschneiden). *Abb. aus: Schünke M, Schulte E, Schumacher U, Voll M, Wesker K. 10.9 Intrakranielle Blutungen. In: Schünke M, Schulte E, Schumacher U, Voll M, Wesker K, Hrsg. Prometheus LernAtlas - Kopf, Hals und Neuroanatomie. 5. Auflage. Stuttgart: Thieme; 2018*

Symptomatik

Charakteristisch ist eine kurze Bewusstlosigkeit nach dem Trauma. Nach einem meist mehrstündigen symptomfreien Intervall kommt es durch eine Hirndrucksteigerung zu Kopfschmerzen, (schwallartiges) Erbrechen, Übelkeit und zunehmenden Bewusstseinsstörungen. Je nach Ausbreitung und Lokalisation sind eine Pupillenveränderung (Weitstellung oder/und Anisokorie), eine Hemiplegie sowie Atem- und Kreislaufprobleme zu befunden. Epileptische Anfälle sind möglich.

Diagnostik

Die Verdachtsdiagnose wird anhand der Anamnese und des klinischen Bilds gestellt. Im CCT können die Fraktur und die Blutung meist gut dargestellt werden.

Therapie

In der Praxis oder beim Hausbesuch beschränken sich die Maßnahmen auf das o.g. Notfallmanagement (S.90). Einer notfallmäßigen Überstellung in die Klinik folgt i.d.R. eine rasche Schädeltrepanation zur Ausräumung des Hämatoms. Erfolgt dies zu spät, ist die Letalität mit bis zu 40 % hoch.

3.1.3 Subdurales Hämatom

Definition

Subdurales Hämatom

Das subdurale Hämatom (SDH, Subduralblutung) beschreibt eine venöse Einblutung in den Subduralraum, d. h. zwischen die Hirnhäute Dura mater und Arachnoidea.

Pathophysiologie

Die Subduralblutung kann akut (▸ **Abb. 3.6**), subakut oder chronisch auftreten. Häufigste Ursache ist ein Schädel-Hirn-Trauma, bei dem es zur Ruptur der Brückenvenen kommt. Je gravierender das Trauma ist, desto schneller zeigen sich Symptome.

Bevorzugt sind alte Menschen betroffen, bei denen oft nur ein geringfügiges (und evtl. nicht erinnerliches) **Bagatelltrauma** als Auslöser vorliegt (z. B. „Kopf am Türrahmen gestoßen"). Als besondere Risikogruppen gelten zudem Menschen mit Gerinnungsstörungen, z. B. durch Einnahme gerinnungshemmender Medikamente sowie Alkoholiker und Epileptiker. Stellt sich das SDH als langsame Sickerblutung dar, kann sich das Geschehen wochen- oder sogar monatelang hinziehen. Die Diagnostik erfolgt in diesem Fall häufig zu spät, weil die Symptomatik z. B. als „Altersverwirrung" fehlinterpretiert wird.

! Cave

Ein Subduralhämatom bei Säuglingen ist typischerweise durch Schütteln verursacht (**Schütteltrauma** → Kindesmisshandlung).

Abb. 3.6 Akutes subdurales Hämatom.

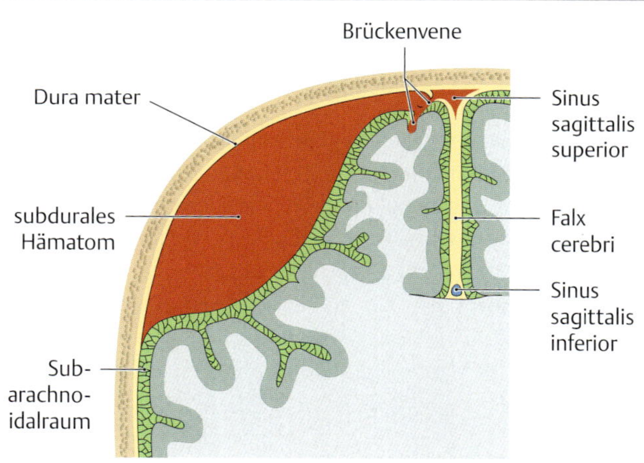

Beim akuten subduralen Hämatom (subdural = unterhalb der Dura) kommt es aufgrund eines Traumas zur Ruptur einer Brückenvene und somit zur venösen Einblutung zwischen Dura und Arachnoidea. *Abb. aus: Schünke M, Schulte E, Schumacher U, Voll M, Wesker K. 10.9 Intrakranielle Blutungen. In: Schünke M, Schulte E, Schumacher U, Voll M, Wesker K, Hrsg. Prometheus LernAtlas - Kopf, Hals und Neuroanatomie. 5. Auflage. Stuttgart: Thieme; 2018*

Symptomatik

Beim **akuten** subduralen Hämatom kommt es zu einer akuten und – durch den steigenden Hirndruck – rasch zunehmenden Bewusstseinseintrübung (z. B. verminderte Ansprechbarkeit, verlangsamte Reaktionen, Absencen), sowie einer einseitig weiten und lichtstarren Pupille und einer kontralateralen Hemiparese, siehe auch epidurales Hämatom (S. 91).

Bei **subakuten** und **chronischen** SDH können die Symptome erst Wochen bis Monate nach dem auslösenden Trauma auftreten. Die Anamnese kann Hinweise auf das Geschehen geben; der Auslöser ist jedoch nicht immer erinnerlich und die Patienten können die sehr unterschiedlichen Symptome oft nicht miteinander verknüpfen und berichten darüber oft erst auf gezielte Nachfrage. Charakteristisch sind zunehmende Hirndruckzeichen (S. 51). Neben Kopfschmerzen, Schwindel, Orientierungsstörungen kann es auch zu psychiatrischen Symptomen (Wesensveränderungen) kommen.

Diagnostik

Die Verdachtsdiagnose wird v. a. aufgrund des klinischen Bildes gestellt. In der körperlichen Untersuchung können v. a. Hirnnerventests (S. 52) weiteren Aufschluss erbringen. Entscheidend ist die bildgebende Darstellung v. a. im CT.

Therapie

Eine akute Subduralblutung ist ein Notfall und wird, wie das epidurale Hämatom, operativ behandelt. Stark umschriebene („kleine") chronische subdurale Hämatome können evtl. ohne Therapie verheilen und werden bis dahin unter Beobachtung ggf. symptomatisch behandelt.

Fazit – Das müssen Sie wissen

Epidurales und subdurales Hämatom

Beide Hämatome werden vor allem durch Unfälle (Schädel-Hirn-Trauma) ausgelöst. Folgende Charakteristika helfen bei der Differenzierung:

- **epidurales Hämatom**: Blutung aus Meningealarterie über („epi") der Dura = zwischen Schädelknochen und harter Hirnhaut (Dura mater). Die Patienten sind bewusstlos; wenn sie aufwachen sind oft keine Symptome vorhanden, mit der Zeit trübt das Bewusstsein ein.
- **subdurales Hämatom**: Blutung meist aus Brückenvenen unter („sub") der Dura = zwischen Dura mater und Arachnoidea. Chronische Blutungen verursachen oft erst verzögert Beschwerden (zunehmende Verwirrtheit), auch das Trauma ist nicht immer erinnerlich. Bei Säuglingen mit Subduralblutung muss an ein Schütteltrauma gedacht werden.

Die Blutungen können zu einer lebensbedrohlichen Hirndrucksteigerung führen, sodass man sie operativ ausräumen und zum Stillstand bringen muss.

3.1.4 Subarachnoidalblutung

Definition

Subarachnoidalblutung

Die Subarachnoidalblutung (SAB) bezeichnet eine Einblutung in den Subarachnoidalraum, den Raum zwischen den Hirnhäuten Arachnoidea und Pia mater (▶ **Abb. 3.7**).

Pathophysiologie

Die häufigste Ursache ist die **Ruptur** eines **erworbenen**, seltener angeborenen **Aneurysmas** (etwa 80 %). Daneben kommen u. a. arteriovenöse Angiome, hämorrhagische Diathesen und Hirntumoren in Betracht.

Die Risiken ähneln den Risiken bei Ischämie (S. 87) (u. a. arterielle Hypertonie, Arteriosklerose, hohe Viskosität des Blutes, Nikotinabusus und Alkoholabusus).

Die SAB ist häufig; Frauen sind eher betroffen. Der Erkrankungsgipfel liegt zwischen dem 40. und 60. Lebensjahr. Nur rund ⅓ der Betroffenen überlebt mit mehr oder weniger schweren Defiziten.

Symptomatik

Leitsymptom sind **stärkste, plötzlich einschießende Kopfschmerzen**. Daneben zeigen die Patienten meistens einen ausgeprägten Meningismus (S. 63) (u. a. Nackensteife) sowie Hirndruckzeichen (S. 51), v. a. schwallartiges Erbrechen. **Neurologische Ausfälle**, insbesondere Hirnnervenstörungen und Paresen, sind häufig, variieren jedoch je nach betroffenem Gefäß. Eine Adrenalin-(Schock-)Symptomatik, Bewusstseinsstörungen (Schläfrigkeit!) und Synkopen können hinzukommen. Bei ca. ⅓ der Betroffenen treten bereits 1–3 Wochen vor der akuten Blutung leichte Symptome (heftige Kopfschmerzen, „Nackenverspannung") auf (sog. „**Warnblutungen**").

Diagnostik

Die Diagnostik stützt sich zunächst auf das klinische Bild und die Anamnese. Wegen der starken Schmerzen wird in der Praxis häufig keine klinische Untersuchung mehr vorgenommen. Sie würde in den meisten Fällen positive Meningismus- und Hirndruckzeichen sowie Hirnnervenausfälle aufdecken. Zum Nachweis der SAB sollte so rasch wie möglich eine Computertomografie (ggf. auch MRT, Angiografie, Sonografie) durchgeführt werden. Eine Lumbalpunktion kann Blut im Liquor nachweisen.

Therapie

Die Subarachnoidalblutung ist unbedingt als **Notfall** zu betrachten und bedarf einer entsprechend schnellen und effektiven Therapie. In der Praxis oder beim Hausbesuch beschränken sich die Maßnahmen auf das o. g. Notfallmanagement. (S. 90) Die möglichst sofortige intensivmedizinische Intervention zielt auf die **Hirndrucksenkung**, die **Prophylaxe gegen Krämpfe und Gefäßspasmen** sowie die **Blutdruck- und Blutzuckerregulierung**. Daneben werden Medikamente gegen Schmerzen und zur Beruhigung des Patienten verabreicht. Eine **Ventrikeldrainage** kann durch Ableitung von Liquorflüssigkeit einen drohenden Hydrozephalus abwenden. **Neurochirurgisch** wird Rezidivblutungen des Aneurysmas durch sog. Clipping und Coiling entgegengewirkt.

Abb. 3.7 Subarachnoidalblutung.

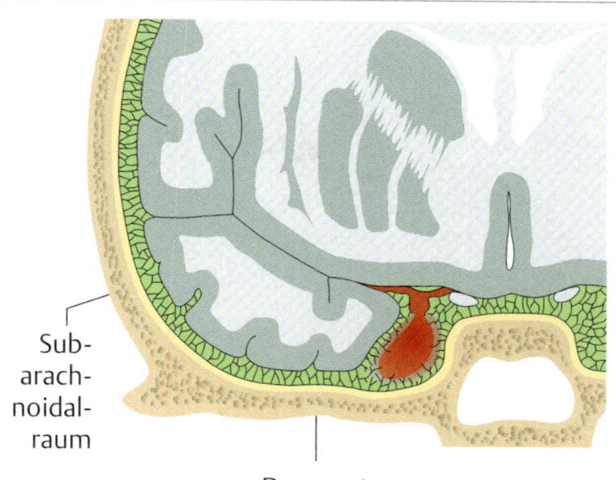

Bei der Subarachnoidalblutung reißt ein arterielles Aneurysma (krankhafte Aussackung) der Hirnbasisarterien. Die Ursache ist häufig ein plötzlicher kurzfristiger Blutdruckanstieg, z. B. durch Erhöhung des intraabdominellen Drucks (Entleerung des Darms bzw. der Blase, Heben schwerer Gegenstände etc.). Da diese Arterien im vom Liquor umspülten Subarachnoidalraum liegen, blutet es in den Subarachnoidalraum hinein (Blut im Liquor bei Lumbalpunktion). *Abb. aus: Schünke M, Schulte E, Schumacher U, Voll M, Wesker K. 10.9 Intrakranielle Blutungen. In: Schünke M, Schulte E, Schumacher U, Voll M, Wesker K, Hrsg. Prometheus LernAtlas - Kopf, Hals und Neuroanatomie. 5. Auflage. Stuttgart: Thieme; 2018*

Fazit – Das müssen Sie wissen

Subarachnoidalblutung

Die Blutung befindet sich unter („sub") der Arachnoidea und wird in den meisten Fällen durch ein geplatztes Aneurysma (meist erworben, selten angeboren) verursacht. Die Patienten verspüren nach körperlicher Anstrengung oder auch aus völliger Ruhe heraus plötzliche „Vernichtungskopfschmerzen". Es kann zu Meningismus, Hirndruckzeichen (v. a. schwallartiges Erbrechen), Bewusstseinsstörungen und neurologischen Ausfällen kommen. Die Blutung wird am besten im CT nachgewiesen. Bei negativer Bildgebung kann eine Lumbalpunktion weiterhelfen (Liquor ist blutig). Die Patienten müssen intensivmedizinisch überwacht und im Verlauf muss entschieden werden, wie man das Aneurysma „ausschaltet" (Clipping oder Coiling), um erneute Blutungen zu vermeiden.

3.1.5 Sinusvenenthrombose

Definition

Sinusvenenthrombose

Die (zerebrale) Sinusvenenthrombose (Sinusthrombose) bezeichnet den seltenen thromboembolischen Verschluss eines der großen Sammelgefäße für venöses Blut im Gehirn. Die häufigste Sinusvenenthrombose ist die des Sinus cavernosus.

Abb. 3.8 Anatomie eines Hirnsinus.

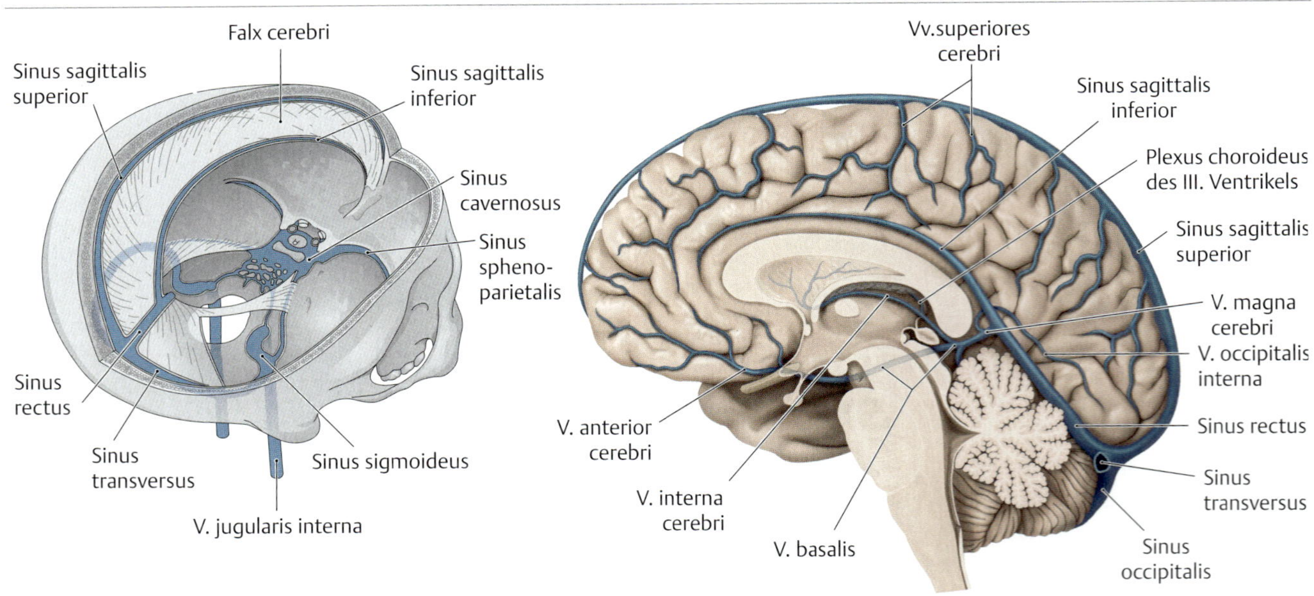

Abb a (links) aus: Schünke M, Schulte E, Schumacher U, Voll M, Wesker K. 10.5 Sinus durae matris: Vorkommen und Aufbau. In: Schünke M, Schulte E, Schumacher U, Voll M, Wesker K, Hrsg. Prometheus LernAtlas - Kopf, Hals und Neuroanatomie. 5. Auflage. Stuttgart: Thieme; 2018. Abb. b (rechts) aus: Schünke M, Schulte E, Schumacher U, Voll M, Wesker K. 10.7 Oberflächliche und tiefe Venen des Gehirns. In: Schünke M, Schulte E, Schumacher U, Voll M, Wesker K, Hrsg. Prometheus LernAtlas - Kopf, Hals und Neuroanatomie. 5. Auflage. Stuttgart: Thieme; 2018

Pathophysiologie

Die Sinus sind venöse Blutleiter (▸ **Abb. 3.8**), in die das gesamte venöse Blut des Gehirns fließt und von dort weiter in die V. jugularis interna geleitet wird. Bei Thrombosen der Hirnsinus führt der **gestörte venöse Abfluss** dazu, dass sich die Blutmenge und damit der venöse Druck im betroffenen Gebiet erhöht. Dies führt zu einer **Drosselung der arteriellen Blutzufuhr** in das Gehirngebiet und damit zu einem Sauerstoffmangel. Das Gewebe stirbt schließlich ab (**Gewebsnekrose**). Darüber hinaus werden die Erythrozyten durch die Gefäßwand „hindurchgepresst" (Diapedese), wodurch es zu einem **Ödem** und auch zu einer sekundären Einblutung in das Infarktgewebe kommen kann (Stauungsblutung). In der Folge steigt der **intrakranielle Druck** an.

Thromben in venösen Blutleitern des Gehirns entstehen vor allem durch **eitrige Infektionen** im Kopfbereich, z. B. bei infizierten Wunden, Sinusitis, Erysipel oder Otitis media. Man bezeichnet diese Form als **septische Sinusthrombose**. Andere Erkrankungen wie Endokarditis, Tuberkulose, Erkrankungen der Leukozyten und Gerinnungsstörungen sowie Medikamente wie Kontrazeptiva und Kortikoide begünstigen die Erkrankung. Das Geschehen basiert auf einem **Ungleichgewicht zwischen Gerinnungs- und Lysemechanismen**, die bei verringertem Blutabfluss eine langsame Thrombenbildung begünstigen.

Symptomatik

Im Anfangsstadium der Erkrankung sind **Sehstörungen** und **Druckkopfschmerzen im Bereich des inneren Augenwinkels** charakteristisch. Im weiteren Verlauf nehmen die Kopfschmerzen zu und dehnen sich über den Nacken bis in die Arme aus. An den **Augenlidern** und der Nasolabialfalte können sich **Ödeme** bilden. Typisch sind **epileptische Anfälle und psychotische Symptome**. Ohne Behandlung kommen neurologische Ausfälle, ein Exophthalmus und Bewusstseinsstörungen hinzu. Das Geschehen kann lebensbedrohlich werden.

Diagnostik

Da die Symptomatik oft begleitend zu anderen Pathologien auftritt, fällt die Zuordnung der Befunde in der Anamnese und der Beurteilung des klinischen Bildes häufig nicht leicht. Bei Gesichts- oder Kopfschmerzen, epileptischen Anfällen, abgeschwächten Kornealreflexen (S. 93) und Papillenödem muss eine Sinusvenenthrombose unbedingt ausgeschlossen bzw. bestätigt werden, üblicherweise mittels eines **kontrastmittelgestützten CTs** oder **MRTs**. Im Serum-Labor weisen auffällige D-Dimer-Spiegel auf vorhandene Thrombosen hin, sind aber unspezifisch.

Therapie

Therapie der Wahl ist die medikamentöse Lyse durch Heparin und nachfolgend Gerinnungshemmer. Behandlung der Symptome: Antikonvulsiva bei Krampfanfällen, Behandlung eines erhöhten Hirndrucks, Antibiotikatherapie bei einer bakteriellen Ursache.

Transferbeispiel

Überprüfungssituation

Prüfer: „Ich stelle Ihnen jetzt mal einen kleinen Fall vor. Zu Ihnen kommt eine ältere Frau. Die ist früher schon mal wegen ihrer Alkoholkrankheit bei Ihnen in Behandlung gewesen. Jetzt aber hat sie was anderes: Ihr ist ab und zu etwas schlecht. Und seit einer Woche auch etwas schwindelig. Irgendwas mit dem Magen …"

Heilpraktikeranwärter (HPA): „O.k., ich lass das mit der Alkoholgeschichte erstmal außen vor. Zunächst schaue ich mir die Patientin an, bevor wir konkret beginnen. Fällt mir da etwas auf?"
Prüfer: „Wonach gucken Sie denn dabei?"
HPA: „Das Gangbild, Hautkolorit, Pflegezustand …"
Prüfer (unterbricht): „Da sehen Sie erstmal nichts."
HPA: „Wie bei jedem Patienten messe ich zunächst Blutdruck und Puls. Was kommt dabei heraus?"
Prüfer (grinst etwas): „Da sind Sie aber flott mit der Untersuchung … aber gut: Sie finden da was." (zögert)
HPA: „Äh, was denn?"
Prüfer: „Nun, die Patientin hat einen Puls wie ein Leistungssportler!"
HPA: „Das heißt …???"
Prüfer: „Der liegt bei 50."
HPA: „Oh, aber sie ist keine Leistungssportlerin?!"
Prüfer schüttelt vielsagend den Kopf.
HPA: „Das ist ein wichtiger Hinweis. Würden Sie mir die Blutdruckwerte bitte noch geben."
Prüfer: „Gleich. Aber sagen Sie mir doch erstmal bitte, was Sie gerade überlegen? Ich sehe Ihnen doch an, dass da Gedanken rotieren." (lächelt ermutigend)
HPA (muss nun auch lachen): „Ja, bei so einer Bradykardie denkt man an einen Druckpuls, an Hirndruck."
Prüfer: „Sehr gut. Und jetzt wetten Sie mal, was die Patientin für einen Blutdruck hat?"
HPA: „Ich denke, dass der hoch ist."
Prüfer: „Das ist er doch bei den meisten älteren Leuten eh."
HPA: „Ja, aber noch höher, als sie es kennt."
Prüfer: „In der Tat. Und was heißt das jetzt für Sie?"
HPA: „Das sieht verdammt nach Hirndruckzeichen aus. Jetzt würde ich nach weiteren Hirndruckzeichen forschen … Ach, wie doof … Ich hatte mir die Patientin vorhin nur aus der Distanz angeschaut. Wenn ich ihr nun in die Augen schaue, sehe ich da eine Anisokorie?"
Prüfer (nickt anerkennend): „Ja, super. Ich kürze jetzt mal ab: Sie finden auch weitere Hirndruckzeichen. Was machen Sie jetzt? "
HPA: „Das ist ein Fall für die Neurochirurgie. Ich lasse die Patientin mit einem Krankentransport dorthin bringen."
Prüfer: „O.k. … Warum ist der Patientin denn nun schlecht?"
HPA: „Das ist auch ein Hinweis auf erhöhten Hirndruck."
Prüfer: „Und jetzt noch die Krönchen-Frage obendrauf: Was hat das Ganze mit der Alkoholgeschichte der Patientin zu tun?"
HPA: „Das erhöht das Risiko für ein subdurales Hämatom. Darum dürfte es sich wohl handeln, wenn das Ganze nach und nach entstanden ist."
Prüfer: „Danke. Ich bin zufrieden."
Fallbeispiel fiktiv.

3.2 Vertiefungsfragen zu Durchblutuntsstörungen und Blutungen des Gehirns

Vertiefungsfragen

Frage 1

Der Schlaganfall beschreibt kein einheitliches Geschehen. Was passiert dabei und was sind typische Folgen?

Musterlösung:

Der Auslöser eines Schlaganfalls ist entweder eine lokale Minderdurchblutung durch einen thrombotischen oder thromboembolischen Gefäßverschluss (Hirninfarkt) oder um eine Gefäßruptur mit intrazerebraler oder subarachnoidaler Blutung (Hirnblutung). Dauer, Lokalisation und Umfang haben starken Einfluss auf Symptome und Gesundungsprozess.

Je nach Dauer des Geschehens unterscheidet man eine vorübergehende Attacke (TIA) von schwerwiegenden Schlaganfällen. Im letzten Fall sind bleibende Schäden zu erwarten.

Typisch sind Lähmungen der Extremitäten und der Gesichtsmuskulatur, Sprach- und Sehstörungen. Bei einem akuten schweren Infarkt sind blitzartig eintretende Kopfschmerzen und Bewusstlosigkeit zu beobachten.

Frage 2

Wie können extrazerebrale Blutungen weiter unterteilt werden?

Musterlösung:

Extrazerebrale Blutungen sind Blutungen in den Hirnhäuten und werden unterteilt in die Subarachnoidalblutung sowie das Subdural- und Epiduralhämatom. Die deutlichsten Symptome zeigen sich bei der Subarachnoidalblutung = Blutung unter der Spinnwebenhaut (Arachnoidea) und bei der akuten Subduralblutung, die unter der harten Hirnhaut (Dura mater) lokalisiert ist. Bei beiden kommt es zu stärksten akuten Kopfschmerzen, einem Nackensyndrom (Meningismus), häufig begleitet von diversen neurologischen Ausfällen.

Das epidurale Hämatom ist eine arterielle Einblutung zwischen Schädeldach und Dura mater. Typisch sind eine meist kurze Bewusstlosigkeit und – nach Wiedererlangen des Bewusstseins – eine langsame Eintrübung des Patienten.

Tückisch ist die chronische Subduralblutung, weil diese venöse Sickerblutung erst innerhalb eines längeren Zeitraums nach einem (Bagatell-)Trauma symptomatisch wird. Die Symptome können das gesamte Spektrum der Hirndruckzeichen umfassen und werden vom Betroffenen häufig nicht in Zusammenhang gebracht.

Alle Geschehen bedürfen der unmittelbaren neurochirurgischen Intervention!

3.3 Schädel-Hirn-Traumen

Definition

Schädel-Hirn-Trauma

Ein Schädel-Hirn-Trauma (SHT) bezeichnet eine durch Gewalteinwirkung (z. B. Stoß oder Sturz) hervorgerufene Verletzung des Gehirns mit vorübergehenden oder nachhaltigen Funktionsstörungen.

3.3.1 Pathophysiologie

In den meisten Fällen führen Stürze zu einem **geschlossenen** SHT mit unversehrtem Schädel und intakten Hirnhäuten. Bei einem **offenen** SHT mit Schädel- und Meningenverletzung besteht ein erhöhtes **Infektionsrisiko**.

SHT werden nach Schwere und Symptomatik differenziert. Angewandt werden sowohl eine ältere Klassifizierung als auch die **Glasgow Coma Scale** (GCS, ▶ **Tab. 3.1**). Die GCS basiert auf einer Punktevergabe, die sich an motorischen und verbalen Leistungen eines Patienten nach dem Trauma sowie an seiner Augenreaktion orientiert.

3.3.2 Symptomatik

Die Symptome werden hier den Skalen folgen in 3 Schweregrade eingeteilt. Nachfolgend eine kombinierte Darstellung von GCS und älterer Gruppierung.

Leichtes SHT mit Punktezahl GCS 13–15 / Grad I Commotio cerebri (Gehirnerschütterung). Der Patient ist evtl. kurz bewusstlos (< 5 min). Die **Hirnsubstanz ist nicht geschädigt**, die Ausheilung erfolgt komplett ohne Komplikationen. Temporär treten Kopfschmerzen, Schwindel, Übelkeit, Erbrechen, Kreislauflabilität und Konzentrationsstörungen auf. Typisch ist eine Erinnerungslücke (Amnesie) für das Zeitfenster unmittelbar um das Trauma.

Mittelschweres SHT mit Punktezahl GCS 9–12 / Grad II Contusio cerebri (Gehirnprellung). Die Symptomatik ähnelt der beim leichten SHT, ist aber ausgeprägter. In CT oder MRT sind **(meist vorübergehende) traumabedingte Hirnsubstanzschäden** nachweisbar. Zusätzlich können zerebrale Herdsymptome (z. B. Lähmungen, Krämpfe), Hirndruckzeichen und ein Durchgangssyndrom (temporäre psychiatrische Störungen) auftreten. Es besteht die Gefahr eines Hirnödems.

Man unterscheidet hier einen Coup (Symptomatik auf der vom Trauma betroffenen Seite) von einem Contrecoup (kontralaterale Symptomatik; meist ausgeprägter und mit erhöhtem Risiko für Dauerschäden).

Schweres SHT mit Punktezahl GCS ≤ 8 / Grad III Compressio cerebri (Gehirnquetschung). **Hirnsubstanzschädigung und Blutungen**, die Symptome sind anhaltend und schwerwiegender. Es kommt zu bleibenden Gewebs- und Funktionsverlusten (S. 96).

3.3.3 Diagnostik

Die (Fremd-)**Anamnese** ist wichtig, da sie Hinweise auf den Unfallhergang und damit bestimmte Verletzungsmuster und die Schwere des Unfalls sowie wichtige Vorerkrankungen liefern kann. Bei einer Verletzung der Schädelbasis kann Liquor und/oder Blut aus Nasen- oder Ohrenöffnungen austreten. Die neurologische Untersuchung zeigt Reflexstörungen und abnorme (z. B. verstärkte, verminderte) Reaktionen auf Schmerzreize; evtl. fallen Testungen auf Hirndruckzeichen (v. a. pathologische Pupillenreaktionen) positiv aus. Entscheidend ist die Darstellung im **CT** oder **MRT**, die je nach Hergang des Traumas auch die **Wirbelsäule** einschließt. Zur Kontrolle sind regelmäßige EEG-Untersuchungen nötig.

3.3.4 Therapie

Die Therapie orientiert sich an der Schwere des SHT. Das **Notfallmanagement** umfasst bei Bewusstlosigkeit die **stabile Seitenlage**. Bei unklarer Ausgangslage erfolgt eine mindestens 24-stündige stationäre Überwachung der Vital- und neurologischen Funktionen. Bei mittelschwerem und schwerem SHT ist eine intensivmedizinische Behandlung notwendig.

Tab. 3.1 Glasgow Coma Scale (GCS).

beste motorische Äußerung	beste verbale Äußerung	Augenöffnen	Punkte
befolgt Aufforderungen	–	–	6
reagiert gezielt auf Schmerzreiz	orientiert	–	5
reagiert ungezielt auf Schmerzreiz	desorientiert	spontan	4
abnormes Beugen der Extremitäten auf Schmerzreiz	inadäquate Äußerungen	auf Ansprechen	3
abnormes Strecken der Extremitäten auf Schmerzreiz	unverständliche Laute	auf Schmerzreiz	2
keine Reaktion	keine Äußerung	keine Reaktion	1

Fazit – Das müssen Sie wissen

Schädel-Hirn-Trauma (SHT)

Ein SHT führt zu einer **Funktionsstörung** und/oder **Verletzung des Gehirns** mit entsprechenden **neurologischen Ausfällen** und damit ggf. auch zu einer **lebensbedrohlichen** klinischen Situation. Der Schweregrad der Ausfälle kann mit der **Glasgow Coma Scale** beschrieben werden. Man unterscheidet ein **leichtes**, ein **mittelschweres** und ein **schweres SHT**. Besteht Kontakt zwischen der Dura mater und der **Außenwelt**, spricht man von einem **offenen SHT** (Achtung: **hohe Infektionsgefahr**).
Bevor mit der **Diagnostik** begonnen wird, müssen die Vitalfunktionen gesichert sein. Diagnostische Methode der Wahl ist das Schädel-CT. Die **Therapie** orientiert sich am Schweregrad, bei mittelschwerem und schwerem SHT ist eine intensivmedizinische Betreuung erforderlich.

3.4 Hirntumoren

Definition

Hirntumoren

Hirntumoren sind pathologische Geschwulste aus Geweben des zentralen Nervensystems. Die meisten Neubildungen sind gutartig, aber aufgrund von Raumforderungen oder Funktionsstörungen nicht ungefährlich. Im weiteren Sinne werden auch intrakranielle Tumoren außerhalb des Gehirns, die jedoch zerebrale Auswirkungen zeigen, hinzugerechnet.

3.4.1 Pathophysiologie

Hirntumoren können nach unterschiedlichen Aspekten unterteilt werden. Nach Gutartigkeit in **maligne** (bösartige) **und benigne** (gutartige) Tumoren, nach Metastasierung in **primäre Tumoren** oder **sekundäre Tochtergeschwulste** (Metastasen, siehe ▶ **Abb. 3.9**), nach **Art des Gewebes** (etwa die Hälfte der Hirntumoren sind Gliome), von dem der Prozess ausgeht, sowie nach der Lokalisation. ▶ **Tab. 3.2** gibt eine Übersicht über die verschiedenen Tumoren. Die WHO unterscheidet nach den histologischen Kennzeichen der Tumoren 4 Bösartigkeitsgrade von Grad I (gutartig) bis IV (extrem bösartig).

3.4.2 Symptomatik

Hirntumoren führen, abhängig von ihrer Lokalisation, ihrer Größe und ihrer Wachstumsgeschwindigkeit, zu unterschiedlichen Symptomen. Einige Symptomenkomplexe treten bei vielen Hirntumoren auf:

- **Hirndruckzeichen (S. 51)**: u. a. Kopfschmerzen, Schwindel, Übelkeit und (schwallartiges) Erbrechen, Sehstörungen und Anisokorie, Hypertonie und Bradykardie
- **neurologische Störungen und Ausfälle**: u. a. Seh-, Sprach-, Sprech- und Schluckstörungen, Sensibilitätsstörungen, Paresen
- **hormonelle Störungen (bei Tumoren des Hypothalamus-Hypophysen-Systems)**: u. a. Störungen der Sexualfunktionen, Pigmentstörungen, vegetative Dysbalancen
- **Krampfanfälle** (epileptische Anfälle)

Abb. 3.9 Hirnmetastasen.

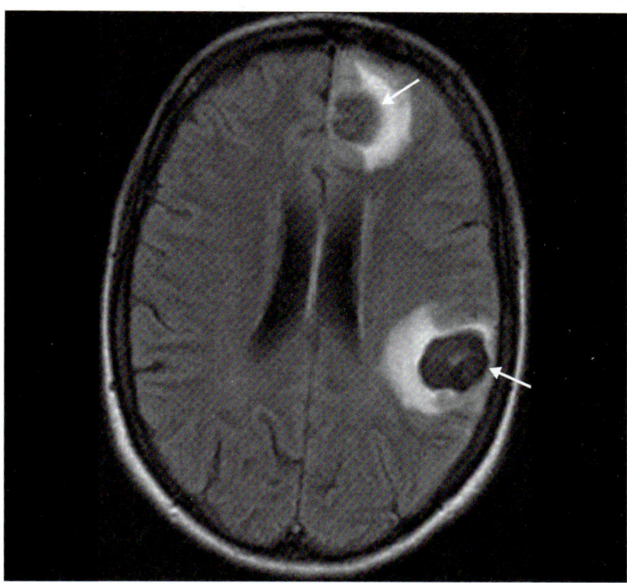

Im MRT erkennt man 2 scharf begrenzte Hirnmetastasen (Pfeile). Sie sind von einem hellen Ödem umgeben. Der betroffene Patient hat ein malignes Melanom als Primärtumor. *Abb. aus: Uhlenbrock D, Reinartz J, Rohde S. Metastasen. In: Reiser M, Kuhn F, Debus J, Hrsg. Duale Reihe Radiologie. 4., vollständig überarbeitete Auflage. Thieme; 2017*

- **motorische Ausfälle:** Ataxie, Dyspraxie
- **psychiatrische Symptome:** Persönlichkeitsveränderungen, Affektstörungen, Depression, Denk-, Wahrnehmungs- und Bewusstseinsstörungen

3.4.3 Diagnostik und Therapie

Die Diagnostik beginnt meist mit **klinischen neurologischen Untersuchungen**, bei denen der Nachweis von **Hirndruckzeichen** und **Hirnnervenausfällen** im Vordergrund stehen. Die zielführenden Maßnahmen sind jedoch bildgebende Verfahren (**CT, MRT, Angiographie**), evtl. flankiert durch Liquordiagnostik, Biopsie, EEG.

Therapeutisches Mittel der Wahl ist die **operative Entfernung** des Tumors. Insbesondere, wenn diese nicht (vollständig) gelingt, sind **Chemotherapie** und **Bestrahlung** angezeigt. Begleitend kommen häufig Antikonvulsiva und Antiemetika zum Einsatz.

Fazit – Das müssen Sie wissen

Hirntumoren

Es gibt zahlreiche unterschiedliche Tumorarten, die je nach Bösartigkeit in verschiedene Grade unterteilt werden können. Lokalisation und Größe des Tumors entscheiden über die **Symptome**, die sehr **vielfältig** sein können (Lähmungen, epileptische Anfälle, psychische Auffälligkeiten). Kopfschmerzen, Übelkeit und Erbrechen sind **Hirndruck-Warnzeichen**. Diagnostisch genutzt werden **bildgebende Verfahren** (CT, MRT). Sofern möglich, sollte der Tumor vollständig entfernt werden. Ist eine **Operation** nicht möglich, kann eine **Chemo**- oder **Strahlentherapie** erfolgen.

Tab. 3.2 Übersicht über Hirntumoren.

Tumor	WHO-Grad	typische Merkmale
Astrozytome		
pilozytisches Astrozytom	I	• meist bei Kindern und jungen Erwachsenen • häufig an Sehnerv, Kleinhirn, Hirnstamm lokalisiert • Ziel ist komplette operative Entfernung, dann Heilung möglich
differenziertes Astrozytom	II	• meist jüngeres bis mittleres Erwachsenenalter • meist frontal > temporal > parietal lokalisiert • Ziel ist operative Entfernung, aber häufiger als bei Grad I nicht möglich • mittlere Überlebenszeit ca. 8 Jahre, weil Verschlechterung in Grad III oder IV möglich
anaplastisches Astrozytom	III	• meist im Alter von 30–50 Jahren • meist im Großhirn- und Stammganglienbereich • sofern zugänglich, operative Entfernung + Bestrahlung, sonst Chemotherapie • mittlere Überlebenszeit ca. 4 Jahre
Glioblastom	IV	• 15–20 % der Hirntumoren, meist im Alter von 40–60 Jahren • sehr bösartig, häufig diffus im Gehirn verteilte Tumorzellen • in Bildgebung typische ringförmige Struktur, häufig große Bereiche betroffen • operative Entfernung kaum möglich, deshalb evtl. auch „nur" Bestrahlung und Chemotherapie • sehr schlechte Prognose, mittlere Überlebenszeit ca. 9 Monate
weitere Hirntumoren		
Oligodendrogliom	II–III	• meist im Alter von 30–50 Jahren • geht mit Verkalkungen und Hohlräumen einher • Ziel ist operative Entfernung • mittlere Überlebenszeit ca. 10–15 Jahre
Ependymom	I (–III)	• meist bei Kindern und im Alter von 20–40 Jahren • ausgehend von den die Ventrikel und den Rückenmarkskanal auskleidenden Ependymzellen • Ziel ist operative Entfernung
Plexustumoren	I–III	• selten, meist bei Kindern und Jugendlichen • Plexuspapillom: gutartig, nach operativer Entfernung gute Prognose • Plexuskarzinom: bösartig, meist nicht operativ entfernbar, deshalb sehr schlechte Prognose
Medulloblastom	IV	• meist bei Kindern • überwiegend Kleinhirn betroffen mit Ataxie, Gleichgewichtsstörungen und Nystagmus • Ziel ist operative Entfernung + Bestrahlung + Chemotherapie • etwa 40 % sind in den folgenden 10 Jahren krankheitsfrei
Meningeom	I (–III)	• Tumor der Hirnhäute, meist gutartig (rein verdrängend, gut abgegrenzt vom Hirngewebe) • Erkrankungsalter häufig zwischen 40. und 50. Lebensjahr • bei vollständiger operativer Entfernung gilt der Patient als geheilt
Hypophysenadenome	I	• klinisch meist Hormonstörungen (Symptome sind abhängig vom betroffenen Hormonsystem) • Ziel ist operative Entfernung; meist gute Prognose
Kraniopharyngeom	I	• Auftreten meist im Kindes-/Jugendalter • Sehstörungen und Einschränkungen des Gesichtsfelds • komplette operative Entfernung nur selten möglich, deshalb zusätzliche Bestrahlung; dann gute Prognose
Akustikusneurinom	I	• Tumoren aus Schwann-Zellen (= Gliazellen peripherer Nerven) • wächst meist im Kleinhirnbrückenwinkel, fast immer ist der N. vestibularis betroffen → Hörstörungen, Ohrgeräusche, Gleichgewichtsstörungen • Ziel ist operative Entfernung, die Nervenschädigung ist aber meist nicht rückgängig zu machen

▶ **Tab. 3.2** Fortsetzung.

Tumor	WHO-Grad	typische Merkmale
Hirnmetastasen	IV	• entstehen durch Absiedelung von Tumorzellen eines außerhalb des Gehirns liegenden Primärtumors • relativ häufig → ca. 20 % aller intrakraniellen Raumforderungen gehen auf einen Tumor außerhalb des ZNS zurück! • häufigste Primärtumoren: Bronchial-, Nieren-, Mammakarzinom, Melanom, Tumoren im Magen-Darm-Trakt, gynäkologische Tumoren • Symptome ähneln denen von hirneigenen Tumoren sehr • im MRT zeigen sich Metastasen als scharf abgrenzbare Raumforderungen mit umgebendem Ödem und häufig ringförmiger Kontrastmittelaufnahme (▶ **Abb. 3.9**) • einzelne Hirnmetastasen können ggf. operativ entfernt werden, bei mehreren Metastasen ist ggf. eine Bestrahlung sinnvoll • Prognose hängt ab von der Anzahl der Metastasen, deren Therapierbarkeit und vom metastasierenden Primärtumor
Meningeosis neoplastica	IV	• Metastasierung von bösartigen Tumoren in die Hirnhäute • häufig „diffuse" Symptome • nur Chemotherapie möglich • Prognose v. a. auch abhängig vom metastasierenden Primärtumor

Transferbeispiel

Überprüfungssituation

Amtsärztin (Prüferin): „Sie stellen sich heute zur Überprüfung zum Voll-HP vor. Aber Sie haben doch sicher auch Kenntnisse in Psychiatrie, oder?!"
Heilpraktikeranwärterin (HPA): „Mmh, äh, ja, natürlich. Nicht so wie ein sogenannter HP-Psych …"
Prüferin (unterbricht direkt): „Gut, dann gibt es dazu jetzt mal einen Fall: Ein Mann kommt zu Ihnen in die Sprechstunde und bringt seine Frau mit. Die sei in letzter Zeit etwas komisch geworden."
HPA: „Äh, was heißt jetzt komisch – kann er das konkretisieren?"
Prüferin: „Ja. Ich spiele jetzt mal den Mann, o.k.? Ja, sie ist – wie soll ich sagen – etwas enthemmt."
HPA: „Enthemmt?"
Prüferin: „Ja also, sie macht z. B. bei Tisch öfter anzügliche Bemerkungen. Sexueller Natur. Das ist teilweise schon sehr derb. Und so war sie früher nie. Und dann sagt sie z. B., dass die Leute das doch alle so wollen. Das wisse sie mit Bestimmtheit."
HPA (schaut etwas überfordert): „Oje, und die Frau sitzt daneben und sagt dazu nichts."
Prüferin: „Nee, die sitzt da und grinst Sie an. Sie mag nicht sprechen."
HPA: „Ich würde dann erstmal den Mann weiter befragen. Ob ihm sonst noch etwas an seiner Frau aufgefallen sei."
Prüferin: „Ja, manchmal ist sie unglaublich vergesslich. Bringt Dinge durcheinander. Und manchmal hört sie plötzlich auf zu sprechen."
HPA (stöhnt etwas): „Das ist aber schon ein spezieller Fall, oder?!"
Prüferin: „Alles gut, machen Sie mal weiter."
HPA: „O.k. Wie alt ist die Dame eigentlich. Ich habe gar nicht nach dem Alter gefragt. Ich denke jetzt an eine Demenz."
Prüferin: „38 Jahre."
HPA: „Das ist etwas früh für eine Demenz. Hat die Frau denn auch körperliche Beschwerden?"
Prüferin: „Ja, sie spricht manchmal von Kopfschmerzen."
HPA: „Ah, kann sie die näher beschreiben?"
Prüferin: „Die sind vor allem vorne (zeigt auf die Stirn)."
HPA: „Jetzt habe ich gerade eine spontane Idee …"
Prüferin: „Nur zu …"
HPA: „Vielleicht hat sie ja einen Hirntumor in dem Bereich. Das würde alle Symptome erklären. Gab es so etwas schon mal in der Familie?"
Prüferin: „In der Tat – ein Onkel hatte das auch schon mal, soweit ich mich – also jetzt als Mann der Frau – erinnern kann."
HPA: „Ein direkter Verwandter oder angeheiratet?"
Prüferin (lacht): „Eine gute Frage! Aber: keine Ahnung."
HPA: „Jetzt frage ich doch nochmal die Frau."
Prüferin: „Die sagt nur, dass das egal sei. Sie will jetzt weg – heimgehen."
HPA: „Also könnte es dennoch so sein. Hat sie Hirndruckzeichen?"
Prüferin: „Was meinen Sie damit?"
HPA: „Hypertonie, Bradykardie, Anisokorie, motorische Störungen …"
Prüferin (unterbricht): „Müssen die denn alle diagnostizierbar sein?"
HPA: „Nein, je nach Lokalisation des Tumors kann das variieren. Zugegebenermaßen wäre es gerade sehr hilfreich …"
Prüferin (lächelt): „O.k., das kann ich verstehen. Wenn Sie jetzt aber keine weiteren Symptome fänden, was würden Sie dem Paar empfehlen?"
HPA: „Möglichst flott in die Neurochirurgie. Es müsste ein CT oder MRT gemacht werden."
Prüferin: „Nicht in die Psychiatrie?"
HPA: „Nein, erstmal prüfen, ob es da eine hirnorganische Ursache gibt."
Prüferin: „Gut, das reicht mir. Danke. In der Untersuchung stellt sich heraus, dass da in der Tat ein Tumor vorliegt. Nach der erfolgreichen Entfernung verhält sich die Dame wieder wie gewohnt."
Fallbeispiel fiktiv.

3.5 Kopf- und Gesichtsschmerzen

Kopf- und Gesichtsschmerzen können sehr viele verschiedene Ursachen haben. Die Internationale Kopfschmerzgesellschaft (IHS) listet rund **200 potenzielle Ursachen**, die sie in 2 große Gruppen einteilt:

1. Beschwerden, die selbstständig auftreten, also nicht auf Störungen anderer Organe, Stoffwechselstörungen etc. zurückzuführen sind. Diese sog. **primären oder idiopathischen Kopfschmerzen** bilden die größte Gruppe. Hierzu gehören z. B. die Migräne, Spannungs- und Clusterkopfschmerzen.
2. **Sekundäre oder symptomatische Kopfschmerzen** treten infolge anderer Krankheiten oder Störungen auf. Hierzu gehören u. a. Verletzungen, Intoxikationen, Kreislauf- und Gefäßkrankheiten, Nervenschädigungen sowie Erkrankungen der Augen, Ohren, Nasennebenhöhlen und Zähne.

3.5.1 Migräne

Definition

Migräne

Die Migräne ist eine multifaktorielle und häufige Erkrankung, die durch attackenartig auftretende, heftige und meist einseitige Kopfschmerzen charakterisiert ist. Sie ist häufig verbunden mit vegetativen Begleiterscheinungen (z. B. Appetitlosigkeit, Übelkeit, Erbrechen, Lichtscheu). Eine genaue Ursache ist nicht bekannt.

Frauen sind von Migräne rund dreimal häufiger betroffen als Männer. Die typische Erstmanifestation liegt zwischen dem 15. und 25. Lebensjahr. Internationale Kopfschmerzklassifikationen unterscheiden je nach Ursache und Ausprägung zahlreiche Migräneformen.

Pathophysiologie

Zur Migräneentstehung gibt es verschiedene Theorien. Als Ursache gilt eine zunächst **verminderte**, dann **gesteigerte Durchblutung** im Mittelhirn und im Hirnstamm. Zu den **neurovaskulären Gründen** (Zusammenhang zwischen Blutgefäßen und Nerven) zählt z. B. die Überempfindlichkeit des Trigeminusnervs mit Irritationen und nachfolgenden Entzündungsreizen der nervennahen Gefäße. Man nimmt an, dass eine **genetische Veranlagung** zu einer erhöhten Erregbarkeit der Hirnrinde und Empfindlichkeit für Schmerzreize im Hirnstamm führt. Auch hormonelle Einflüsse werden vermutet.

Eindeutig bekannt sind typische Trigger (Schlüsselreize). Hierzu zählen:

- Störungen im individuellen Biorhythmus (z. B. veränderter Schlaf-Wach-Rhythmus, Zeitverschiebungen)
- Hormonschwankungen (z. B. Menstruation, Medikamente)
- psychische Belastungen (Stress nach Ruhe oder Entspannung nach Stress)
- bestimmte Nahrungsmittel (insbesondere Lebensmittel mit hohem Histamin-Gehalt, z. B. Käse, Rotwein, Salami, Tomaten)
- äußere Einflüsse (z. B. Schlafmangel, Fasten, Wetterumschwünge, Temperaturreize)

Symptomatik

Die Migräne ist fast stets **attackenartig**, wobei die Anfälle sehr unterschiedlich ablaufen können. Meist verläuft ein Migräneanfall in **Phasen**, die jedoch individuell unterschiedlich ausgeprägt sein können.

In der **Prodromalphase** kündigen typische Vorboten bei mehr als ⅓ der Betroffenen einen Anfall an. Die Symptome können Minuten, aber auch bis zu 2 Tage vorher auftreten. Dazu zählen Gereiztheit, Stimmungsschwankungen, Heißhunger und eine eher euphorische Stimmung, aber auch Konzentrationsstörungen, Müdigkeit und Gleichgültigkeit sowie Obstipation.

Bei etwa jedem 5. Patienten schließt sich eine **Aura-Phase** an. Hier kommt es häufig zu Sehstörungen, vornehmlich Flimmersehen, der Wahrnehmung von Zickzacklinien und Gesichtsfeldausfällen (Skotome). Parästhesien können hinzukommen, in einigen Fällen auch Lähmungen, Orientierungs- sowie Sprach- oder Sprechstörungen. Viele Betroffe klagen über erhöhte Licht- und Lärmempfindlichkeit (Hypersensibilität).

! Cave

Differenzialdiagnose Schlaganfall und Meningitis

Insbesondere in der Prodromalphase kann die Symptomatik derjenigen eines Apoplex oder einer Hirnhautentzündung ähneln. Hier muss ggf. eine Ausschlussdiagnostik – z. B. über anamnestische Hinweise, Fiebermessung und die Überprüfung von Hirndruckzeichen oder/und Hirnnerventests erfolgen.

Die anschließende **Kopfschmerz-Phase** zeigt den meist typischen Migränekopfschmerz (▶ **Abb. 3.10**): er ist in etwa 70 % der Fälle **einseitig** (sog. „**Hemikranie**") und ist häufig fokussiert auf Stirn, Schläfe und Auge. Der Schmerz ist meist **pulsierend** und verstärkt sich durch körperliche Aktivität. Die Hypersensibilität ist in dieser Phase bei vielen Patienten besonders stark ausgeprägt.

Abb. 3.10 Migräne-Kopfschmerz.

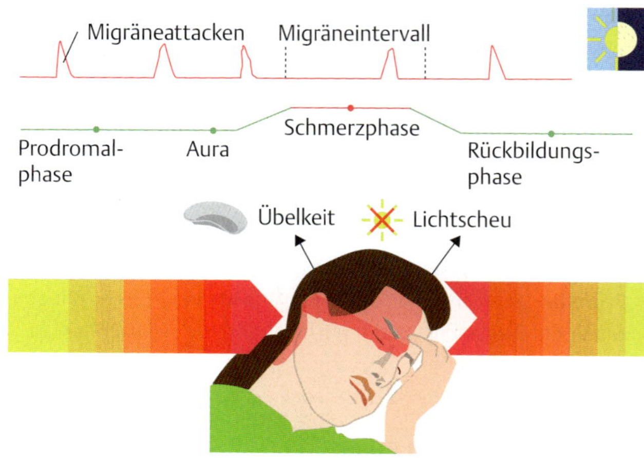

Einseitiger bohrender Schmerz mit Übelkeit. Eventuell besteht eine Aura, z. B. mit visuellen Phänomenen. *Abb. aus: I care Krankheitslehre. 2. Auflage. Thieme; 2020. Nach: Rohkamm R, Kermer P. Migräne. In: Rohkamm R, Kermer P, Hrsg. Taschenatlas Neurologie. 4., vollständig überarbeitete Auflage. Thieme; 2017*

In der **Rückbildungsphase** nehmen die Symptome langsam wieder ab; die Patienten fühlen sich anschließend jedoch oft sehr ermüdet und erschöpft. Diese Phase kann sich über bis zu 24 Stunden erstrecken. Bei einer Dauer über 72 Stunden spricht man von einem Migräne-Status.

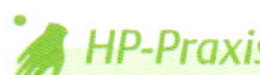

HP-Praxis

Migräne bei Kindern

Auch Kinder können unter Migräne leiden. Die Anfälle sind i. d. R. von kürzerer Dauer, vegetative Symptome wie Bauchschmerzen und Schwindel stehen im Vordergrund. Erst gegen Ende des Grundschulalters ähnelt die Symptomatik meist zunehmend dem „klassischen" Bild.

Diagnostik

Die Diagnosestellung erfolgt durch das klinische Bild, das über eine sorgfältige **Anamnese** ermittelt wird. Hierbei kann ein **Kopfschmerztagebuch** wertvolle Hinweise geben (▶ **Abb. 3.11**).

Insbesondere zum **Ausschluss anderer Ursachen** (z. B. Epilepsie (S. 110) oder Raumforderungen im Hirn (S. 97)) können Labor- und apparative Untersuchungen (z. B. Liquor-Untersuchungen, MRT, CCT, Doppler-Sonografie u. a.) zum Einsatz kommen.

Therapie

Eine ursächliche Behandlung der Migräne ist derzeit noch nicht möglich. Empfohlen wird vor allem eine frühzeitige Therapie mit schmerz- und entzündungshemmenden Medikamenten. Mittel gegen Erbrechen und Übelkeit werden bei Bedarf ergänzend verabreicht. Der Einsatz von Antiepileptika und Cannabisextrakten kann in manchen Fällen Linderung erzielen.

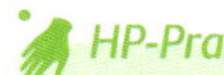

HP-Praxis

Teufelskreis Schmerzmittel

Bei häufigem Gebrauch von Schmerzmitteln besteht die Gefahr eines sog. analgetikaverursachten Kopfschmerzes und somit eines „Teufelskreises". Die Medikation unterliegt deshalb einer strengen Indikation.

Prophylaktisch sollte eine Reizabschirmung, also eine Minimierung der Auswirkungen von Triggerfaktoren (vgl. oben), angestrebt werden. Ausdauersport, Entspannungsverfahren oder die Aromatherapie erzielen oft einen positiven Effekt.

Abb. 3.11 Kopfschmerztagebuch. (Beispiel)

Name:

Monat: Jahr:

Kopfschmerz-Tagebuch

Westdeutsches Kopfschmerzzentrum

Tag	Schmerz-Stärke				Dauer in Stunden			Schmerzart				Begleiterscheinungen					Schmerzverstärkung bei körperlicher Aktivität?		Auslöser	Arzneimittel				Fehlzeit in Stunden	Aktivität in Stunden
	keine	leicht	mittel	stark	weniger als 6	7 - 12	länger als 12	pulsierend / pochend	dumpf/ drückend	beidseitig	einseitig	Übelkeit	Erbrechen	Lärmscheu	Lichtscheu	Sehstörungen	ja	nein	Zahl bzw. Buchstabe laut (a) eintragen	Präparat: Buchstabe laut (b) eintragen	Wirksamkeit: ja	wenig	nein	Ausfall durch Kopfschmerzen am Arbeitsplatz / in der Schule	Aktivität trotz Kopfschmerzen am Arbeitsplatz / in der Schule
1																									
2																									
3																									
4																									
5																									
6																									
7																									
8																									
9																									
10																									
11																									
12																									
13																									
14																									
15																									
16																									
17																									
18																									
19																									
20																									
21																									
22																									
23																									
24																									
25																									
26																									
27																									
28																									
29																									
30																									
31																									

www.westdeutsches-kopfschmerzzentrum.de

Bitte verwenden Sie folgende Zahlen bzw. Buchstaben zum Füllen der Spalten **„Auslöser"** und **„Präparat"**:

(a) Auslöser der Migräne 1 Aufregung oder Stress 2 Erholungsphase 3 Änderung Schlafrythmus 4 Menstruation 5 Andere: ____

(b) Eingenommene Arzneimittel (bitte Namen angeben)

A ____ B ____ C ____ D ____

Quelle: Kopfschmerztagebuch, Westdeutsches Kopfschmerzzentrum, Universitätsklinikum Essen

Fazit – Das müssen Sie wissen

Migräne

Die Migräne ist die häufigste Kopfschmerzerkrankung. Die Betroffenen haben typischerweise Schmerzattacken, die mehrere Stunden, aber auch bis zu 3 Tage andauern mit **einseitigen**, häufig **pulsierenden Kopfschmerzen**, die von **vegetativen Symptomen** begleitet (Übelkeit, Erbrechen, Lichtscheu) und durch körperliche Aktivität verstärkt werden. Bei zusätzlichen Symptomen wie der Wahrnehmung von Lichtblitzen, Gesichtsfeldausfällen etc. spricht man von einer **Migräne mit Aura**.

Schmerztherapeutisch stehen **schmerz- und entzündungshemmende Medikamente** zur Verfügung. Außerdem sollten die Patienten etwas gegen die Übelkeit/das Erbrechen einnehmen, damit die eigentlichen Migränemedikamente nicht sofort erbrochen werden. Bei häufigen und schweren Attacken ist eine **Migräneprophylaxe** anzuraten.

3.5.2 Spannungskopfschmerz

Definition

Spannungskopfschmerz

Spannungskopfschmerzen sind episodisch oder chronisch auftretende Schmerzen unklarer Genese im Bereich des gesamten Kopfes, die i.d.R ohne weitere neurologische Begleitsymptome sind.

Je nach Häufigkeit und Dauer der Beschwerde unterscheidet man zwischen **episodischem** (< 15 Tagen im Monat und < 180 Tagen im Jahr) und **chronischem Spannungskopfschmerz** (> 15 Tage im Monat und > 130 Tage im Jahr). Frauen sind von Spannungskopfschmerzen häufiger betroffen als Männer.

Pathophysiologie

Die Ätiologie des Spannungskopfschmerzes ist nicht eindeutig. Diskutiert werden muskuläre Verkrampfungen, insbesondere der Nacken- und der Kaumuskulatur. Fehlhaltungen und nächtliches Zähneknirschen wirken verstärkend, ebenso fieberhafte Infekte und Stress.

Symptomatik

Der typische Spannungskopfschmerz umfasst den gesamten Kopfbereich (holozephal) und dauert 30 Minuten bis 7 Tage an. Der Schmerz wird in der Regel als **drückend-ziehend** und nicht pulsierend, aber gelegentlich „im Kopf umherwandernd" beschrieben (▶ **Abb. 3.12**). Körperliche Aktivität wirkt nicht schmerzverstärkend. Übelkeit, Erbrechen, Lärm- oder Lichtscheu wie bei der Migräne treten nicht auf. Ist das Leiden chronisch, zeigen die Patienten (wie viele auch andere Schmerzpatienten) gehäuft psychovegetative Begleiterscheinungen wie z. B. depressive Verstimmungen.

Abb. 3.12 Spannungskopfschmerz.

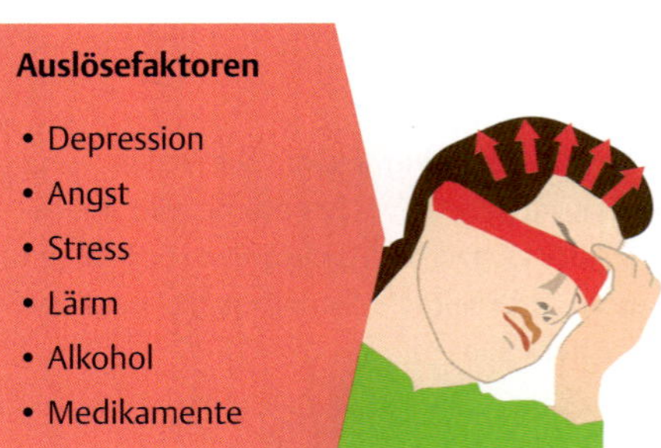

Drückender, beidseitiger Kopfschmerz. Es tritt keine Aura auf. *Abb. aus: I care Krankheitslehre. 2., überarbeitete Auflage. Thieme; 2020. Nach: Rohkamm R, Kermer P. Chronischer täglicher Kopfschmerz. In: Rohkamm R, Kermer P, Hrsg. Taschenatlas Neurologie. 4., vollständig überarbeitete Auflage. Thieme; 2017*

Diagnostik

Das **klinische Bild**, das über die **Anamnese** ermittelt wird, erlaubt häufig bereits die Diagnosestellung. Ein Schmerztagebuch kann bei der Einschätzung helfen. **Andere Ursachen** für Kopfschmerzen müssen durch entsprechende Untersuchungen **ausgeschlossen** werden (z. B. Bluthochdruck, chronische Sauerstoffunterversorgung, etwa bei Lungen- oder Herzerkrankungen oder Nebenhöhlenentzündung).

Therapie

Beim **episodischen Spannungskopfschmerz** haben sich **herkömmliche Analgetika** bewährt. Sie sollten einerseits ausreichend hoch dosiert sein, andererseits wegen drohender Nebenwirkungen und Abhängigkeitsrisiken nicht permanent zum Einsatz kommen. Unterstützend und prophylaktisch helfen unterschiedliche **Entspannungsverfahren, Akupunktur, Physiotherapie, Sport und Trainings zum Stressmanagement.**

Beim **chronischen Spannungskopfschmerz** sind Analgetika nicht oder nur sehr punktuell angezeigt, da bei langfristiger Einnahme Nebenwirkungen auftreten (u. a. Mikroblutungen, Leber- und Nierenschäden). Neben den o. g. Begleitmaßnahmen kann eine Therapie mit **Antidepressiva** gute Erfolge zeigen.

Fazit – Das müssen Sie wissen

Spannungskopfschmerzen

Spannungskopfschmerzen sind typischerweise beidseitige und andauernd drückende Kopfschmerzen. Die Patienten können licht- oder lärmscheu sein, Übelkeit und Erbrechen treten nicht auf und auch körperliche Bewegung verstärkt – anders als bei Migräne – die Beschwerden nicht. Therapeutisch helfen v. a. nicht medikamentöse Verfahren, z. B. Entspannung, Stressreduktion, Ausdauertraining. Analgetika sollten nur beim episodischen Spannungskopfschmerz eingesetzt werden.

3.5.3 Cluster-Kopfschmerz

Definition

Cluster-Kopfschmerz

Cluster-Kopfschmerzen sind charakterisiert durch deutlich einseitige, attackenweise auftretende, extrem heftige Schmerzen im Bereich von Schläfe und Auge.

Cluster-Kopfschmerzen sind wesentlich seltener als z. B. Migräne- oder Spannungskopfschmerzen. Typisch ist das periodisch gehäufte Auftreten neben langen beschwerdefreien Intervallen.

Pathophysiologie

Die Ätiologie des Cluster-Kopfschmerzes ist bis heute **nicht geklärt**. Wahrscheinliche Auslöser sind hormonelle Störungen ausgehend vom Hypothalamus-Hypophysen-System. Als **Trigger** wirken Stoffe, die die Histaminfreisetzung im Körper fördern (u. a. Alkohol, Schokolade), Lebensmittelzusätze und sensible Reize (z. B. Licht).

Symptomatik

Cluster-Kopfschmerzen treten häufig nachts auf und dauern im Mittel zwischen 15 und 180 Minuten an. Bei fast 80 % d. F. ist der Schmerz stets **auf derselben Kopfseite** lokalisiert und folgt einer individuell typischen Tagesrhythmik. Er wird als **extrem stark, bohrend-stechend** oder **brennend** beschrieben und ist meist in der **Augen-** und **Stirnregion**, seltener in der Schläfen- oder Hinterhauptregion lokalisiert. Zusätzlich sind auf der betroffenen Seite weitere typische **vegetative Symptome** zu beobachten: Ein **Auge** tränt, die Bindehaut ist gerötet, die Lider geschwollen, das Oberlid hängt herab (Ptosis) und die Pupille ist gelegentlich verengt (Miosis). Die **Nase** läuft einseitig oder ist verstopft. Zusätzlich kann es zu einer gesteigerten **Schweißentwicklung** im Schmerzbereich kommen. Daneben berichten Patienten über einen erhöhten **Bewegungsdrang.**

Diagnostik

Die **Anamnese und Symptomatik** sind wegweisend, weiterführende diagnostische Maßnahmen sind zum **Ausschluss anderer Erkrankungen** erforderlich.

Therapie

Eine ursächliche Therapie ist derzeit noch nicht möglich. Die Akutbehandlung setzt auf die Inhalation von 100 %igem medizinischem **Sauerstoff** (über spezielle sog. Hochkonzentrationsmasken). Darüber hinaus hat sich die subkutane oder nasale Gabe von **Schmerzmedikamenten** bewährt. Prophylaktisch können unterschiedliche Medikamente (Kortikoide, Lithium oder Antikonvulsiva) zum Einsatz kommen. Eine operative Therapie ist noch in der Versuchsphase.

Fazit – Das müssen Sie wissen

Cluster-Kopfschmerz

Typisch ist eine Häufung von einseitigen, sehr starken und bohrenden Kopfschmerzattacken (ca. 15–180 min Dauer), die plötzlich häufig nachts auftreten und mit einseitigen autonomen Symptomen wie Tränenfluss oder Augenrötung einhergehen. Die Schmerzen treten häufig im Bereich von Schläfe und Auge neben oft langen beschwerdefreien Intervallen periodisch gehäuft auf.

3.5.4 Trigeminusneuralgie

Die Trigeminusneuralgie ist eine chronische Schmerzerkrankung mit plötzlich einschießenden und streng einseitigen Gesichtsschmerzen im Versorgungsbereich des N. trigeminus. Sie wird in einem eigenen Kapitel (S. 116) genauer beschrieben.

3.6 Vertiefungsfragen zu Kopf- und Gesichtsschmerzen

Vertiefungsfragen

Frage 1

Wie kann eine Migräne von anderen Ursachen für Kopfschmerzen (z. B. Tumoren, Hirnblutungen oder Hypertonie) unterschieden werden?

Musterlösung:

Migräne tritt – im Gegensatz zu chronischen Geschehen wie einem Bluthochdruck oder Kopfschmerzen aufgrund von Sehschwächen – attackenartig auf. Bei Kopfschmerzen durch Tumoren, Ödeme oder Blutungen zeigen sich Hirndruckzeichen. Diese fehlen meist bei Migräne. Auch kommt es nicht zu typischen Blutdruck- oder Pulswertveränderungen.

Einseitige Schmerzen und Sehstörungen können auch durch eine Arteriitis temporalis verursacht werden. Bei der Migräne fehlt jedoch der charakteristische Sichtbefund der entzündlich veränderten Temporalarterie. Die bei Migräne oft auftretenden Sehstörungen könnten auf den ersten Blick an eine Netzhautablösung denken lassen. Diese verläuft aber schmerzlos.

Frage 2

Wie können Sie Spannungskopfschmerzen von Cluster-Kopfschmerzen unterscheiden?

Musterlösung:

Vor allem anhand der typischen Schmerzausbreitung. Der Spannungskopfschmerz umfasst i. d. R. den gesamten Kopf, während der Cluster-Kopfschmerz streng einseitig auftritt. Auch die Charakteristik des Schmerzes ist unterschiedlich: Während der Spannungskopfschmerz meist als drückend-ziehend oder auch „im Kopf umherwandernd" beschrieben wird, empfinden die Betroffenen eine Cluster-Zephalgie als extrem stark, bohrend-stechend oder brennend.

3.7 Systemische Erkrankungen des Nervensystems

3.7.1 Parkinson-Syndrom

Definition

Parkinson-Syndrom

Das Parkinson-Syndrom ist eine **Erkrankung des extrapyramidalmotorischen** Systems mit der typischen **Symptomentrias aus Rigor, Ruhetremor und Bradykinese**. Auslöser ist ein Mangel an dem Neurotransmitter Dopamin. Beim idiopathischen Parkinson-Syndrom (Morbus Parkinson) ist die Ursache ein Untergang von Zellen im Bereich des Mittelhirns, die den Neurotransmitter Dopamin herstellen. Beim Parkinson-Syndrom kann der Dopamin-Mangel z. B. durch Medikamente verursacht sein. Aufgrund des charakteristischen Tremors spricht man auch von der „Schüttellähmung".

Pathophysiologie

Grundlegend werden **2 Ursachen-Komplexe** beschrieben:

1. Beim **idiopathischen Parkinson-Syndrom (Morbus Parkinson, die „eigentliche Parkinson-Erkrankung", ca. 80 – 90 % d.F.)** liegt hauptsächlich eine **Degeneration** der Nervenzellen v. a. in der **Substantia nigra** im Mittelhirn zugrunde. Diese ist mit zunehmendem Alter physiologisch, schreitet aber bei betroffenen Patienten schneller voran. Bei ca. 10 % der Fälle gibt es in der Familie weitere Fälle, sodass auch ein genetischer Auslöser vermutet wird. Vermutet wird auch ein Einfluss des gastrointestinalen Systems (Stichwort „Mikrobiom").
2. Beim (**sekundären**) **Parkinson-Syndrom** wird die Substantia nigra **durch andere Erkrankungen und Störungen** geschädigt, z. B. vaskuläre, entzündliche oder raumfordernde **Störungen des Hirns**. Die Dopamin-Wirkung kann z. B. durch Medikamentenwirkungen (z. B. Antipsychotika), Stoffwechselerkrankungen (z. B. Morbus Wilson), Intoxikationen, weitere genetische Defekte und andere systemische neurologische Erkrankungen beeinträchtigt werden.

Durch den Untergang der dopaminergen Neurone und die Hemmung der Dopaminsynthese kommt es zu einem relativen Überschuss an Acetylcholin. Ebenso verändert sich die Konzentration anderer Neurotransmitter wie z. B. Serotonin, Noradrenalin oder Glutamat. Das führt zu **typischen hypokinetischen hypertonen Störungen der Motorik** sowie **pathologischen Veränderungen psychischer, sensorischer und vegetativer Funktionen**.

Die Erkrankung betrifft vor allem Menschen zwischen dem 70. und 80. Lebensjahr. Frühe Fälle sind möglich. Bei rechtzeitiger Erkennung und guter Therapie zeigen die Patienten eine normale Lebenserwartung.

Symptomatik

Das Krankheitsbild ist v. a. gekennzeichnet durch einen **Hypertonus (hohe Muskelspannung)**, der eine **Hypokinese (Bewegungsarmut der Muskulatur)** bedingt. Die klassische Parkinson-Trias umfasst die Symptome

- **Hypokinese** (auch: **Bradykinese**, Akinese, verlangsamte Bewegungsabläufe, mimische Starre),
- **Rigor** („wächserne" Muskelsteifheit, erhöhter Muskeltonus) und
- **Ruhetremor** (u. a. schnelle Bewegungen der Finger).

Im **Frühstadium** klagen die Betroffenen über **Muskelschmerzen und -verspannungen** und **Parästhesien**. Vegetative Störungen machen sich in vielen Fällen bereits sehr früh v. a. durch Obstipation bemerkbar. Auch depressive Verstimmungen können vorkommen.

Im weiteren Verlauf zeigen sich die charakteristische Bewegungsauffälligkeiten, wie das sog. „**Zahnradphänomen**"" (wenig geschmeidige Bewegungen), das eingeschränkte physiologische Mitschwingen und die Ausgleichsbewegungen z. B. der Arme beim Gehen und der kleinschrittig schlurfende Gang („**Trippelgang**", siehe ▶ **Abb. 3.13**). Man beobachtet oft eine **nach vorn gebeugte Körperhaltung**. Klassisch ist eine **Verzögerung in der Ausführung und schwerfälliges Abbremsen von Bewegungen**. Die Patienten leiden unter einer Fallneigung.

Der **Tremor** beim Parkinson-Syndrom tritt v. a. in Ruhe auf, wird aber durch psychische Anspannung verstärkt. Die Patienten versuchen nicht selten, ihn durch Festhalten oder Ablegen der Hände auf den Oberschenkeln zu kaschieren. Häufig sind schnelle Fingerbewegungen wie beim „**Pillendrehen**" oder „**Münzzählen**" zu beobachten (▶ **Abb. 3.14a**).

Eine vermehrte Talgdrüsenfunktion führt zum sog. „**Salbengesicht**". Im weiteren Verlauf können eine Reihe weiterer Symptome auftreten: **Mikrografie** (immer kleiner werdende Schrift, siehe ▶ **Abb. 3.14b**), leise und monotone **Sprache** (Hypophonie) und weitere **vegetative Störungen** (u. a. Blasenentleerungsstörungen, verminderte Perfusion der Lungen, vermehrtes Schwitzen und verstärkter Speichelfluss, Schlafstörungen).

Psychiatrische Begleiterscheinungen sind häufig, wie z. B. depressive Verstimmungen. Eine Entwicklung zur **Demenz** zeigt sich bei 30–40 % der Betroffenen, die Ausbildung von Psychosen gilt als Komplikation.

Diagnostik

Die Leitsymptome Rigor, Tremor und Bradykinese erkennt man deutlich durch Inspektion und Anamnese. Das Syndrom ist in erster Linie eine klinische Diagnose. Den Leitlinien folgend wird u. a. zur Ausschlussdiagnostik ein kompletter neurologischer Status erhoben (S. 48). Zudem wird dem Patienten testweise das Medikament **L-Dopa** verabreicht (L-Dopa wird im Körper zu Dopamin verstoffwechselt und erhöht damit den Dopaminspiegel). Bei Parkinson-Patienten bessern sich die Symptome.

Bildgebende Verfahren (CT, MRT, Szintigrafie oder PET) belegen zerebrale Veränderungen. Serum- und Liquoruntersuchungen können ergänzend erfolgen, sind aber nicht entscheidend für die Diagnosestellung.

Abb. 3.13 Einige typische Symptome des Parkinson-Syndroms.

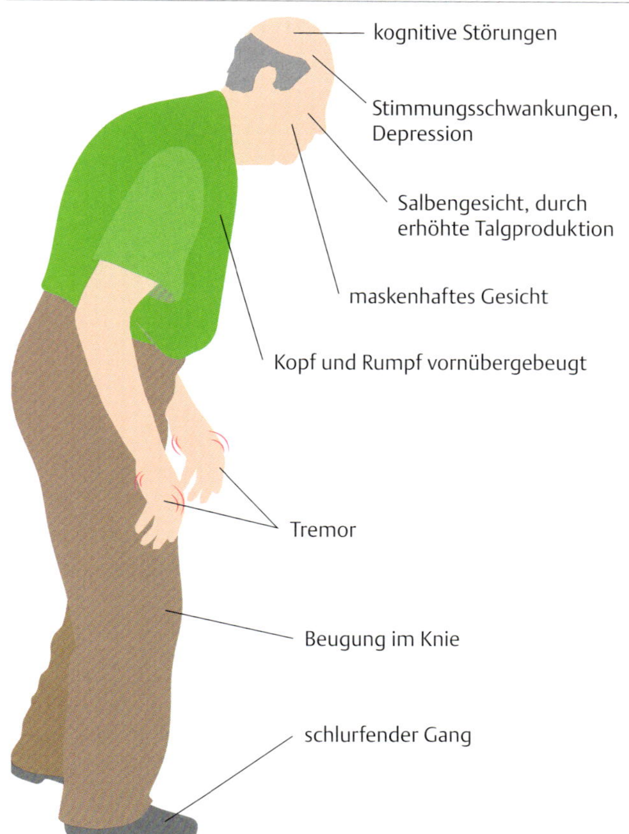

Abb. aus: Verwolt H, Zergiebel D. Diagnostik 52 Pflege von Menschen mit Erkrankungen des Nervensystems. In: I care Pflege. 2., überarbeitete Auflage. Thieme; 2020

Abb. 3.14 Parkinson-Syndrom – Ruhetremor und kleine Schrift.

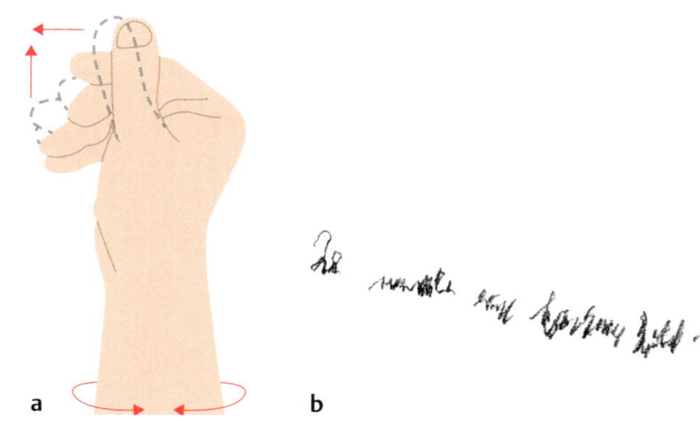

a Ruhetremor (schnelle Bewegungen wie beim „Münzenzählen"). *Abb. aus: Symptome. In: I care Krankheitslehre. 2., überarbeitete Auflage. Thieme; 2020. NACH: Rohkamm R, Kermer P. Parkinson-Syndrom. In: Rohkamm R, Kermer P, Hrsg. Taschenatlas Neurologie. 4., vollständig überarbeitete Auflage. Thieme; 2017*

b Kleine Schrift (Mikrografie). *Abb. aus: Gerlach R, Bickel A. Fall 17: 60-jähriger Patient mit chronischen Schulter-Arm-Schmerzen rechts. In: Gerlach R, Bickel A, Hrsg. Fallbuch Neurologie. 5., unveränderte Auflage. Stuttgart: Thieme; 2020*

Therapie

Ein ursächliches Therapiekonzept liegt bis heute nicht vor. Medikamente können den Krankheitsverlauf verlangsamen. Manche Parkinson-Syndrome kann man eventuell kausal behandeln, z. B., indem man auslösende Medikamente absetzt. Die Auswahl der Medikamente richtet sich nach dem Alter des Patienten, den Ursachen der Störung und der Ausprägung der Symptomatik. Zum Einsatz kommen L-Dopamin zur Substitution (eher bei älteren Patienten), Dopamin-Agonisten zur Stimulierung der Dopaminrezeptoren (eher bei jüngeren Patienten < 70 Jahren), Anticholinergika, Medikamente gegen Herzrhythmusstörungen, Antipsychotika, Serotonin-Wiederaufnahme-Hemmer (SSRI) uvm. Hilft die orale Therapie nicht weiter, können über die tiefe Hirnstimulation mittels Elektroden gezielt Impulse an bestimmte Gehirnregionen gegeben werden. Daneben erzielen auch physio- und psychotherapeutische und diätetische Therapien sowie Entspannungs- und Bewegungstrainings tlw. gute symptomatische Erfolge.

Fazit – Das müssen Sie wissen

Parkinson-Syndrom

Auslöser des Parkinson-Syndroms ist ein **Neurotransmitter-Ungleichgewicht** mit einem **Mangel an Dopamin** und einem relativen Überschuss an Acetylcholin. Die klassische Trias besteht aus **Rigor** (erhöhter Muskeltonus), **Tremor** (langsames Zittern oder „Pillendrehen") und **Bradykinese** (verlangsamte Bewegungen). Typische Zusatzsymptome sind **kleinschrittiger Gang**, **Mikrografie**, **vegetative** (z. B. vermehrtes Schwitzen, vermehrter Speichelfluss, Verstopfung) und **psychische Störungen** (Demenz, Depression). Diagnostisch sind Verlauf und Symptomatik wegweisend. Die Therapie zielt darauf ab, den Dopaminmangel zu beheben, wofür v. a. **Dopaminagonisten** (eher bei jüngeren Patienten) und **L-Dopa-Präparate** (eher bei älteren Patienten) zum Einsatz kommen. Darüber hinaus müssen die Begleitsymptome symptomatisch behandelt werden. Die Erkrankung schreitet unterschiedlich rasch voran und führt schließlich zur Pflegebedürftigkeit.

Abb. 3.15 Immunpathogenese der Multiplen Sklerose.

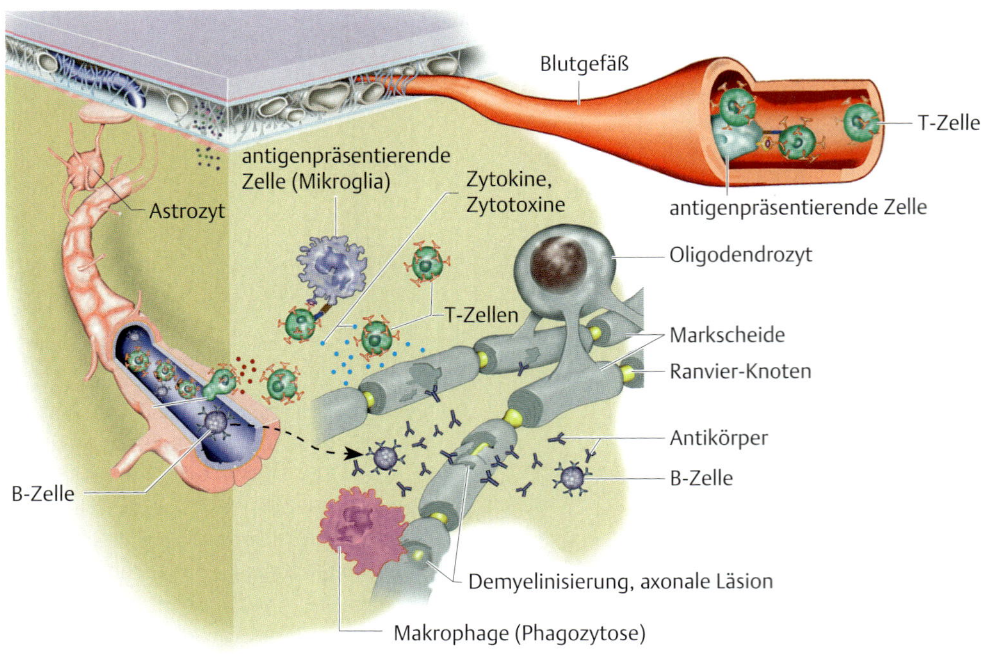

Schematische Zeichnung. Eine ursächlich unbekannte Fehlregulation führt zur Aktivierung von im Blut zirkulierenden T-Zellen. B-Zellen aktivieren weitere T-Zellen und lösen die Ausschüttung von Zytokinen (u. a. aus den T-Zellen) und Autoantikörpern aus. T- und B-Zellen, sowie Makrophagen (Fresszellen des Immunsystems) passieren die Blut-Hirn-Schranke. Die Zytokine regen u. a. die Makrophagen an. All dies führt zu einer Entzündungsreaktion und zur Demyelinisierung der Axone. *Abb. nach: Rohkamm R, Kermer P. Therapieprinzipien. In: Rohkamm R, Kermer P, Hrsg. Taschenatlas Neurologie. 4. Auflage. Thieme; 2017*

3.7.2 Multiple Sklerose

Definition

Multiple Sklerose

Die Multiple Sklerose (MS, auch: Encephalitis disseminata) ist eine chronisch-entzündliche Autoimmunerkrankung des Nervensystems. Da sie an mehreren Stellen gleichzeitig (multifokal) auftritt, kann sie ein äußerst variantenreiches Erscheinungsbild zeigen. Sie befällt das Myelin, die Markscheiden der Nervenfasern.

Die ältere Bezeichnung der MS als „Entmarkungskrankheit" deutet auf die Pathophysiologie des Geschehens: **Chronische herdförmige Entzündungen** (▶ **Abb. 3.15**) der **Markscheiden** der Nerven (des Myelins) im ZNS führen zu einer **Entmarkung des Myelins** (das Myelin, das die Nervenfasern isoliert, wird abgebaut). Damit sind die Nerven weniger gut oder nicht mehr isoliert. Sekundär kann es auch zu einer Schädigung der Axone kommen. Typische Folge der Entzündung sind „Vernarbungen" (**Skleroseherde**), die zu einer dauerhaften Funktionseinschränkung führen können. All dies hat zur Folge, dass Impulse nicht mehr korrekt weitergeleitet und verarbeitet werden können.

Die konsekutiven Funktionsstörungen zeigen sich an verschiedenen Körperstellen; besonders betroffen sind **Nerven im Gehirn** und in der **weißen Substanz des Rückenmarks**.

Abb. 3.16 Verlaufsformen der Multiplen Sklerose.

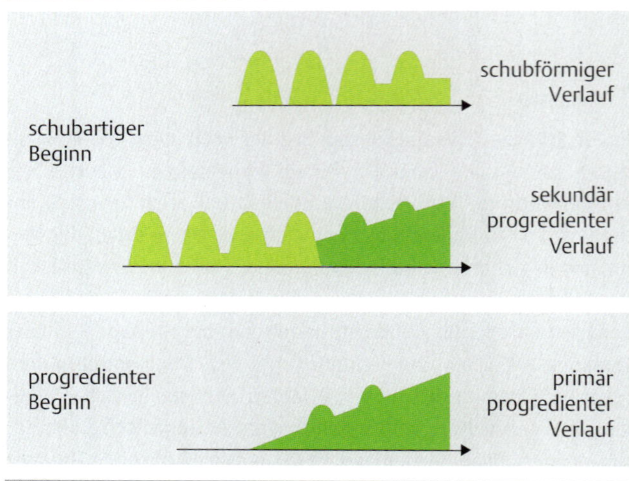

Abb. aus: I care Krankheitslehre. 2., Auflage. Thieme; 2020

Die Erkrankung kann unterschiedliche **Verläufe** nehmen (▶ **Abb. 3.16**):

- Schübe mit kompletter Regeneration (schubförmig-remittierender Verlauf; ca. 90 % d. F.)
- Schübe mit progredientem (sekundär-progredientem) Verlauf
- chronisch fulminanter (primär-progredienter) Verlauf

Betroffen sind v. a. **Frauen im Alter zwischen 20 und 40 Jahren**; das Auftreten nach dem 50. Lebensjahr ist sehr unwahrscheinlich. Je früher die Erstmanifestation einsetzt, desto ungünstiger ist die Prognose. Die Ursache der MS ist bislang noch unbekannt; diskutiert werden eine Slow-Virus-Infektion und HLA-assoziierte Autoimmunprozesse. Die Erkrankung tritt familiär gehäuft auf.

Symptomatik

Die Symptomatik ist abhängig von der Lokalisation des Geschehens. Eine Symmetrie der Befunde ist dabei selten. Die meisten Störungen resultieren aus dem Befall des Kleinhirns sowie der Augennerven.

Frühsymptome. Das häufig erste Symptom einer MS ist eine **Sehverschlechterung**, die an einem Auge auftritt. Oft haben die Patienten auch **Schmerzen** „hinter dem Auge", wenn sie die Augen bewegen. Die Beschwerden bilden sich meistens nach einigen Tagen bis Wochen wieder zurück. Es handelt sich dabei um eine Entzündung des Sehnervs (**Retrobulbärneuritis**). Ein weiteres Symptom an den Augen sind Doppelbilder, die durch Lähmungen der Augenmuskeln entstehen. Weitere frühe Symptome sind Parästhesien, Kopfschmerzen und Leistungseinschränkungen. Motorisch zeigen sich **Kleinhirnsymptome** wie Schwindel und Koordinationsstörungen (Gangataxie). Einige Betroffene klagen bereits vor dem Auftreten körperlicher Symptome über eine **Stimmungslabilität** (Wechsel von depressiver Verstimmung und Euphorie). Eine **Beteiligung der Hirnnerven** zeigt sich durch **Sprach- und Sehstörungen** (s. o., Schleiersehen, Gesichtsfeldausfälle und Nystagmus).

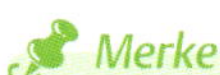

Merke

Charcot-Trias bei Multipler Sklerose

Die klassische neurologische Trias bei MS umfasst die Symptome
- Nystagmus,
- skandierende (abgehackte, stockende) Sprache und
- Intentionstremor/Ataxie (unkontrollierte, überschüssige Bewegungen).

Weiterer Verlauf. Häufig erst im weiteren Verlauf treten **Pyramidenbahnsymptome** auf, z. B. eine zunehmende motorische (oft periphere) Schwäche bis zur spastischen Parese. Viele Patienten zeigen eine Tastblindheit trotz vorhandener Sensibilität, da die zentrale Verarbeitung der Informationen gestört ist. **Sensibilitätsstörungen** (z. B. in den Füßen oder Händen) weisen auf eine Manifestation der Krankheit im gesamten Körper hin. **Vegetative Störungen** betreffen v. a. die Darm- und Blasenmuskulatur (zunächst Harnretention, später Inkontinenz) und die Sexualfunktionen. Zudem fallen **psychiatrische Symptome** auf: z. B. eine depressive oder auch euphorische Stimmung. Bei rund 25 % d. F. entwickelt sich im Spätstadium eine subkortikale Demenz.

Diagnostik

Die Diagnostik ist umfänglich. Das klinische Bild und die Anamnese geben erste Hinweise. Die **neurologischen Untersuchungen** zeigen ausbleibende oder auffällige Fremdreflexe (S. 70) (insb. Bauchhautreflex), auffällige Eigenreflexe (S. 65) und Koordinationsstörungen (z. B. Intentionstremor und Ataxien) bei den Kleinhirntests (S. 72) und Defizite bei den 2.6. Die Pyramidenbahnzeichen (S. 78) (z. B. Babinski-Zeichen) sind oft positiv.

Aktive Entzündungsherde zeigen sich mithilfe **bildgebender Verfahren** (v. a. MRT). **Serum- und Liquoruntersuchungen** belegen Entzündungsvorgänge und Antikörper, häufig vermehrt lymphozytäre Zellen im Liquor. Bei **neurophysiologischen Untersuchungen** sind Störungen in der Erregungsleitung nachweisbar.

Die Multiple Sklerose führt nicht zwangsläufig zu schweren Behinderungen. Bis zu 15 Jahre nach Ausbruch der Erkrankung sind mindestens 50 % aller Patienten auch ohne Therapie noch gehfähig. Weniger als 10 % versterben an den Folgen bzw. deren Komplikationen.

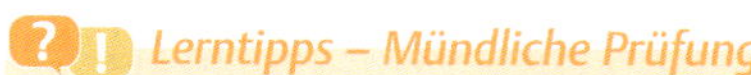

Lerntipps – Mündliche Prüfung

Umfangreiche neurologische Prüfung

Da die Multiple Sklerose unterschiedliche Verläufe nehmen und unterschiedlich lokalisiert sein kann, müssen nicht stets alle Tests und Funktionsprüfungen auffällig sein! Betonen Sie das auch in der Prüfung. Bevor Sie eine Verdachtsdiagnose äußern, führen Sie eine ausführliche körperliche Untersuchung durch und überprüfen Sie verschiedene Funktionen und Körperbereiche.

Therapie

Die Multiple Sklerose ist **nicht heilbar**. Die Therapie zielt auf eine Linderung der Symptome, eine Verlängerung der schubfreien Intervalle und die Abschwächung des Fortschreitens (Progredienz).

Im akuten Schub werden **hochdosiert Kortikoide** verabreicht, die medikamentöse **Basistherapie** zielt ebenfalls auf eine **Immunsuppression und -modulation**, z. B. durch ß-Interferone. Studien legen nahe, dass Statine (Cholesterinsenker) die Krankheitsschübe deutlich reduzieren. Daneben werden bei Bedarf Schmerz- und Schlafmittel sowie Spasmolytika verabreicht.

Begleitend können **ergo- und physiotherapeutische, logo- und orthopädische Maßnahmen** helfen, die Folgen und Begleiterscheinungen der Erkrankung zu lindern.

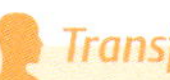

Transferbeispiel

Frau M*., 26 Jahre alt.

Frau M*. fühlt sich in den vergangenen Monaten immer wieder „nahe am Wasser gebaut" – ihre Gefühle schwanken stark, immer wieder gerät sie fast grundlos in Missstimmungen, obwohl es ihr manchmal auch sehr gut geht. Mittlerweile belastet sie das aber so sehr, dass sie sich auf der Arbeit immer mehr unter Druck gesetzt fühlt und dann vor lauter Nervosität Dinge hinwirft oder einfach fahrig ist. Nun ist ihr das Ganze noch auf die Blase geschlagen: Sie hat einen Harnwegsinfekt.

Die Patientin sieht sich bereits in psychiatrischer Behandlung, als sie wegen der Harnwegsentzündung eine Urologin aufsucht. Der fällt während des Anamnesegesprächs auf, dass Frau M.s Augen etwas flackern – ein Nystagmus. Die erfahrene Therapeutin mutmaßt, dass die Ursache nicht in den Bereich der Urologie fällt. Nach einigen neurologischen Tests, die besonders die Hirnnerven und das Kleinhirn prüfen, erhärtet sich ihr Verdacht auf eine Multiple Sklerose. Gegen die Blasenentzündung verschreibt die Ärztin ein Medikament und gibt ihr ein paar Tipps.

Sie verweist Frau M. weiter an einen Neurologen. Die dort und in der neurologischen Abteilung eines Krankenhauses vorgenommenen apparativen und labortechnischen Untersuchungen bestätigen die Verdachtsdiagnose.
Name und Fallbeispiel fiktiv.

3.7.3 Myasthenia gravis

Definition

Myasthenia gravis

Die Myasthenia gravis ist eine nichterbliche Autoimmunkrankheit unbekannter Ätiologie, bei der die Signalübertragung von Nerven auf die Muskeln durch Störungen an der postsynaptischen Membran eingeschränkt ist. In Belastungssituationen kommt es zu einer zunehmenden Muskelschwäche. Die Myasthenia gravis ist eine seltene Erkrankung.

Pathophysiologie

Die Signalübertragung vom Nerv auf den (quergestreiften) Muskel erfolgt mit dem Botenstoff Acetylcholin (ACh), der vom Nerv freigesetzt wird und an spezielle ACh-Rezeptoren am Muskel andockt. Bei der Myasthenia gravis werden mehrere **Autoantikörper** gebildet, darunter vor allem Antikörper gegen **ACh-Rezeptoren**, sodass die Signalübertragung nicht mehr ausreichend funktioniert und der Muskel damit nicht mehr kontrahiert werden kann. Der Thymus als Organ des Immunsystems scheint dabei eine Rolle zu spielen. Die Folge ist eine **belastungsabhängige Muskelschwäche**.

Frauen sind insgesamt häufiger betroffen, bei späterer Manifestation eher Männer. Bei den meisten Patienten zeigt sich die Erkrankung in den Jahren zwischen 20 und 40 bzw. zwischen 60 und 80. Es existieren zahlreiche Sonderformen, von denen auch Kinder (ab 4 Jahre) betroffen sein können.

Symptomatik

Leitsymptom ist eine unter Belastung zunehmende **muskuläre Schwäche**, die **im Tagesverlauf** auffällt. Sie betrifft zunächst v. a. kleinere Muskeln und tritt vorrangig im Bereich des Gesichts (▶ **Abb. 3.17**) und des Rachens auf: Es kommt zur ein- oder beidseitige **Ptosis** (hängendes Lid), zu Doppelbildern (Diplopie) aufgrund einer Okulomotorius-Lähmung sowie **Kau-, Schluck- und Sprechstörungen**.

Muskeln ohne motorische Endplatten (z. B. Herzmuskel und glatte Muskulatur) scheinen nicht betroffen zu sein. Allerdings ist eine Atemlähmung im Rahmen einer sog. „**myasthenischen Krise**“" eine gefürchtete Komplikation. Langfristig kommt es zu massivem Muskelschwund.

Die Prognose verbessert sich mit der Entwicklung neuer Medikamente zusehends.

Diagnostik

Die Anamnese liefert wichtige Hinweise. Mit klinischen Tests (**Kraft- und Bewegungstests**, siehe ▶ **Abb. 3.17a**) kann die rasche Ermüdbarkeit der Muskulatur nachgewiesen werden. **Spezielle Tests**, u. a. unter Gabe von Acetylcholinesterase-Hemmern und **Elektromyografie**-Kontrolle, erhärten die Verdachtsdiagnose. Mittels **wiederholter Reizung** im Rahmen einer Elektromyografie kann die zunehmende Übertragungsstörung in Form von langsam abnehmenden Aktionspotenzialen (Dekrement) nachgewiesen werden (▶ **Abb. 3.17b**).

Abb. 3.17 Myasthenia gravis.

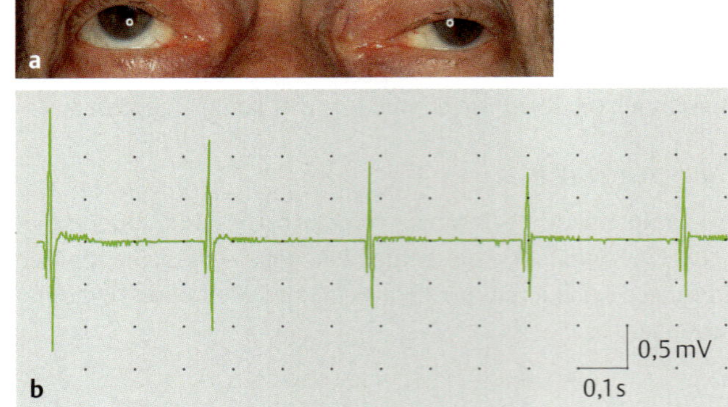

a Simpson-Test. Je länger der Patient nach oben blickt, desto weiter weichen die Augen voneinander ab, wobei das linke Lid absinkt.
b In der Elektromyografie erkennt man, dass der Muskel bei wiederholter Nervenreizung immer geringere Aktionspotenziale aufweist.

Abb. aus: Mattle H, Fischer U. Myasthenia gravis pseudoparalytica. In: Mattle H, Fischer U, Hrsg. Kurzlehrbuch Neurologie. 5., überarbeitete Auflage. Stuttgart: Thieme; 2021

Im **Labor** sind bei den meisten Patienten Antikörper gegen Acetylcholin-Rezeptoren nachweisbar. **Bildgebende Verfahren** (v. a. CT-Thorax) dienen v. a. der Beurteilung der Thymusdrüse.

Therapie

Die Therapie setzt v. a. auf eine **kombinierte Medikation** mit Acetylcholin und Immunsuppressiva (u. a. Kortison und Immunglobuline) sowie Acetylcholinesterase-Hemmern. Je nach Serumbefund und Patientenalter wird eine operative Entfernung des Thymus (**Thymektomie**) erwogen, bei vorliegendem Tumor (Thymom) wird sie stets durchgeführt. Die anhaltende Betreuung eines Patienten muss insbesondere das Risiko von Aspirationen berücksichtigen; myasthene oder cholinerge Krisen müssen akut intensivmedizinisch behandelt werden.

3.7.4 Amyotrophe Lateralsklerose (ALS)

Definition

Amyotrophe Lateralsklerose

Die amyotrophe Lateralsklerose (ALS) ist eine degenerative Erkrankung des motorischen Nervensystems, bei der die Motoneurone, also die Neurone, die für „Bewegungsinformationen“ verantwortlich sind, im Gehirn und Rückenmark zugrunde gehen. Gekennzeichnet ist sie durch sowohl spastische als auch schlaffe Lähmungen.

Pathophysiologie

Die ALS ist eine nicht heilbare degenerative Erkrankung unbekannter Ursache. Die Störung kann sowohl das **1. Motoneuron** betreffen (und führt damit zu **spastischen Lähmungen**) als auch das **2. Motoneuron** (was eine **schlaffe Parese** nach sich zieht).

Meistens beginnt die eher seltene Erkrankung im 6. Lebensjahrzehnt. Die mittlere Überlebenszeit liegt nach dem Auftreten der ersten Symptome bei etwa 4 Jahren.

Symptomatik

Das Symptomenbild der ALS ist nicht immer einheitlich. Patienten leiden einerseits an spastischen Lähmungen und schmerzhaften Muskelkrämpfen, andererseits auch an schlaffen Lähmungen und Muskelatrophien, die v. a. an den Händen ausgeprägt sind (Koordinationsprobleme), sowie Faszikulationen (unwillkürliches Muskelzucken ist ein häufiges Frühsymptom) der Zunge und Sprech- und Schluckstörungen (z. B. fließt Speichel aus dem Mund). Die zunehmenden Einschränkungen der physiologischen Bewegungsabläufe führen zu einem irreversiblen **Muskelschwund (Amyotrophie)**. Sensibilitätsstörungen sind selten. Viele Patienten zeigen **psychische Veränderungen**, z. B. Affektstörungen. Im weiteren Krankheitsverlauf führt eine **Lähmung der Atemmuskulatur** zum Tode.

Diagnostik

Das **gleichzeitige Auftreten von spastischen und schlaffen Lähmungen** führt zum Anfangsverdacht. In der klinischen Untersuchung zeigen sich sowohl eine Hypo- als auch eine Hyperreflexie. Neurophysiologische Untersuchungen (**Elektromyografie**, **Neurografie**) belegen meist den Befund.

Therapie

Eine kausale Therapie und somit eine Heilung ist nicht möglich. Die symptomatische Behandlung umfasst **ergo- und physiotherapeutische Maßnahmen, Logo- und Orthopädie**. Das **Medikament Riluzol** ist die einzige Substanz, die in frühen Phasen das Voranschreiten der Erkrankung verlangsamen kann.

Da die Patienten ihre Problematik **bei vollem Bewusstsein** erleben, ist eine psychotherapeutische und ggf. psychiatrische Begleitung von großer Bedeutung. Im späteren Stadium sind fast stets Beatmungsmaßnahmen und eine Sondenernährung notwendig.

Fazit – Das müssen Sie wissen

Amyotrophe Lateralsklerose (ALS)

Die amyotrophe Lateralsklerose ist eine degenerative ZNS-Erkrankung, bei der die Motoneurone im Gehirn und Rückenmark zugrunde gehen. Ursachen für die Erkrankung sind nicht bekannt. Symptome sind einerseits spastische Lähmungen und schmerzhafte Muskelkrämpfe und andererseits schlaffe Lähmungen und Muskelatrophien, v. a. an den Händen. Des Weiteren: Faszikulationen (unwillkürliches Muskelzucken) der Zunge, Sprech- und Schluckstörungen. Anamnese und klinische Symptomatik sind wegweisend, eine kausale Therapie gibt es nicht. Psychologische Betreuung ist immens wichtig.

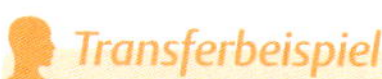

Transferbeispiel

Überprüfungssituation

Prüferin: „Ich stelle Sie jetzt mal vor eine kleine, schnelle Entscheidung: In Ihrem Wartezimmer sitzen 3 Patienten. Eine 25-jährige Frau, ein 70-jähriger Mann und ein 35-jähriger weiterer Mensch. Da ist ein Parkinson-Fall, eine MS-Diagnose und jemand hat Myasthenia gravis. Wagen Sie mal einen Schnellschuss – wer hat was?“

HPA (zögert): „Schnellschüsse sind aber nicht so seriös …“

Prüferin (ermunternd): „Das ist jetzt keine Falle – machen Sie mal!“

HPA: „Nun gut: Die junge Frau ist die mit der Multiplen Sklerose, der alte Mann hat Parkinson und – bleibt ja nur übrig – das andere ist der Myasthenie-Fall. Passt aber vom Alter her auch.“

Prüferin (freut sich sichtlich): „Ja, super. Und nun sagen Sie mir: Welche beiden könnten Sie vielleicht schon an den Augen unterscheiden?“

HPA: „Die MS-Patientin könnte einen Nystagmus zeigen, bei dem Patienten mit der Myasthenie könnten – je nach Tageszeit – die Augenlider etwas hängen?“

Prüferin: „Wie nennt man das fachlich?“

HPA: „Ptosis. Darüber hinaus sieht er vielleicht Doppelbilder. Aber das findet man auch bei MS.“

Prüferin: „Gut. Wie unterscheiden Sie die 3 anhand der Motorik? “

HPA: „Der Parkinson-Patient fällt wahrscheinlich am ehesten auf: starrer, kleinschrittiger Gang, grobes Zittern. Die Patientin mit MS hat eher einen Intentionstremor und Gleichgewichtsstörungen. Der Mensch mit Muskelschwund eher eine träge Bewegung.“

Prüferin: „Ja, geht doch! 2 von den 3en könnten eine Demenz entwickeln …“

HPA: „Das ist am wahrscheinlichsten bei dem Parkinson-Betroffenen. Kann auch bei der Patientin mit Multipler Sklerose entstehen. Bei dem 3. eigentlich nicht.“

Prüferin: „Ja, das war es schon. Ach, halt: noch eine andere Frage: Wer könnte denn noch mit der Beschwerde Doppelbilder in die Praxis kommen?“

HPA: „Jemand mit einer Botulismum-Vergiftung. Oder …“

Prüferin (unterbricht): „Danke, das war es nun wirklich. Mehr wollte ich gar nicht wissen.“

Fallbeispiel fiktiv

3.8 Vertiefungsfragen zu systemischen Erkrankungen des Nervensystems

Vertiefungsfragen

Frage 1

Warum wird die Parkinson-Erkrankung auch als „Schüttellähmung" bezeichnet?

Musterlösung:

Die Ursache von Morbus Parkinson ist ein Verlust dopaminerger Neurone, also ein Mangel an Dopamin. Ein Parkinson-Syndrom kann z. B. auch durch Medikamente ausgelöst werden, die Dopamin hemmen. Dopamin ist als Botenstoff wichtig für das extrapyramidalmotorische System, das wiederum die Bewegungen steuert. Durch den Dopaminmangel und das resultierende Ungleichgewicht der Neurotransmitter haben Betroffene eine hohe Muskelspannung (Hypertonus), die eine Bewegungsarmut (Hypokinese) bedingt. Sie zeigt sich z. B. durch Steifheit, mimische Starre und gleichzeitig einen Ruhetremor v. a. der Hände und Arme. Daher die Bezeichnung „Schüttellähmung" (Zittern und Steifheit).

Frage 2

Können Symptome wie Sehstörungen ("wie durch eine Milchglasscheibe sehen", "Farben sind weniger kräftig") und Sensibilitätsstörungen an Händen oder Füßen auch dann auf eine Multiple Sklerose hindeuten, wenn sie nach einiger Zeit wieder komplett verschwinden?

Musterlösung:

Eine Sehstörung, d. h., eine Entzündung des Sehnervs, ist eine sehr häufige Erstmanifestation der MS. Auch Sensibilitätsstörungen sind typisch für die MS. In der frühen Phase der Erkrankung kann sich die Symptomatik vollständig zurückbilden. Patienten mit den typischen Symptomen und Verdacht auf MS sollten sich also so schnell wie möglich bei einem Facharzt vorstellen, selbst wenn die Symptome nicht mehr vorhanden sind.

3.9 Anfallsleiden

3.9.1 Epileptische Anfälle, Epilepsie

Definition

Epileptische Anfälle und Epilepsie

Bei einem **epileptischen Anfall** kommt es zur gleichzeitigen Entladung mehrerer Nervenzellen im Gehirn oder Teilen des Gehirns. **Epilepsie** wird die Erkrankung mit wiederholt auftretenden epileptischen Anfällen infolge dauerhaft erhöhter Erregungsbereitschaft des Gehirns genannt.

Pathophysiologie

Die Epilepsie beschreibt **kein einheitliches Krankheitsbild**. Je nachdem, wo im Gehirn die Entladungen stattfinden, kommt es zu unterschiedlichen Symptomen.

Es wird unterschieden zwischen der Erkrankung **Epilepsie** und einem **isolierten epileptischen Anfall**. Ein einmaliger epileptischer Anfall bzw. Gelegenheitsanfall ist relativ häufig – ca. 5 % der Bevölkerung erleiden im Laufe ihres Lebens einen solchen Anfall. Zu den wichtigsten Auslösern epileptischer Anfälle zählen: temporäre Raumforderungen, Unterzuckerung (Hypoglykämie), Intoxikationen (einschl. Medikamentenwirkungen), Drogenentzug, hohes Fieber, Schlafentzug, Urämie und Elektrolytstörungen. Die Diagnose „Epilepsie" wird gestellt, wenn

- die oben genannten Ursachen ausgeschlossen werden können,
- epileptische Störungen mehrfach auftreten
- oder nach einem einmaligen Anfall Rezidive als sehr wahrscheinlich angenommen werden müssen – z. B. aufgrund vorliegender weiterer Befunde.

Die genauen Pathomechanismen der Epilepsie-Formen sind nicht bekannt.

Die Ursache für epileptische Anfälle ist ein **verschobenes Gleichgewicht** zugunsten der **Erregung** und zu Ungunsten der Inhibition im **zentralen Nervensystem**. Die gesteigerte Erregbarkeit führt zu **Spontanentladungen der Nervenzellen** mit einer überschießenden Erregungsausbreitung. Auch das Gleichgewicht von erregenden und hemmenden Neurotransmittern wie GABA und Glutamat scheint gestört. Genetische Faktoren können dies begünstigen.

Unterteilung nach Ätiologie. Ätiologisch kann die Epilepsie unterteilt werden in:

- eine **primäre Form (genetisch, idiopathisch, kryptogen**; ca. 50 %), bei der keine manifesten organischen Störungen nachweisbar sind, pathologische Veränderungen der Hirnaktivität jedoch messbar sind,
- eine **sekundäre Form** (ca. 45 %) **mit ursächlichen Hirnschäden**, z. B. perinataler Hirnschädigung, Schädel-Hirn-Traumen (S. 96), Hirntumoren (S. 97), -abszessen oder -entzündungen (Enzephalitis (S. 128)), degenerativen Prozessen oder vaskulären Störungen; auch Drogenentzugsfolgen, Hypoxien und Hypoglykämien werden dieser Form zugeordnet.
- Rund 5 % d. F. sind unklarer Genese.

Unterteilung nach Lokalisation. Nach Lokalisation der betroffenen Hirnareale bzw. der Ausbreitung der pathologischen Erregungsleitung sowie nach Art der Symptomatik differenziert man zwischen

- **fokalen Anfällen**, die aus einer umschriebenen Hirnregion herrühren,
- und **generalisierten Anfällen**, die nicht auf einen bestimmten Bereich des Gehirns beschränkt sind.

Die Anfälle können **tonisch** (Versteifung/Verkrampfung), **klonisch** (zuckend, ruckartig) **oder in kombinierter Form sowie als Absencen** (5–10 Sekunden andauernde Bewusstseinsunterbrechung) auftreten. Es existieren zahlreiche Unter-, Zwischen- und Sonderformen.

Fieberkrampf. Bei Kindern ist beispielsweise Fieber ein häufiger Anlass für einen Krampfanfall (Fieberkrampf). Etwa 5 % der Kinder, meist im Alter von 7 Monaten bis 5 Jahren, sind betroffen. Der Anfall wird von hohem Fieber ausgelöst, das meist rasch auf über 39 °C steigt. Man unterscheidet einfache und komplizierte Fieberkrämpfe. Ein **einfacher Fieberkrampf** dauert weniger als 15 min, zeigt sich als tonisch-klonischer Anfall und tritt innerhalb von 24 h nur ein einziges Mal auf. Ein **komplizierter Fieberkrampf** dauert länger als 15 min, wiederholt sich und kann in eine Anfallsserie übergehen (bis hin zum Status epilepticus). Im Anschluss können neurologische Ausfälle bestehen. Die komplizierten Verläufe weisen häufig begünstigende Faktoren auf wie eine familiäre Disposition zur Epilepsie und eine zerebrale Vorschädigung, sind aber insgesamt seltener. Zur Therapie wird akut ein krampfhemmendes Medikament (Wirkstoff Diazepam) verabreicht. Jeder Fieberkrampf sollte sofort nach dem Auftreten ärztlich abgeklärt werden.

! Cave

Sorgfältige Differenzialdiagnose

Bei erstmaligem Auftreten eines Anfalles im Erwachsenenalter müssen sekundäre Ursachen – insbesondere Tumoren – ausgeschlossen werden. Bei kindlichen Fieberkrämpfen müssen u. a. eine Meningitis, eine Enzephalitis oder eine Epilepsie ausgeschlossen werden.

Symptomatik

Die einzelnen Epilepsieformen können sich in der Symptomatik sehr stark unterscheiden. Hier werden die wichtigsten Erscheinungsformen kurz vorgestellt.

Fokale (herdförmige, partielle) Anfälle

- Sogenannte „**einfache partielle Anfälle**" verlaufen **ohne Bewusstseinsstörungen**. Sie können sich durch unwillkürliche Muskelzuckungen, (evtl. halbseitige) Parästhesien bis hin zu Schmerzen, visuelle und akustische Halluzinationen und Absencen zeigen.
- Bei „**komplexen partiellen Anfällen**" ist auch das **Bewusstsein gestört**, die Erinnerung für die Zeit des Anfalls fehlt fast stets. Häufige, kurze Absencen treten insbesondere bei Kindern auf, teilweise begleitet von tonischen oder klonischen Muskelzuckungen und kurzen Atemstillständen.

Generalisierte Anfälle

Petit-mal-Anfälle betreffen v. a. **Kinder und Jugendliche** und zeigen je nach Alter verschiedene Ausprägungen. Typisch sind

- im **Säuglingsalter**: **Blitz-Nick-Salaam-Anfälle (auch West-Syndrom)**: blitzartige heftigen Zuckungen des Kindes, Nickkrämpfe (Beugebewegungen des Kopfes und evtl. des Rumpfes), Heben der Arme gleichzeitig mit dem Nick-Anfall (soll dem orientalischen Friedensgruß „Salaam" ähneln), tonischer Rumpf
- bei **Kleinkindern**: **myoklonisch – astatische** Anfälle: plötzlicher Tonusverlust mit Fallneigung; tonische Anfälle mit Sekunden bis Minuten andauernden Faszikulationen (Muskelzuckungen); klonische Anfälle mit rhythmischen Zuckungen v. a. in Gesicht und Extremitäten
- im **Schulalter**: pyknoleptische (mehrere Anfälle an einem Tag, gehäuft) Absencen
- im **Jugendalter**: myoklonische Anfälle mit impulsivem Armhochreißen und Fingerspreizen (myoklonisch = blitzartige, unwillkürliche Kontraktion eines Muskels oder einer Muskelgruppe)

Grand-mal-Anfälle

Bei großen Anfällen (**Grand-mal-Anfälle**) kommt es zu generalisierten tonisch-klonischen Zuckungen und einer Bewusstseinsstörung. Das typische Vollbild verläuft in 5 fakultativen Phasen (► **Abb. 3.18**):

1. **Prodromalphase:** Unruhe, Reizbarkeit
2. **Aura:** olfaktorische, haptische, optische und akustische Halluzinationen, Parästhesien, Leck-, Schluck-, Kaubewegungen, Hypertonie und Tachykardie
3. **tonische Phase:** unwillkürliche Lautäußerungen („Initialschrei"), Verkrampfung aller Muskeln (mit Sturz), Apnoe (evtl. mit Zyanose), Blickdeviation, Opisthotonus
4. **klonische Phase:** rhythmische Zuckungen; evtl. lateraler Zungen-, Wangenbiss, Schaumbildung vor dem Mund, unwillkürlicher Urin- und Stuhlabgang
5. **Terminalschlaf:** kurzes Wiedererlangen des Bewusstseins, lange Schlafphase. Nach dem Erwachen hat der Patient keine Erinnerung an das Geschehen.

! Cave

Mögliche Folgeschäden des Anfalls

Während des Anfalls kann es zur Sauerstoffunterversorgung des Gehirns kommen, bei mehreren Anfällen kann dies das Gehirn schädigen. Während des Anfalls können nicht-gebremste Muskelaktivitäten zu Schäden am Bewegungsapparat und Verletzungen des Betroffenen führen. Der Patient sollte nach dem Anfall darauf untersucht werden.

Komplikationen

Das Grand-mal-Geschehen kann lebensbedrohliche akute und chronische Komplikationen auslösen:

- **status epilepticus:** Persistieren eines Anfalls bzw. mindestens 3 große Anfälle innerhalb von Minuten bei anhaltender Bewusstlosigkeit. Gefahr von lebensbedrohlichen Ausfällen des Kreislauf- und Atemzentrums und Gehirnschäden, hohe Letalität.
- **Anfallsserie:** innerhalb kurzer Zeit aufeinander folgende Anfälle mit Unterbrechungen und zwischenzeitlich vorhandenem Bewusstsein. Auch hier kann es zu lebensgefährlichen Ausfällen der Atmung und zum Kreislaufkollaps kommen.
- **chronische Folgen:** Wesensveränderungen, (formale) Denk- und Bewusstseinsstörungen, Persönlichkeitsstörungen (z. B. Pedanterie, Selbstgerechtigkeit)

Diagnostik

Die Verdachtsdiagnose ergibt sich aus dem klinischen Bild und der (Fremd-)Anamnese. Ein kompletter neurologischer Status (S. 48) kann weitere Hinweise geben. Ein (Provokations-)EEG zeigt typische Potentiale während eines Anfalls, ein MRT oder CT zeigt mögliche Schädigungen und schließt andere Ursachen

Abb. 3.18 Phasen des Grand-mal-Anfalls.

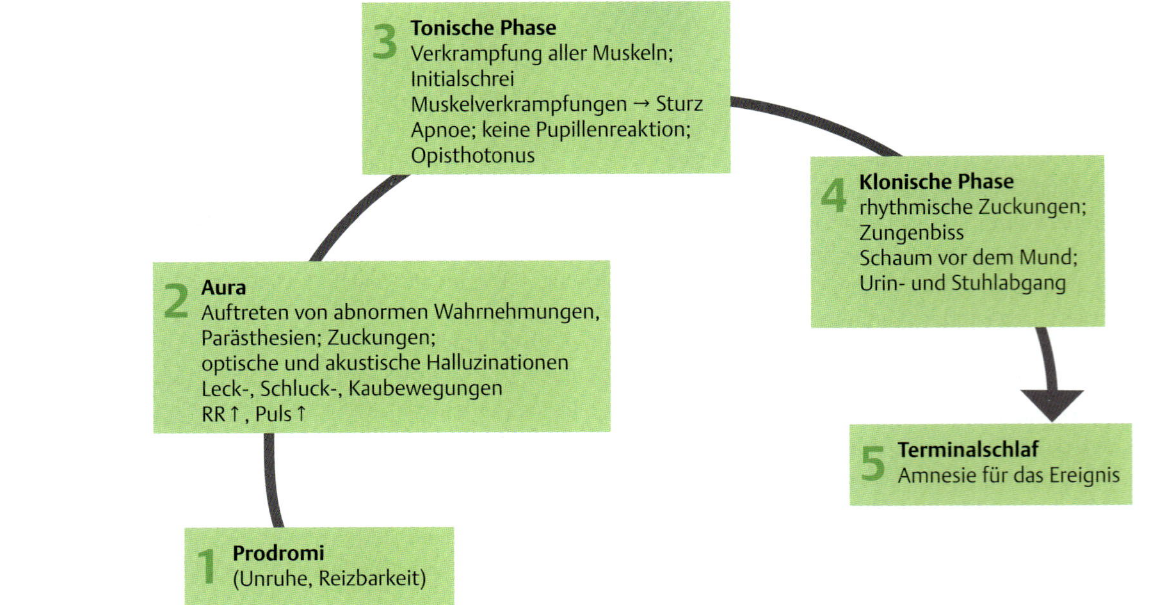

Schematische Zeichnung.

(Raumforderungen, Infarkt, Hydrozephalus etc.) aus. Weitere spezielle Verfahren können zur genaueren Differenzierung beitragen.

Die weitere Diagnostik zielt darauf ab, Ursachen zu finden bzw. auszuschließen: z. B. Laboruntersuchungen (Blutzucker, Elektrolyte, Leberwerte, Schilddrüsenhormone), Liquordiagnostik bei Verdacht auf eine Entzündung im ZNS (Enzephalitis, Meningitis) oder eine Subarachnoidalblutung.

Therapie

Grundlegend werden Medikamente verabreicht, die Anfälle verhindern sollen, sog. Antikonvulsiva = Antiepileptika. Begleitend sind eine Beratung und ggf. psychologische Betreuung sinnvoll. Das soziale Umfeld sollte in Aufklärungsmaßnahmen einbezogen werden. Liegen andere Erkrankungen oder Störungen zugrunde, richtet sich die Therapie natürlich auch auf deren Linderung oder Behebung.

Prophylaktisch sollten potenziell anfallauslösende Situationen gemieden werden.

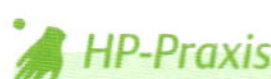
HP-Praxis

Maßnahmen beim Anfall

Bei einem Grand-mal-Anfall sollten ungeübte Helfer lediglich passiv eingreifen: Gegenstände sollten wenn möglich entfernt, Raumkanten gepolstert werden. Der Anfall sollte beobachtet werden (Dauer, Anfallsart, Verletzungen etc.). Es darf kein Mundkeil oder ein ähnlicher Gegenstand gegen den Zungenbiss eingesetzt werden, denn es besteht Verletzungsgefahr für den Betroffenen und den Helfer! Notruf absetzen. Nach dem Anfall den Patienten in die stabile Seitenlage bringen.

Nur im frühen Anfangsstadium kann erwogen werden, den Patienten aus Auslösesituationen wegzubringen und Diazepam (v. a. rektal) zu verabreichen.

Fazit – Das müssen Sie wissen

Epileptischer Anfall und Epilepsie

Bei einem epileptischen Anfall **entladen sich gleichzeitig mehrere Nervenzellen** im Gehirn. Ein epileptischer Anfall ist nicht gleichbedeutend mit einer Epilepsie, ein einmaliger epileptischer Anfall ist unter bestimmten Bedingungen häufig. Bei Kindern kann ein schneller Fieberanstieg einen **Fieberkrampf** auslösen.

Bei einer **Epilepsie** treten **epileptische Anfälle wiederholt** ohne Provokationsmechanismen auf. Eine Epilepsie kann bekannte Ursachen (z. B. einen Tumor) haben oder idiopathisch (familiäre Häufung) auftreten. Man unterscheidet **partielle Anfälle**, bei denen nur ein Teil des Gehirns betroffen ist, von **generalisierten Anfällen**, die nicht auf ein bestimmtes Gebiet beschränkt sind. Der klassische epileptische Anfall ist der **Grand-mal-Anfall** (generalisierter Anfall für ca. 1 Minute mit tonisch-klonischen Krämpfen, Muskelzuckungen, Zungenbiss, Einnässen und Schläfrigkeit/Verwirrtheit beim Aufwachen).

Diagnostisches Ziel ist es, mögliche Ursachen herauszufinden bzw. auszuschließen (z. B. Labor-, Liquoruntersuchung, MRT). Im **EEG** können typische Epilepsiepotenziale nachgewiesen werden. Bei einem akuten Anfall sollte v. a. darauf geachtet werden, dass der Patient nicht durch seine Bewegungen, einen Sturz etc. gefährdet ist.

Bei einer Epilepsie ist häufig eine **Anfallsprophylaxe** mit **Antikonvulsiva** erforderlich.

3.9.2 Chorea Huntington

Definition

Chorea Huntington

Chorea Huntington (Chorea major) ist eine genetisch bedingte degenerative Erkrankung des extrapyramidalmotorischen Systems, die durch unwillkürliche („bizarre") Bewegungen gekennzeichnet ist.

Pathophysiologie

Der Chorea Huntington liegt ein autosomal-dominant vererbter Gendefekt zugrunde, die Erkrankung wird also unabhängig vom Geschlecht vererbt (▶ **Abb. 3.19**). Es kommt zu einer Atrophie des Hirns und der Basalganglien, insbesondere des Striatums (S. 14). Das Striatum ist u. a. für das Zusammenspiel von Emotionen, Kognition und Antrieb zuständig und kann Bewegungsabläufe hemmen; eine Degeneration führt daher zu Hyperkinesen, unkoordinierten, dysfunktionalen und überschießenden Bewegungen.

Die Krankheit bricht häufig zwischen dem 30. und 40. Lebensjahr aus, nimmt einen progredienten Verlauf und endet etwa 15 Jahre nach Auftreten der ersten Symptome tödlich. Wahrscheinlich begünstigen Stressbelastungen das rasche Voranschreiten der Erkrankung.

Symptomatik

Leitsymptome sind ein **Hypotonus** (schlaffe Muskulatur) bei gleichzeitigen **Hyperkinesen** (überschießende Bewegungsabläufe der Muskulatur). Die Bewegungsabläufe erscheinen bizarr, wirken wie ein „wilder, irrer Tanz" (eine alte Bezeichnung der Erkrankung ist der „Große Veitstanz") und werden begleitet von heftigem Grimassieren. Begleitend treten Sprach- und Schluckstörungen und vegetative Störungen (z. B. Harn-/ Stuhlinkontinenz) auf. Gleichzeitig sind **zunehmend psychiatrische Symptome** zu beobachten: Affekt- und Antriebsstörungen, Wahn und Beeinträchtigung kognitiver Fähigkeiten bis hin zur Demenz.

Abb. 3.19 Vererbungsschema Chorea Huntington.

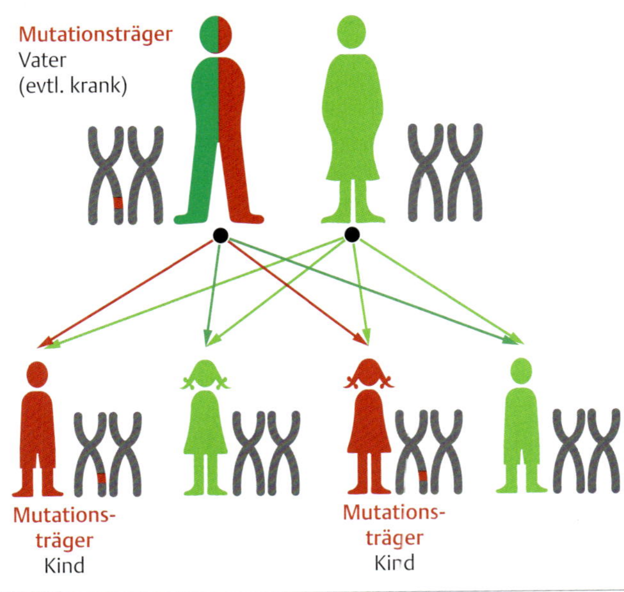

Schematische Darstellung einer autosomalen dominanten Vererbung.

Diagnostik und Therapie

Das **klinische Bild** und die **Familienanamnese** führen zur Diagnose. Mit einem Gentest kann man den Gendefekt nachweisen. Eine ursächliche Therapie gibt es nicht, die symptomatische Therapie (Krankengymnastik, Logopädie, Psychotherapie) soll die bestehenden Symptome lindern und die Lebensqualität verbessern (z. B. mit Dopaminantagonisten gegen die Bewegungsstörungen). Die übersteigerten Bewegungen haben einen erhöhten Kalorienbedarf zur Folge, weshalb auf eine ausreichende Kalorienzufuhr geachtet werden muss. Neuroleptika zur „Dämpfung" der Bewegungsstörung sollten sparsam eingesetzt werden.

3.9.3 Chorea minor

Definition

Chorea minor (Chorea Sydenham) ist ein hyperkinetisch – hypotones Syndrom im Kindes- und Jugendalter. Das Erscheinungsbild ist charakterisiert durch blitzartige unwillkürliche Bewegungen der Gesichtsmuskulatur und der distalen Extremitätenabschnitte.

Die Chorea minor ist eine meist **reversible Autoimmunreaktion**, die in 10–15 % der Fälle Wochen bis Monate **nach einer Infektion** mit **β-hämolysierenden Streptokokken** auftritt, besonders im Rahmen eines akuten rheumatischen Fiebers. Es finden sich über 1–4 Wochen **Hyperkinesien** mit Muskelhypotonie, Müdigkeit und psychischen Störungen. Die Therapie erfolgt kausal mit Penicillin V, symptomatisch mit Antikonvulsiva und Glukokortikoiden. In der Regel kommt es innerhalb von 1–4 Monaten zu einer vollständigen Rückbildung.

Pathophysiologie

Die Chorea minor ist eine **autoimmunologische Zweiterkrankung**, die in 10 – 15 % d. F. Wochen bis Monate nach einem Infekt mit ß-hämolysierenden Streptokokken A, besonders im Rahmen eines aktuen rheumatischen Fiebers (ARF) auftritt. Dabei greifen Antikörper, die sich ursprünglich gegen die Erreger der Ersterkrankung richteten, Zellen in den Basalganglien des Gehirns an.

Symptomatik

Das Krankheitsbild ist geprägt durch **Hyperkinesien**, blitzartige unwillkürliche und überschießende Muskelzuckungen bei gleichzeitiger **Muskelhypotonie**. Dies zeigt sich insbesondere an distalen Körperabschnitten (z. B. den Händen). Begleitend treten u. a. Grimassieren, Sprach- und Schluckstörungen auf. Bei Intentionsbewegungen verstärkt sich die Problematik, im Schlaf fehlt sie.

Diagnostik

Das klinische Bild und die Krankheitsanamnese geben die ersten wichtigen Anhaltspunkte für die Diagnose. Der Nachweis einer durchgemachten Streptokokken-Infektion kann zielführend sein, gelingt aber mit zunehmender zeitlicher Distanz zum Erstinfekt nicht mehr. Eine PET belegt im Striatum einen erhöhten Energiestoffwechsel. Die sog. Jones-Kriterien zum Befund des ARF untermauern die Diagnose.

Therapie

Die Therapie setzt v. a. auf Beruhigung und Schonung. Antibiotische und entzündungshemmende Medikamente richten sich gegen möglicherweise weiterhin schwelende Streptokokken-Aktivitäten.

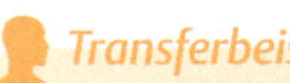

Transferbeispiel

Überprüfungssituation

Prüferin: „Stellen Sie sich mal vor, dass ein Patient und Nachbar Sie morgens in der Praxis anruft: Seine neue Freundin, die ist etwa 40 Jahre alt, hat heute Nacht völlig unruhig geschlafen, um sich geschlagen und – das ist ihr jetzt sehr peinlich – ins Bett gemacht. Weil ihr Patient sich deswegen Sorgen macht, bittet er Sie um Rat. Wie gehen Sie damit um?"
HPA: „Ich denke da sofort an einen epileptischen Anfall. Natürlich kann ich keine Ferndiagnose machen. Darf ich auch gar nicht ..."
Prüferin (unterbricht): „Stimmt. Aber was machen Sie?"
HPA: „Ich gehe davon aus, dass ich gerade keinen Patienten habe, und gehe mal rüber. Wie finde ich die Patientin denn vor?"
Prüferin: „Sie sitzt völlig erschöpft auf dem Sofa."
HPA: „Dann spreche ich sie erstmal an. Ist sie orientiert, ansprechbar?"
Prüferin: „Ja, aber sie wirkt sehr müde."
HPA: „Dann messe ich erstmal Puls und Blutdruck."
Prüferin: „Das ist in Ordnung. Machen Sie mal weiter!"
HPA: „Gut, dann schaue ich mir die Patientin an bzw. frage sie, ob sie irgendwelche Verletzungen hat."
Prüferin: „Wieso das?"
HPA: „Es könnte ja sein, dass sie sich im Rahmen des Anfalls verletzt hat. Da werden ja teilweise enorme Kräfte frei, völlig unkontrolliert ..."
Prüferin (unterbricht): „Das ist richtig. Hat sie aber nicht. O.k., 2 kleine blaue Flecke, aber sonst nichts. Wie finden Sie denn nun raus, ob da ein epileptischer Anfall vorgelegen hat, wenn es das ist, was Sie vermuten?"
HPA: „Ich gehe jetzt erstmal nicht von einem akuten Notfall, von akutem Behandlungsbedarf aus und versuche herauszubekommen, ob es weitere Hinweise dafür gibt, dass tatsächlich ein epileptischer Anfall vorgefallen ist."
Prüferin: „Wie machen Sie das?"
HPA: „Mich interessiert, ob sich die Patientin an das nächtliche Geschehen erinnern kann und ob sie so etwas schon einmal erlebt hat."
Prüferin: „Sie kann sich nicht erinnern. Überhaupt nicht. So etwas kennt sie auch nicht."
HPA: „O.k., dann forsche ich nach Ursachen."
Prüferin: „Was könnte das sein?"
HPA: „Wenn keine primäre Epilepsie vorliegt – was ich jetzt glaube, weil sie das noch nie hatte –, könnte ein Schädel-Hirn-Trauma vorangegangen sein. Aber daran könnte sie sich möglicherweise erinnern. Auch ein Tumor könnte da eine Rolle spielen."
Prüferin: „Ich kürze das mal ab: Hat sie nicht!"
HPA (etwas überrascht ob dieses schnellen Hinweises): „Äh, o.k. Ist sie Diabetikerin?"
Prüferin: „Nein, ist sie auch nicht."
HPA: „Dann käme noch in Betracht, dass die Patientin gerade einen Entzug mitmacht. Gibt es irgendwelche Hinweise auf einen vorangegangenen Abusus, also z. B. Alkohol oder Schmerzmittel?"
Prüferin: „Der Freund weiß von nichts und sie ist zu müde, um darauf zu antworten."
HPA: „Puuh, nun gut. Dann würde ich erwarten, dass es weitere Symptome eines Entzugs gäbe."
Prüferin: „Was wäre das denn?"
HPA: „Also, ich würde da auch erwarten, dass es Auffälligkeiten beim Puls und beim Blutdruck gegeben hätte ... sie könnte schwitzen, nervös wirken und z. B. an ihrer Kleidung nesteln, Wahrnehmungsstörungen haben oder desorientiert sein ..."
Prüferin: „O.k., mit dem Blutdruck und dem Puls haben Sie recht. Aber es müssen ja nicht immer alle Situationen lehrbuchmäßig sein ..."
HPA: „Na gut. Wie ist es denn mit den anderen Symptomen?"
Prüferin: „Da werden Sie durchaus fündig. Ich kürze es nochmal ab. Was machen Sie denn jetzt mit der Patientin?"
HPA: „Das würde ich klar als Notfall einstufen. Ich rufe erstmal die Rettungsleitstelle an. Dann sorge ich dafür, dass sie keinen starken Reizen ausgesetzt wird."
Prüferin (unterbricht erneut): „Was meinen Sie denn damit? Wieso ist das so wichtig?"
HPA: „Geräusche, Licht oder anderes könnten einen weiteren Anfall triggern. Akut ist das sicher eine der größten Gefahren. Ein epileptischer Anfall kann ja mit bedrohlichen Atemausfällen oder Hirnschäden einhergehen. Also soll der Freund mal den laufenden Fernseher ausmachen und (lacht) das Stroboskop ausmachen."
Prüferin (lacht): „Eine witzige Vorstellung ... das Stroboskop im Wohnzimmer ... Aber ich weiß, was Sie meinen. Könnten Sie denn bis zum Eintreffen des Rettungsdienstes noch mehr für die Frau tun?"
HPA: „Eigentlich nicht. Normalerweise würde man bei Notfällen u. a. einen stabilen venösen Zugang legen; in diesem Fall würde ich das nicht tun, weil das die Patientin beunruhigen könnte."
Prüferin: „Gut. Jetzt lassen Sie mal Ihre Fantasie spielen: Was könnte denn passiert sein? Denken Sie dran, dass die Frau und ihr Freund erst seit kurzem ein Paar sind."
HPA: „Also, das ist jetzt rein spekulativ: Vielleicht hatte sie einen Alkohol- oder Schmerzmittelmissbrauch und will das jetzt – mit der neuen Beziehung – beenden. Und hat einen Selbstentzug versucht?"
Prüfer: „Ja, genau!"
Fallbeispiel fiktiv.

3.10 Vertiefungsfragen zu Anfallsleiden

Vertiefungsfragen

Frage 1

Geben Sie einen kurzen Überblick über die verschiedenen Anfallsleiden.

Musterlösung:

- *Die harmloseste Form ist die Chorea minor (Chorea Sydenham), eine Zweiterkrankung, die häufig nach einem Streptokokken-Infekt (z. B. Scharlach) auftritt. Es kommt zu Hyperkinesien bei gleichzeitiger Muskelhypotonie.*
- *Der Chorea major (Chorea Huntington) liegt ein Gendefekt zugrunde. Die Anfälle ähneln der Chorea minor, sind aber heftiger. Dazu kommen motorisch-vegetative Begleiterscheinungen wie Sprach- und Schluckstörungen sowie Harn- und Stuhlinkontinenz. Langfristig kommt es zu psychiatrischen Symptomen bis hin zur Demenz.*
- *Die Symptome der Epilepsie reichen von leichten, sehr umschriebenen Störungen, die im Kindesalter auftreten können, aber auch wieder verschwinden, bis zu schweren, lebensbedrohlichen sogenannten Grand-mal-Anfällen. Bei leichteren Formen der Epilepsie kann zwischen fokalen Anfällen mit kurzeitigen Absencen, Fehlwahrnehmungen und Spasmen sowie generalisierten Anfällen unterschieden werden. Bei generalisierten Petit-mal-Anfällen zeigen sich v. a. flüchtige muskuläre Störungen und Bewusstseinsunterbrechungen, bei Grand-mal-Anfällen kann es zur Sauerstoffunterversorgung des Gehirns, zu Atemausfällen und im Krampf zu Verletzungen kommen.*

Frage 2

Warum ist die Epilepsie kein klares Krankheitsbild? Bitte geben Sie einen kurzen Überblick.

Musterlösung:

Zunächst muss man unterscheiden zwischen der Epilepsie als eigenständiger Erkrankung und einem isolierten epileptischen Anfall. Während die Erkrankung eine grundlegende Krampfneigung – oft mit einer familiären Disposition als Hintergrund – ist, sind einzelne Anfälle durch Geschehen außerhalb des Gehirns (z. B. Stoffwechselstörungen) oder (z. B. traumatische) Hirnschäden bedingt. Man bezeichnet dies auch als sekundäre Form.

Bei der Epilepsie selbst können fokale und generalisierte Anfälle sowie einfache und komplexe Anfallsgeschehen unterschieden werden.

3.11 Periphere Nervenschäden

3.11.1 Polyneuropathie (PNP)

Definition

Polyneuropathie

Bei der Polyneuropathie (PNP) handelt es sich nicht um eine einzelne Erkrankung, sondern um ein Syndrom, bei dem verschiedene Nerven und Nervenbereiche durch unterschiedliche Ursachen geschädigt sind. Polyneuropathien sind sehr häufig: Fast 5 % der Bevölkerung sind betroffen.

Pathophysiologie

Bei einer Polyneuropathie werden Nervenimpulse nicht, vermindert, verstärkt oder verfälscht verarbeitet. Es kann zu **motorischen und sensiblen Ausfällen** kommen, die symmetrisch oder asymmetrisch auftreten können und meist an den Extremitäten beginnen. Häufig ist auch das vegetative Nervensystem betroffen (**autonome Neuropathie)**.

In **bis zu 80 % d. F.** sind ein **Diabetes mellitus und Alkoholmissbrauch** ursächlich. Weitere Auslöser sind Medikamente (z. B. Zytostatika), ein ausgeprägter Vitamin-B-Mangel, Hepatosen, Urämie, neoplasmatische Prozesse, endokrine Störungen, endo- und exogene Intoxikationen. Weitere Ursachen sind u. a. eine chronische Niereninsuffizienz, die Einnahme nervenschädigender Medikamente (z. B. Zytostatika zur Behandlung einer Tumorerkrankung), die chronische Einwirkung organischer Lösungsmittel, Mangelernährung/Malabsorption, ein Vitamin-B12-Mangel, rheumatische Erkrankungen, Vaskulitiden, Tumorerkrankungen (paraneoplastische Begleiterscheinung, z. B. durch Autoantikörper), genetische Ursachen sowie einige Infektionserkrankungen wie z. B. Herpes zoster oder Neuroborreliose. In ca. 20 % d.F. lässt sich keine eigentliche Ursache feststellen (idiopathische PN).

Symptomatik

Die meisten Betroffenen klagen zunächst über **Parästhesien** („wie Ameisenlaufen" oder „wie Gehen in Socken" bzw. „als hätte ich Handschuhe an") in den Zehen, die sich über Füße und Waden bis in die Beine ausweiten. Häufig sind auch **Sensibilitätsstörungen** (vor allem des Vibrationsempfindens, aber auch des Temperaturempfindens). Im fortgeschrittenen Stadium kommt es zu einem unsicheren, breitbeinigen Gang (Gangataxie). Seltener sind motorische Ausfälle mit abgeschwächten oder fehlenden Reflexen (z. B. einen fehlenden Achillessehnenreflex).

Die **Beteiligung des vegetativen Nervensystems** bei der autonomen Neuropathie zeigt sich z. B. durch trophische Defekte der Haut (Gewebeveränderung), Haarausfall, brüchige Nägel, Magen-Darm-Symptome (z. B. Magenentleerungsstörungen, Verstopfungen), Blasenentleerungsstörungen, erektile Dysfunktion mit Impotenz, etc. In selteneren Fällen sind auch **Hirnnerven** beteiligt, typisch sind in diesem Fall zunächst motorische Pupillenstörungen.

Die Ausprägung und Lokalisation der PNP kann bereits Hinweise auf ihre Ursache geben: distal-symmetrische Ausfälle sind typisch bei Diabetes mellitus und Intoxikationen, Nervenstörungen vom übergreifenden Multiplextyp haben häufig vaskuläre und entzündliche Ursachen.

Diagnostik

Die Verdachtsdiagnose ergibt sich aus dem **klinischen Bild**. Die Anamnese gibt mehr oder weniger deutliche **Hinweise auf die Grunderkrankung**. Die klinische Untersuchung in der Naturheilpraxis (neurologischer Status (S. 43)) belegt Ausmaß und Lokalisationen der motorischen und sensiblen Ausfälle: der Stimmgabeltest (S. 48) zur Überprüfung des Vibrationsempfindens ist häufig als erstes auffällig, die Eigenreflexe (S. 40) sind vermindert, die Fremdreflexe (S. 64) sind erhöht und die Pyramidenbahnzeichen (S. 70) sind positiv.

Fachärztliche Untersuchungen umfassen **bildgebende Verfahren** (Elektromyografie [EMG], Elektroneurografie [ENG]) sowie **Serum- und Liquoruntersuchungen**. Dabei wird stets auch der Nachweis der Grunderkrankung berücksichtigt. Unter Umständen wird die Biopsie v. a. peripherer Nerven notwendig.

Therapie

Die Therapie zielt v. a. auf die Ursachenbehandlung. Medikamente (u. a. NSAID, hochdosiert Vitamin B_1 und B_{12}) können die Symptome mindern. Die nichtmedikamentöse Schmerztherapie basiert meistens auf der transkutanen elektrischen Nervenstimulation (TENS).

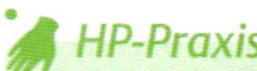

HP-Praxis

Die Polyneuropathie ist keine finale Diagnose

Wenn Sie eine Polyneuropathie diagnostizieren, ist die Ermittlung und Therapie der Ursache zwingend.

3.12 Erkrankungen der Hirnnerven

Störungen einzelner oder mehrerer Hirnnerven können unterschiedliche Ursachen haben: Raumforderungen im Hirn (Blutungen, Tumoren, Ödeme), Entzündungen im Kopfbereich (v. a. Meningen, Mastoid, Nebenhöhlen), Infektionen (v. a. Herpes zoster), Intoxikationen oder Schlaganfallgeschehen. Je nach betroffenen Nerven können sensible oder motorische Störungen auftreten (siehe auch ▶ **Abb. 1.27**).

An dieser Stelle werden nur die häufigsten isolierten Hirnnervenstörungen erörtert.

3.12.1 Trigeminusneuralgie

Definition

Trigeminusneuralgie

Die Trigeminusneuralgie ist eine chronische Schmerzerkrankung, die durch anfallsartig auftretende und leicht zu provozierende, kurze und heftige Gesichtsschmerzen im Versorgungsbereich des V. Hirnnervs (N. trigeminus) charakterisiert ist (▶ **Abb. 3.20**). Die Erkrankung ist eher selten.

Pathophysiologie

Es werden 2 Formen der Erkrankung unterschieden (▶ **Abb. 3.20**):

- Bei der **idiopathischen (klassischen) Trigeminusneuralgie** ist eine unmittelbare Ursache nicht auszumachen. Bei sehr vielen Fällen scheinen Gefäßschlingen, die den Nerv einklemmen, die Erkrankung auszulösen. Die Schmerzen sind meist einseitig und treten im Bereich des 2. (Oberkiefer) und/oder 3. Trigemi-

Abb. 3.20 Läsionen des N. trigeminus (V. Hirnnerv).

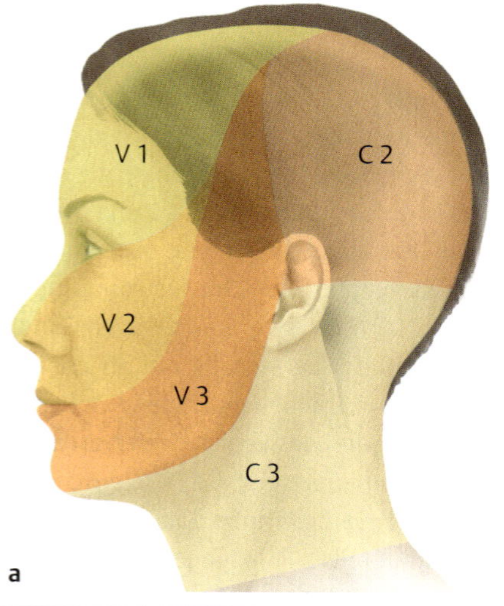

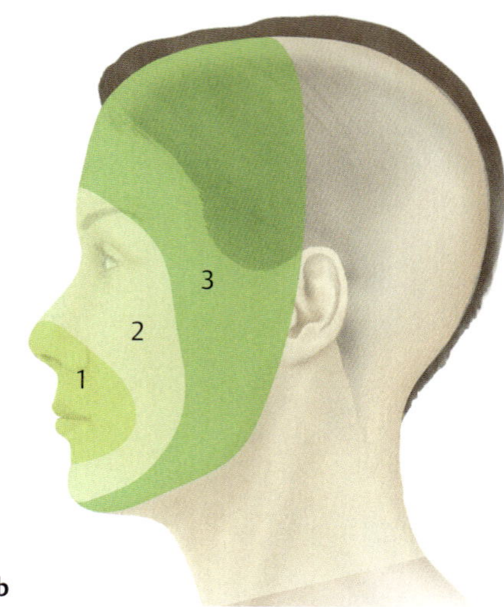

a Periphere sensible Versorgung des Gesichts durch die Äste des N. trigeminus (V_1, V_2, V_3 = Hauptäste, C 2 und C 3 = Zervikalwurzeln). Bei peripheren Läsionen kommt es in diesen Bereichen zu Ausfällen.

b Bei einer zentralen Läsion im Kerngebiet des V. Hirnnervs (1 kranialer, 2 mittlerer, 3 kaudaler Anteil) ist die Sensibilitätsstörung „zwiebelschalenförmig" angeordnet (Söldner-Linien).

Abb. aus: Middeke M. V. Hirnnerv – N. trigeminus. In: Füeßl H, Middeke M, Hrsg. Duale Reihe Anamnese und Klinische Untersuchung. 6., aktualisierte Auflage. Thieme; 2018

nus-Astes (Unterkiefer) auf. Erstmals treten sie typischerweise nach dem 40. Lebensjahr auf.

- Bei der **symptomatischen Form** ist eine Ursache nachweisbar, z. B. eine Multiple Sklerose, Hirntumoren, vaskuläre Problematiken oder eine Zoster-Neuralgie. Der Schmerz breitet sich hierbei häufig auf beide Gesichtshälften aus (zentral). Die Patienten sind meist jünger.

Symptomatik

Charakteristisch sind **blitzartig einschießende, extreme Schmerzen**, die meist nur wenige Sekunden dauern aber bis zu 2 min anhalten können. Die Attacken können bis zu 100-mal am Tag auftreten und sich dabei über Wochen hinziehen. In manchen Fällen ist kein Auslöser erkennbar, typisch sind aber bestimmte **Trigger:** Berührung der Gesichtshaut (auch durch einen kalten Lufthauch), Sprechen, Kauen, Schlucken oder Zähneputzen.

Die Angst vor diesen Triggerfaktoren führt zu einem massiven **Vermeidungsverhalten** bis hin zur Verweigerung der Nahrungs- und Flüssigkeitsaufnahme. Die **psychische Belastung** der Betroffenen ist teilweise enorm und kann zu depressiven Reaktionen führen.

Diagnostik und Therapie

Die Befundung ist zunächst eine orientierende Differenzialdiagnostik, da die Gründe für Gesichtsschmerz vielfältig sind. Erhärtet sich aufgrund von **Anamnese** und **klinischem Befund** der Verdacht, muss durch bildgebende Verfahren (v. a. MRT) und ggf. eine Liquoruntersuchung eine symptomatische Trigeminusneuralgie ausgeschlossen werden.

Bei einer symptomatischen Neuralgie wird die Ursache behandelt, z. B. ein Tumor operativ entfernt. Bei der klassischen Trigeminusneuralgie kommen v. a. **Antikonvulsiva** zum Einsatz. Herkömmliche (auch starke) Schmerzmittel zeigen meist keine (nachhaltige) Wirkung. Wegen potenziell riskanter Nebenwirkungen versucht man, einen **operativen Eingriff** so lange wie möglich zu vermeiden. Eventuell müssen die Betroffenen begleitend psychotherapeutisch betreut werden.

3.12.2 Fazialisparese

Definition

Fazialisparese

Die Fazialisparese bezeichnet eine häufige Form der Gesichtslähmung, am auffälligsten ist die Lähmung der mimischen Muskulatur. Bei einer peripheren Fazialisparese ist die Ursache eine Schädigung des N. facialis. Bei der zentralen Fazialisparese ist die „zentrale Fazialisbahn" im Gehirn auf dem Weg der Großhirnrinde zum Fazialis-Kerngebiet im Hirnstamm geschädigt. Das Stirnrunzeln ist hier z. B. intakt.

Pathophysiologie

Ursache für eine **zentrale Fazialisperese** sind **Störungem im Kerngebiet des Gesichtsnervs** (N. facialis), z. B. ein Hirninfarkt (S. 87), Tumoren (S. 97), Traumen (S. 96), (seltener) eine Multiple Sklerose oder Autoimmunerkrankungen.

Die Fazialisparese kann nach Ursachen unterschieden werden.

- Bei der **idiopathischen Fazialisparese** ist die Ursache unklar. Häufig handelt es sich hier um eine **periphere Parese**. Verschiedene begünstigende Faktoren werden diskutiert (virale Infektionen, Stress, Hormondysbalancen etc.). Man vermutet autoimmunologische Reaktionen, die zu entzündlichen Schwellungen und nachfolgenden Einklemmungen der Nervenäste im Knochenkanal führen. Meist entwickelt sich die Problematik innerhalb von 3 bis 8 Wochen wieder zurück.
- Bei einer **symptomatischen Fazialisparese** ist die Ursache bekannt, z. B. eine Polyneuropathie (S. 115), das Guillain-Barré-Syndroms, Migräne oder eine Neurofibromatose. Weitere mögliche Ursachen sind Infektionen mit Borrelien, Varizellen (Zoster) oder dem Mumpsvirus.

Symptomatik

Charakteristisch sind plötzlich auftretende **Störungen der mimischen Muskulatur** (▸ **Abb. 3.21**): die **Mundwinkel** hängen schlaff, was Probleme beim Kauen, Schlucken und Sprechen mit sich bringt. Beim Versuch zu Lachen oder zu Grimassieren entstehen oft **bizarre Gesichtsausdrücke**. Häufig ist der **Lidschluss unvollständig**.

Diagnostik

Die Diagnose kann meistens bereits anhand der **klinischen Symptomatik** gestellt werden. Hirnnerventests (s. Kap. 2.6) können helfen, zwischen einer zentralen und einer peripheren Störung zu unterscheiden

Bei der symptomatischen Fazialisparese wird zunächst die **Ursache** ermittelt, u. a. mithilfe von Laboruntersuchungen (z. B. Erreger- oder Antikörpernachweise), einer Ohrspiegelung, bildgebender Verfahren sowie einer Elektromyografie (EMG) und einer Elektroneurografie (ENG).

Abb. 3.21 Formen der Fazialisparese.

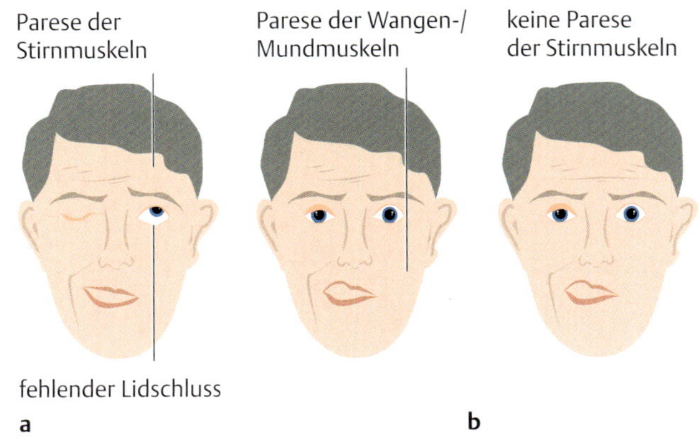

a Periphere Fazialisparese. Die Parese besteht auf der linken Seite. Der Patient kann das linke Auge nicht schließen, links die Stirn nicht runzeln und den Mund nicht bewegen.

b Zentrale faziale Parese. Im Unterschied zur peripheren Parese kann der Patient die Stirn auch links runzeln, während die Mundpartie ebenfalls gelähmt bleibt. *Abb. aus: N. femoralis, N. ischiadicus, N. peroneus, N. tibialis. In: I care Krankheitslehre. 2., überarbeitete Auflage. Thieme; 2020. Nach: Rohkamm R, Kermer P. N.-facialis-Läsion. In: Rohkamm R, Kermer P, Hrsg. Taschenatlas Neurologie. 4., vollständig überarbeitete Auflage. Thieme; 2017*

Abb. 3.22 Uhrglasverband.

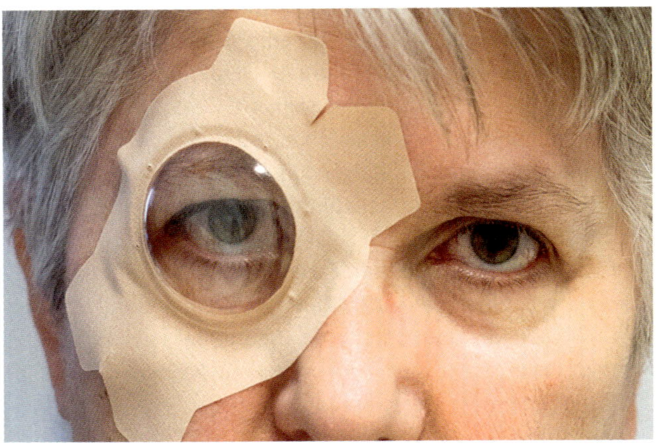

Foto: K. Oborny, Thieme Group

Therapie

Bei Verdacht auf eine zentrale Fazialisparese muss unverzüglich eine Untersuchung auf einen Apoplex (S. 87) erfolgen. Bei der idiopathischen Parese sollte innerhalb von 72 Stunden eine Kortisontherapie zur Entzündungshemmung begonnen werden.

Ergo- und Physiotherapie sowie logopädische Maßnahmen helfen bei der Rehabilitation der muskulären Einschränkungen. Infektionen werden antibiotisch oder virostatisch therapiert. Ist der Lidschluss behindert, muss dem drohenden Austrocknen des Auges mit Tränenersatzmitteln und einem **Uhrglasverband** (▸ **Abb. 3.22**) entgegengewirkt werden. Bei persistierenden Lähmungen sind operative Eingriffe möglich.

3.12.3 Rekurrensparese

Definition

Rekurrensparese

Die Rekurrensparese ist die Lähmung des Nervus laryngeus recurrens, der u. a. für die Stimmbildung und die Atmung wichtig ist. Sie zeigt sich v. a. durch eine therapieresistente Heiserkeit und ist meist Symptom bei unterschiedlichen zerebralen oder mediastinalen Problematiken.

Pathophysiologie

Der Nervus laryngeus recurrens ist ein im Halsbereich abgehender Zweig des Nervus vagus (S. 32). Er verläuft bis zur unteren Thoraxgrenze paarig und zieht dann zum Kehlkopf zurück (▸ **Abb. 3.23**). Der Nerv steuert u. a. die Stellung und Spannung der Stimmlippen.

(Meist einseitige) Schädigungen des Nervs entstehen v. a. bei Operationen oder Raumforderungen im benachbarten Gewebe. Dazu zählen v. a. Tumoren der Schilddrüse, der Lungenspitze oder der Speiseröhre.

Abb. 3.23 Nervus laryngeus recurrens.

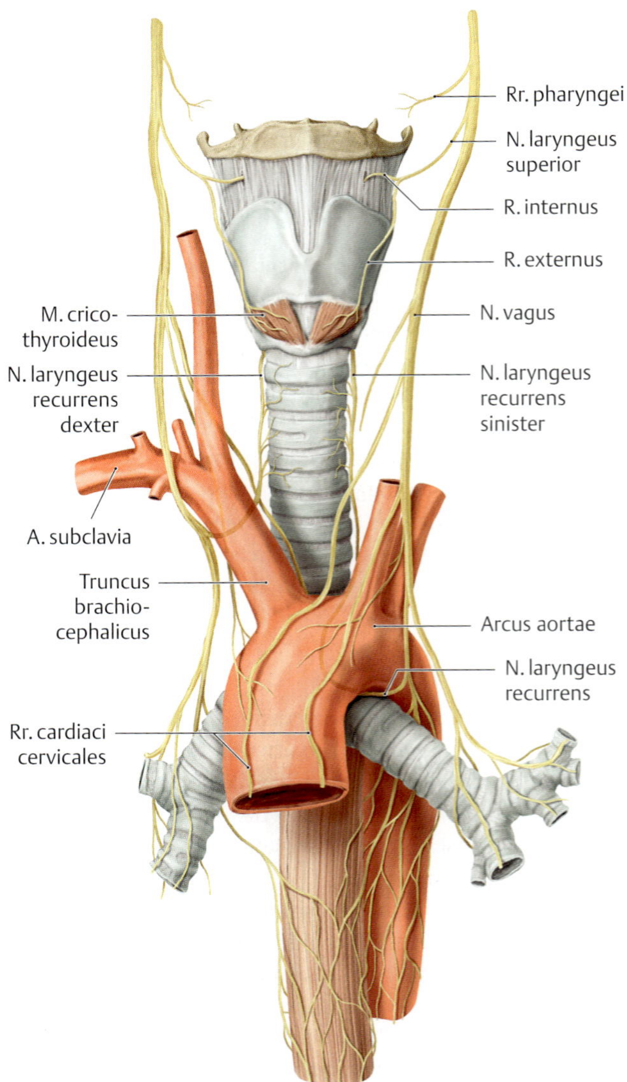

Der N. vagus gibt im Halsteil 4 Äste ab: Rr. pharyngei, N. laryngeus superior, N. laryngeus recurrens sowie Rr. cardiaci cervicales.

Der N. laryngeus recurrens kann **geschädigt werden** durch: ein **Aortenaneurysma**, da er sich rechts um die A. subclavia, links um den Aortenbogen schlingt; **Lymphknotenmetastasen** eines Bronchialkarzinoms, da er links sehr nahe am linken Hauptbronchus verläuft; **Schilddrüsenoperationen**, da er dorsolateral nahe an der Schilddrüse vorbeizieht.

In jedem Fall führt eine auch nur einseitige Schädigung des N. laryngeus recurrens (**Rekurrensparese**) zu Heiserkeit, da er viszeromotorisch den einzigen Muskel versorgt, der die Stimmritze öffnet, den M. cricoarytaenoideus posterior. Wird der Nerv beidseitig geschädigt, führt dies zur Atemnot, da die Stimmritze nicht mehr geöffnet werden kann. *Abb. aus: Schünke M, Schulte E, Schumacher U, Voll M, Wesker K. 4.20 Nervus vagus (X). In: Schünke M, Schulte E, Schumacher U, Voll M, Wesker K, Hrsg. Prometheus LernAtlas - Kopf, Hals und Neuroanatomie. 5. Auflage. Stuttgart: Thieme; 2018*

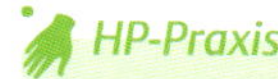

Heiserkeit als Alarmzeichen

Heiserkeit, die länger als 2 Wochen andauert und nicht auf Medikamente anspricht (bei Verdacht auf Laryngitis), muss zwingend abgeklärt werden. Insbesondere muss ein **Tumor im Verlaufsbereich des Nervus laryngeus recurrens** ausgeschlossen werden. Der Heilpraktiker sammelt entsprechende Indizien und überweist den Patienten je nach Befundlage an einen Facharzt.

Symptomatik

Die einseitige Rekurrensparese zeigt sich v. a. durch eine Heiserkeit, die gegen Medikamente (z. B. abschwellende Mittel) resistent ist. Die Stimme ist meist leise und wirkt monoton. Zur Atemnot kommt es in der Regel nur bei körperlicher Belastung. Bei beidseitiger Lähmung kommt es zu Atemnot mit einem deutlich vernehmbaren Einatemgeräusch (inspiratorischer Stridor). Die Patienten schnarchen im Schlaf.

Diagnostik

Die Verdachtsdiagnose ergibt sich aus der klinischen Symptomatik und der Anamnese. Zielführend sind eine fachärztliche Untersuchung (HNO-Endoskopie) und bildgebende Verfahren (Sonografie, CT, MRT des Mediastinums). Zudem werden die Atemkompetenz und die Kehlkopffunktionen untersucht.

Therapie

Bei einseitiger Parese kann ggf. abgewartet werden, die Stimmbandfunktion kann sich nach ca. 6–12 Monaten wieder normalisieren. Ansonsten können Stimm- und Atemfunktion operativ verbessert werden.

Fallbeispiel

Herr M.* hat eine ärgerliche Erkältung

Herr M. ist seit einiger Zeiten wirklich geplagt: Zunächst sind da immer wiederkehrende Infekte: Kaum ist der Schnupfen weg, überfällt ihn eine nervige Magen-Darm-Grippe. Irgendwie kommt er nicht „wieder recht in die Spur“, wie er sagt. Das alles macht ihn ganz schlapp.

Jetzt hat sich „irgendein Infekt hier oben“ eingeschlichen, sagt er, während er auf seinen oberen mittleren Thorax zeigt. Schluckbeschwerden und eine hartnäckige Heiserkeit quälen Herrn M.; er hat „schon alles“ probiert – von Halstabletten über Schleimlöser bis hin zu den Kügelchen, die ihm die Nachbarin gegeben hat. Seine Stimme wird und wird nicht besser.

Da er sich bei seiner Ärztin immer als „so abgefertigt“ empfindet, geht er zu einer Heilpraktikerin. Die offenkundige Infektanfälligkeit macht sie stutzig – in ihren Augen ist das ein Anzeichen dafür, dass der Organismus mit etwas anderem ringt. Bei der körperlichen Befundung stellt sie fest, dass Herr M. auffällige Halslymphknoten hat – der Befund lässt befürchten, dass Metastasen vorliegen. Die Palpation der Schilddrüse erhärtet den Verdacht, da sich das Organ leicht knotig und schluckunverschieblich darstellt.

Die Therapeutin veranlasst eine weiterführende Untersuchung mit bildgebenden Verfahren. Hier stellt sich heraus, dass in der Tat eine Gewebsveränderung der Schilddrüse vorliegt: Das tumoröse Gewebe drückt nicht nur auf die Speiseröhre und bereitet die Schluckbeschwerden, sondern es hat auch den **Nervus recurrens** angegriffen und die therapieresistente Heiserkeit provoziert.

Name und Fallbeispiel fiktiv.

3.13 Bandscheibenvorfall

Definition

Bandscheibenvorfall

Ein Bandscheibenvorfall (Bandscheibenprolaps, Diskushernie, Nervenwurzel-Syndrom) beschreibt die pathologische Verschiebung der Wirbelsäulenbandscheiben mit einer nachfolgenden Nervenwurzelkompression.

3.13.1 Pathophysiologie

Am häufigsten ereignen sich Bandscheibenvorfälle im Bereich der Lendenwirbelsäule (lumbaler Bandscheibenvorfall), am zweithäufigsten im Bereich der Halswirbelsäule (zervikaler Bandscheibenvorfall). Im Bereich der Brustwirbelsäule sind sie selten.

Mit zunehmendem Alter beginnt die Bandscheibe zu degenerieren. Dabei wird der äußere Faserring (Anulus fibrosus) rissig und der innere Gallertkern (**Nucleus pulposus**) verliert an Flüssigkeit. Dadurch nimmt die Höhe der Bandscheibe ab und der innere Gallertkern wird nach außen gedrückt.

Wölbt sich der innere Gallertkern nach außen, spricht man von einer **Protrusion**. Hier entstehen in der Regel noch keine Schäden, der Vorgang ist reversibel. Wenn der Gallertkern ganz hindurchtritt und der Faserknorpelring zerstört wird, handelt es sich um einen **Prolaps** (= eigentlicher Bandscheibenvorfall, ▸ **Abb. 3.24**). Verliert der Gallertkern beim Austritt den Kontakt mit dem Faseranteil, spricht man von einer Sequestration oder Sequesterbildung (völlige Loslösung). Beim Prolaps drückt die zur Mitte oder Seite drängende Bandscheibe auf die in diesem Bereich liegende Nervenwurzel (**Nervenwurzelkompression/radikuläres Syndrom**). Dies verursacht teilweise heftige **Schmerzen und neurologische Ausfälle**. Die Protrusion verursacht keine Wurzelkompression und führt deshalb meistens nur zu temporären lokalen Schmerzen. In vielen Fällen ist die Bandscheibenanomalie ein Zufallsbefund.

Die häufigste Ursache ist eine **übermäßige oder Fehlbelastung**, z. B. durch schwere körperliche Arbeit, Übergewicht oder (angeborene) Fehlstellungen der Wirbelsäule. Bewegungsmangel und eine Minderversorgung der Bandscheibe und ihres innenliegenden Gallertkerns begünstigen das Geschehen.

Abb. 3.24 Bandscheibenprolaps.

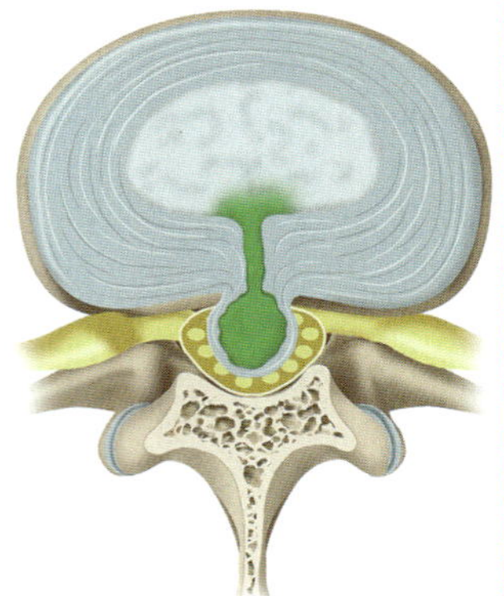

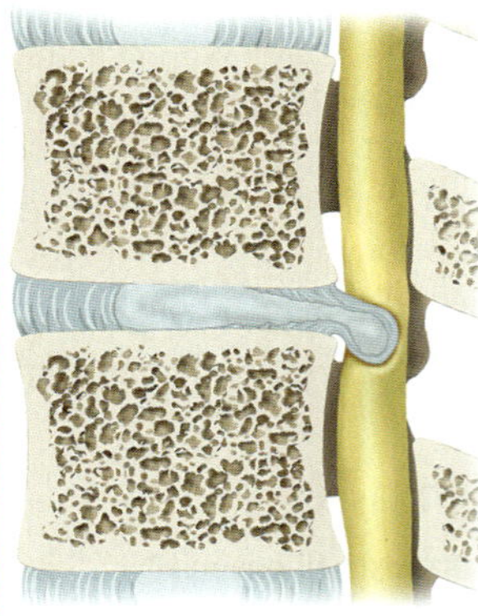

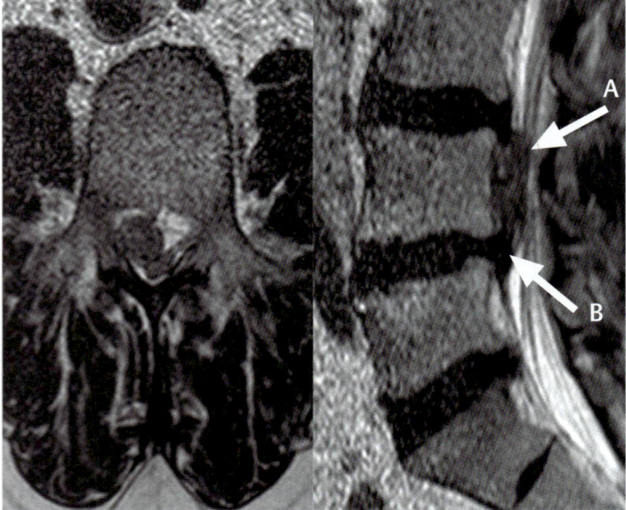

Pfeil A: Bandscheibenvorfall, Pfeil B: sequestriertes Bandscheibenmaterial. *Abb. aus: Hopf S, Scheyerer M, Hopf C. Bandscheibenprotrusion. In: Stein G, Eysel P, Scheyerer M, Hrsg. Expertise Orthopädie und Unfallchirurgie Wirbelsäule. 1. Auflage. Thieme; 2019*

Lerntipps – Mündliche Prüfung

Nervenwurzelkompressionen als Metastasen-Folge

In Heilpraktiker-Überprüfungen sind isolierte Bandscheibenproblematiken ein eher seltenes Thema. Vielmehr stehen hinter Wirbelsäulenproblematiken oft weitere Geschehen, die nach der sorgfältigen Eingangsdiagnostik aufgedeckt werden müssen. Hier sind besonders metastasierte Tumoren von Prostata, Pankreas oder Brust in Betracht zu ziehen.

3.13.2 Symptomatik

In vielen Fällen klagen die Patienten bereits vorab über längere Zeit bestehende **lokale Rückenbeschwerden.**

Charakteristisch bei symptomatischen Bandscheibenvorfällen sind **starke Rückenschmerzen** (Lumbalgie, Lumbago), die ggf. in die Beine ausstrahlen (Ischialgie) oder (bei zervikaler Diskushernie) in die Arme (Brachialgie).

Bei einem ausgeprägten radikulären Syndrom **strahlen die Schmerzen** in die Körperareale, die durch den Nerv versorgt werden, der an der komprimierten Nervenwurzel austritt (Dermatome, siehe auch ▸ **Tab. 3.3**). Im Lendenwirbelsäulenbereich ist dies der Ischiasnerv; die Symptomatik wird als **Ischialgie** bezeichnet. Es kommt zunehmend zu Sensibilitätsstörungen und Paresen. Die Symptomatik wird durch Erschütterungen (z. B. bei Husten) verstärkt und kann durch bestimmte Bewegungen (z. B. Seitenneigung und Bücken) provoziert werden. Die Patienten nehmen oft eine Schonhaltung ein (▸ **Abb. 3.25**).

Gefährlich ist der lumbale Bandscheibenvorfall, bei dem der Gallertkern nach medial austritt: Er kann auf das Rückenmark drücken und zum Cauda-equina-Syndrom (S. 123) führen. Es handelt sich um einen **Notfall** und bedarf einer sofortigen Operation, sonst drohen **irreversible Lähmungen**.

Abb. 3.25 Schonhaltung bei einem lumbalen Bandscheibenvorfall.

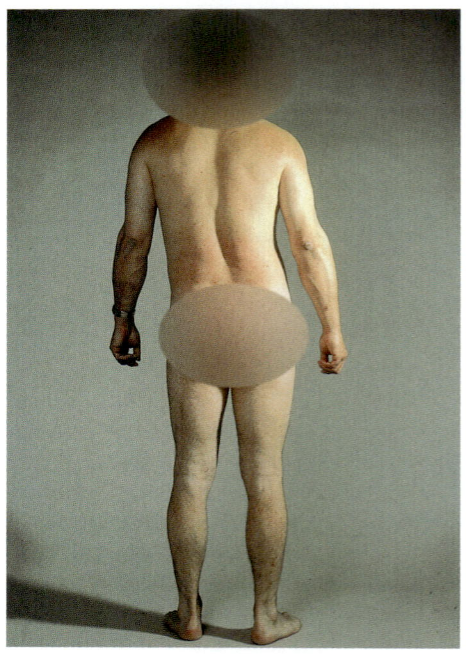

Abb. aus: Mattle H, Mumenthaler M, Schroth G. Lumbale Diskushernien. In: Mattle H, Mumenthaler M, Hrsg. Kurzlehrbuch Neurologie. 4., vollständig überarbeitete und aktualisierte Auflage. Thieme; 2015

Tab. 3.3 Typische Symptomatik von radikulären Syndromen.

Segment	Schmerzausstrahlung		Lähmung (Kennmuskeln)	Reflexabschwächung
Halswirbelsäule (zervikal = C)				
C 6	entlang der Speiche bis zum Daumen	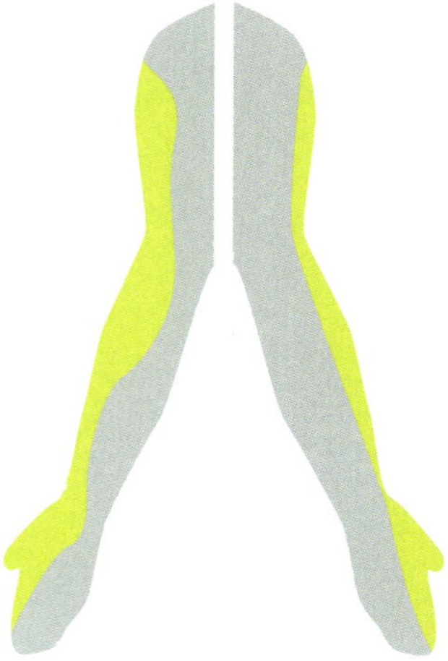	M. biceps brachii + M. brachioradialis (Armbeuger)	Bizepssehnenreflex, Radiusperiostreflex
C 7	Unterarmstreckseite, Handrücken bis Zeigefinger–Ringfinger	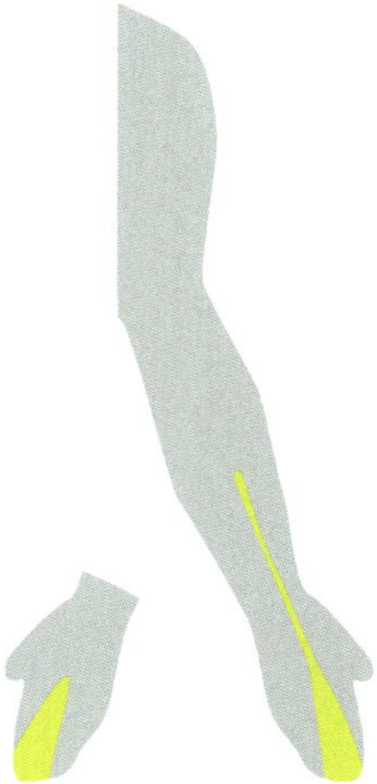	M. triceps brachii (Armstrecker)	Trizepssehnenreflex, Bizepssehnenreflex
C 8	entlang der Elle, Handkante bis kleiner Finger, Ringfinger	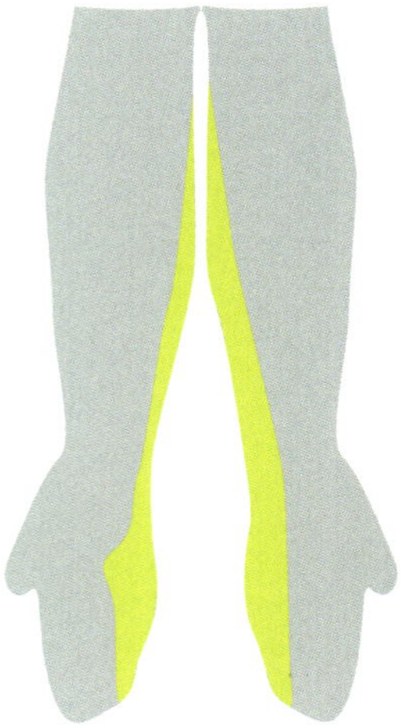	kleine Handmuskeln	Trömner-Reflex

▸ **Tab. 3.3** Fortsetzung.

Segment	Schmerzausstrahlung		Lähmung (Kennmuskeln)	Reflexabschwächung
Lendenwirbelsäule (lumbal = L)				
L 4	schräg über die Oberschenkel-Vorderseite bis zum Knie	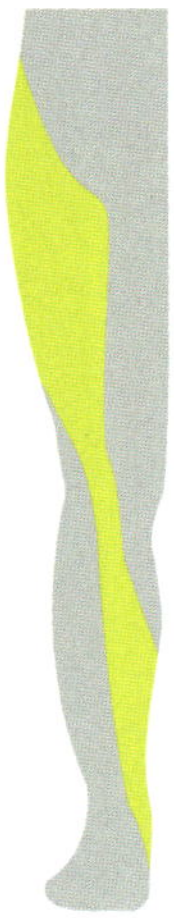	M. quadriceps femoris (Kniestrecker), M. iliopsoas (Hüftbeuger), selten M. tibialis anterior (Fußheber)	Patellarsehnenreflex
L 5	Unterschenkel außen und vorn, Fußrücken bis zur Großzehe	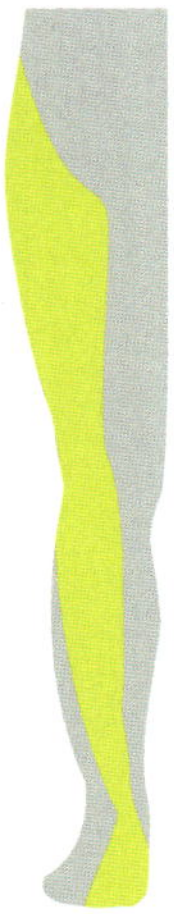	v. a. M. extensor hallucis longus (Großzehenheber), M. tibialis anterior (Fußheber)	Tibialis-posterior-Reflex
S 1	Oberschenkel außen und hinten, Unterschenkel hinten, Fußrand außen	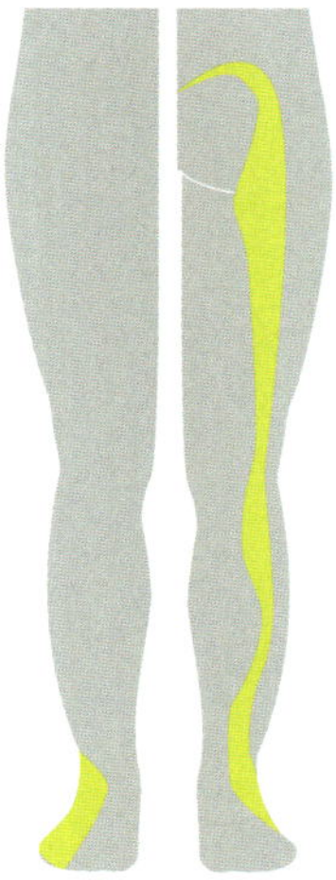	M. triceps surae (Fußsenker)	Achillessehnenreflex

Abbildungen aus: I care Krankheitslehre. 2. Auflage. Thieme; 2020. Nach: Mattle H, Mumenthaler M, Hrsg. Kurzlehrbuch Neurologie. 3. Auflage. Thieme; 2011

3.13.3 Diagnostik

Meist kann bereits nach einer gründlichen **Anamnese (Risikofaktoren, Symptomatik)** eine Diagnose gestellt werden. Der neurologische Status zeigt **Sensibilitätsstörungen**, eine **Hyporeflexie** und **Paresen** im betroffenen Gebiet.

Bei einem lumbalen Bandscheibenprolaps sind der Lasègue- (S. 65) und der Kernig-Test (S. 64) sowie das Mennell-Zeichen (als Dreistufentest) positiv. Den besten Nachweis liefert das MRT (▶ **Abb. 3.26**).

3.13.4 Therapie

Zentral ist die **Vermeidung und Linderung von Schmerzen**, meist mithilfe medikamentöser Schmerztherapie. **Manuelle Therapien, Ergo- und Elektrotherapie** und **Wärmebehandlung** mindern die reflektorischen Verspannungen und unterstützen die möglichst schmerzarme Mobilisierung. Belastungssituationen sollten gemieden werden. Wenn die Beschwerden trotz dieser Maßnahmen nicht gelindert werden können oder sogar zunehmen (z. B. Lähmungen), kann ein **operativer Eingriff** erwogen werden. Aufgrund drohender Komplikationen gilt hier jedoch eine **strenge Indikationsstellung**! Zur Prophylaxe dienen physiotherapeutische Übungen.

Fazit – Das müssen Sie wissen

Bandscheibenvorfall

Bei einem Bandscheibenvorfall (= Diskushernie) wölbt sich der innere Gallertkern der Bandscheibengewebe vor (**Protrusion**) und kann – wenn der äußere Faserring zerrissen ist – durch ihn hindurchtreten (**Prolaps**) und dann auf das Nervengewebe drücken. Eine **Nervenwurzelkompression** führt typischerweise zu radikulären **Schmerzen** und **Sensibilitätsstörungen**, d. h. zu Beschwerden im Versorgungsgebiet der betroffenen Nervenwurzel.

Neben der Anamnese und der klinischen Untersuchung sollte der Bandscheibenvorfall – am besten mittels **MRT** – objektiviert werden. Zunächst sollte immer ein ausreichender konservativer Therapieversuch mit **Schmerztherapie** und **Physiotherapie** unternommen werden. Eine Operation sollte Notfallsituationen (Harn-/Stuhlverhalt) oder Fällen vorbehalten bleiben, bei denen sich die Symptomatik im Rahmen der konservativen Therapie nicht ausreichend bessert bzw. verschlechtert (z. B. Lähmungen). Wichtig ist die **Prophylaxe** durch **physiotherapeutische Übungen**.

Abb. 3.26 Lumbaler Bandscheibenvorfall.

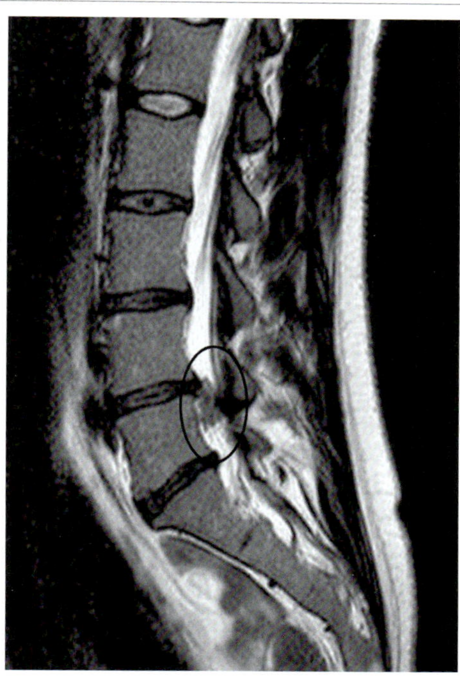

Ca. 20-jährige Patientin mit Schmerzsyndrom durch einen Bandscheibenvorfall. Im MRT-Bild ist ein sequestrierter Bandscheibenprolaps zwischen Lendenwirbelkörper (LWK) 4 und 5 sichtbar (schwarzer Kreis). *Abb. aus: Masuhr K, Masuhr F, Neumann M. Erkrankungen des peripheren Nervensystems. In: Masuhr K, Neumann M, Hrsg. Duale Reihe Neurologie. 7. Auflage. Thieme; 2013*

3.14 Cauda-equina-Syndrom (Reithosenphänomen)

Definition

Beim Cauda-equina-Syndrom (Kaudasyndrom, Cauda-equina-Kompressions-Syndrom) werden die Nervenfasern im Rückenmark im Bereich der Cauda equina komprimiert oder beschädigt. Dadurch kommt es zu umfassenden neurologischen Ausfallstörungen.

3.14.1 Pathophysiologie

Das Kaudasyndrom entsteht häufig durch einen schweren medialen Vorfall der Bandscheibe, Tumoren oder Metastasen oder nach Operationen am kaudalen Ende des Rückenmarks (**unterhalb der Segmente L 1/L 2**). Dabei verursachen **Nervenkompressionen** typische und gravierende Funktionsausfälle, die **notfallmäßig operiert** werden müssen (▶ **Abb. 3.27**).

3.14.2 Symptomatik

Je nachdem, welche Nervenbahnen betroffen sind, variieren die Symptome. Charakteristisch sind Sensibilitätsstörungen im Gesäß und an den Oberschenkelinnenseiten (sog. **Reithosenanäs-**

Abb. 3.27 Spinales Epiduralhämatom mit Kompression der Kaudafasern.

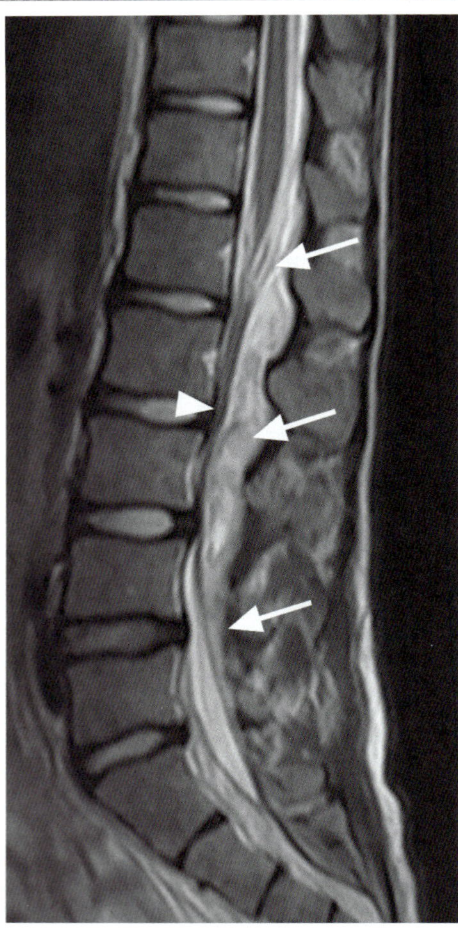

MRT eines Patienten mit einem spontanen Epiduralhämatom. Der Patient hat plötzliche, starke Lumbalgien (Schmerzen) und ein Kaudasyndrom. Die Pfeile zeigen auf mehrere Raumforderungen. Dreieck: Die Kaudafasern werden nach ventral verlagert und komprimiert. *Abb. aus: Siebert E. MRT. In: Grozdanovic Z, Hrsg. Referenz Radiologie – Gefäße. 1. Auflage. Thieme; 2020*

thesie). Die Patienten klagen über radikuläre Rückenschmerzen, die bis über das Knie in die Unterschenkel ausstrahlen. Häufig bestehen motorische Ausfälle im Bein, z. B. eine Fußheberschwäche (S. 126). Ein wichtiges Alarmzeichen sind plötzlich auftretende Defäkations-, Miktions- und Erektionsstörungen.

3.14.3 Diagnostik

Wegweisend sind Anamnese und der Symptomenkomplex, neurologische Untersuchungen erhärten den Verdacht: Häufig fehlen der Patellarsehnen (S. 68)- und/oder der Achillessehnenreflex (S. 69). Der Muskeltonus ist herabgesetzt und die Sensibilitätsprüfung auffällig. Im bildgebenden Verfahren (CT oder MRT) sind die Nervenkompression und ein Prolaps oder Tumoren sichtbar.

3.14.4 Therapie

Das Kaudasyndrom ist ein medizinischer Notfall, bei dem umgehend eine operative Dekompression der Nerven erfolgen muss, und zwar möglichst innerhalb von 6 Stunden nach dem Auftreten der ersten Symptome, sonst sind bleibende Nervenschäden wahrscheinlich. Nur in Einzelfällen (bei entzündlichen Ursachen) können sofortige hochdosierte Gaben von Antibiotika oder Immunsuppressiva eine Alternative zur OP sein.

Fazit – Das müssen Sie wissen

Cauda-equina-Syndrom

Das Kaudasyndrom (Cauda-equina-Syndrom) bezeichnet eine neurologische Ausfallstörung durch eine Querschnittsläsion des unteren Rückenmarks im Bereich der Cauda equina. Die Ursache ist meist eine akute Kompression der Nervenstränge infolge eines Bandscheibenvorfalls. Symptome sind Sensibilitätsstörungen im Gesäß und an den Oberschenkelinnenseiten (sog. Reithosenanästhesie, Reithosenphänomen), radikuläre Rückenschmerzen, die bis über das Knie in die Unterschenkel ausstrahlen, und motorische Ausfälle im Bein. Anamnese, Symptomenkomplex und bildgebende Verfahren ermöglichen die Diagnose. Das Kaudasyndrom ist ein Notfall, bei dem innerhalb von 6 Stunden eine operative Dekompression der Nerven erfolgen muss, da sonst bleibende Schäden drohen.

3.15 Spinale Tumoren

Definition

Spinale Tumoren

Spinaltumoren sind (in der Regel gutartige) Tumoren im Bereich des Rückenmarks und der Wirbelsäule.

Man unterscheidet je nach Ausgangsgewebe zwischen Neurinomen, Meningiomen und Ependymomen. Bösartige Gewebeneubildungen beruhen meistens auf Metastasen eines Lungen-, Prostata- oder Brustkrebses. Die Symptome resultieren meist aus dem Druck, den die Tumoren auf das Rückenmark oder die davon ausgehenden Nervenwurzeln ausüben. Sie sind dann leicht mit Bandscheibenproblematiken (S. 119) zu verwechseln. Nach der Diagnose mittels bildgebender Verfahren ist die operative Entfernung Mittel der Wahl.

3.16 Störungen der Nerven an Armen und Beinen

3.16.1 Paresen von Armnerven

Die Nerven, die Arme, Schultern und Brust versorgen, entspringen aus dem Nervengeflecht **Plexus brachialis**. Die wichtigsten Nerven sind **N. ulnaris, N. radialis, N. medianus**. Das Risiko für Schädigungen durch Traumen und Fehlbelastungen ist in diesem Bereich recht hoch. Je nachdem, welcher Nerv betroffen ist, kommt es zu typischen (auch sichtbaren) Ausfallerscheinungen.

Karpaltunnelsyndrom

Definition

Das Karpaltunnelsyndrom (Medianuskompressionssyndrom, KTS, CTS) bezeichnet die Einengung des **Nervus medianus** im Bereich des Handgelenks. Die Folgen sind Schmerzen, Parästhesien und Kraftverluste der Hand.

Pathophysiologie.

Die Ursache ist meist eine anatomische Anomalie: Der Karpaltunnel, gebildet aus Handwurzelknochen und einem unnachgiebigen Dach aus sehnenartigem Gewebe, durch den der N. medianus und die Blutgefäße verlaufen, ist zu eng (▶ **Abb. 3.28**). Kommt eine **Gewebeschwellung** hinzu, wird die Versorgung des Nervs mit Nähr- und Sauerstoff behindert und der Nerv komprimiert. Die Ursache für solch eine Schwellung ist nicht immer geklärt, mögliche Gründe sind: entzündliche Prozesse (z. B. rheumatische Erkrankungen), Verletzungen, Ödembildung (z. B. bei Schwangerschaft, Wechseljahre, Übergewicht) oder Diabetes mellitus. Betroffen sind vor allem Frauen zwischen 40 und 60 Jahren.

Symptomatik.

Im **Frühstadium** klagen die Betroffenen über flüchtige **Schmerzen und Parästhesien** in den Fingern, gelegentlich auch im Arm. Betroffen sind Mittel- und Ringfinger, später auch Daumen und Zeigefinger. Reiben oder Schütteln verbessert die Situation. Die Symptome sind **nachts stärker**. Später kommen **Taubheitsgefühle** und eine **zunehmende Unbeweglichkeit** der Hand hinzu. Langfristig führt die verminderte Beweglichkeit zu einer **Muskelatrophie**, die sich zunächst am Daumenballen zeigt und zur **Greifschwäche** führt.

Diagnostik.

Der Verdacht ergibt sich aus der **Anamnese zum klinischen Bild**. Sie muss durch bildgebende Verfahren (z. B. **Röntgen**) differenzialdiagnostisch abgesichert werden. Die Diagnosesicherung erfolgt durch die Messung der Nervenleitungsgeschwindigkeit in der **Elektromyografie** (ENG) und -**neurografie** (EMG).

Therapie.

Konservativ wird das Karpaltunnelsyndrom durch Schonung und den Einsatz von Kortikoiden und evtl. Antiphlogistika behandelt. Ist dies längerfristig erfolglos, muss der Karpaltunnel zur Dekompression operativ erweitert werden. Ein ggf. zugrunde liegendes anderes Leiden muss mitbehandelt werden.

Fazit – Das müssen Sie wissen

Karpaltunnelsyndrom

Beim Karpaltunnelsyndrom wird der N. medianus im Bereich des Handgelenks im sog. **Karpaltunnel komprimiert**. Die Nervenkompression führt zunächst zu **Schmerzen**, die bis in die Schulter ausstrahlen können. Später treten **Sensibilitätsstörungen** und ggf. Lähmungen im Versorgungsbereich des N. medianus auf. Durch eine Elektroneurografie wird die Diagnose gesichert. Nach ausbleibendem Erfolg einer konservativen Therapie mit **Schonung** und Kortikoiden wird der N. medianus **operativ** „befreit", indem man das über den Karpaltunnel gespannte Band spaltet.

Abb. 3.28 Karpaltunnel.

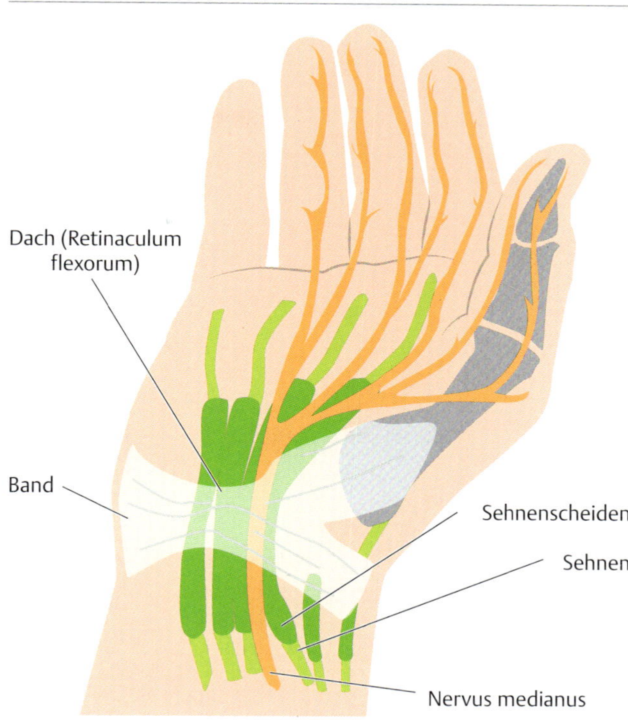

Schematische Zeichnung. Der Karpaltunnel besteht aus dem Unterarm- und dem Handwurzelknochen sowie einem Dach (Retinaculum flexorum) aus sehnenartigem Gewebe und liegt im Bereich des Handgelenks. In ihm verlaufen der Nervus medianus und die Sehnen der Fingerbeugemuskulatur. Schwellen der Nervus medianus oder die Beugesehnen an, so wird der Nerv komprimiert. *Abb. aus: I care Pflege. 2., überarbeitete Auflage. Thieme; 2020*

Parese des N. medianus

Der N. medianus ist ein motorischer und sensibler Nerv und innerviert motorisch die Flexoren (Beuger) von Handgelenk und Fingern. Läsionen entstehen vor allem distal durch ein Karpaltunnelsyndrom (S. 125) oder Frakturen und Luxationen im Ellenbogenbereich (▶ **Abb. 3.29**). Der Patient kann dann **lediglich den kleinen Finger und den Ringfinger beugen** und zeigt beim Versuch, die Faust zu schließen, eine **„Schwurhand"**.

Lerntipps

Merksatz

„Wenn ich vom **Rad falle**, **schwöre** ich bei dem heiligen **Medianus**, dass ich mir die **Ulna kralle.**" (N. radialis = Fallhand; N. medianus = Schwurhand, N. ulnaris = Krallenhand)

Parese des N. ulnaris

Der **N. ulnaris** ist ein motorischer und sensibler Nerv und innerviert motorisch u. a. die Flexoren (Beuger) des Handgelenks und der Fingergrundgelenke sowie die Extensoren (Strecker) der Mittelhand- und Endglieder. Er steuert die Spreizung und Schließung aller Langfinger und die Bewegung der Hand oder der Finger in Richtung der Elle (Ulnarbewegung).

Abb. 3.29 Läsionen der Handnerven.

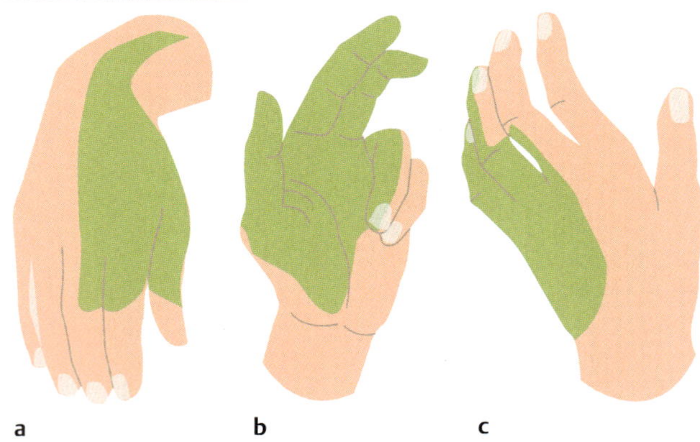

Der sensible Ausfall ist gelbgrün dargestellt.
a Fallhand.
b Schwurhand.
c Krallenhand.
Abb. aus: I care Krankheitslehre. 2., überarbeitete Auflage. Stuttgart: Thieme; 2020. Nach: Middeke M. Anamnese und Untersuchung. In: Füeßl H, Middeke M, Hrsg. Duale Reihe Anamnese und Klinische Untersuchung. 6., aktualisierte Auflage. Stuttgart: Thieme; 2018

Das typische Bild bei einer Schädigung ist die sog. „**Krallhand**" („Krallenhand", „Klauenhand"), charakterisiert durch einen **abgespreizten Daumen und der Streckung im Fingergrundgelenk**. Die Beugung erfolgt nur im Bereich der Fingerendgelenke.

Die Ulnarisparese ist eine der häufigsten peripheren Nervenläsionen, meist bedingt durch Frakturen oder Luxation im Bereich des Ellenbogens. Das genaue Erscheinungsbild ist abhängig von der jeweiligen Lokalisation der Schädigung.

Parese des N. radialis

Bei Schäden im Oberarmbereich (z. B. einer Humerusfraktur nach Sturz) kann der Nervus radialis geschädigt sein. Er ist ein motorischer und sensibler Nerv und innerviert u. a. motorisch die Extensoren (Strecker) in Handgelenk und Finger. Bei einer **Schädigung** können daher die Hand- und die Fingergelenke nicht mehr gestreckt werden und verbleiben in einer **passiven Beugehaltung**. Es resultiert das klinische Bild der **„Fallhand"**. Zusätzlich ist die **Sensibilität** auf der Handrückenseite der Grund- und Mittelglieder des Daumens, des Zeigefingers und Teilen des Mittelfingers beeinträchtigt.

3.16.2 Paresen von Beinnerven

Peroneuslähmung

Der N. peroneus ist der Fuß- und Zehenheber und ein Ast des N. ischiadicus. Eine Peroneuslähmung kann durch verstärkten Druck auf das Fibulaköpfchen entstehen, durch eine Fraktur der Fibula, einen Unterschenkelgips, aber auch durch eine Schädigung im Bereich des L5 durch Ischiadiakuskompression bei einem Bandscheibenvorfall.

Die Lähmung führt zum sog. **Steppergang** (auch Treppensteiggang oder Storchengang), bei dem das Hängen des Fußes durch eine verstärkte Hebung und Beugung des Kniegelenks ausgeglichen wird. Zudem kommt es zu Sensibilitätsausfällen am lateralen Unterschenkel und des Fußrückens. Gehäuft tritt das Geschehen auf bei Leberzirrhose, Multipler Sklerose (S. 101) und Polyneuropathie (S. 110).

Tibialislähmung

Der N. tibialis ist ein Ast des N. ischiadicus. Wird der Nerv z. B. durch einen Bandscheibenvorfall im Bereich L5 oder eine Kompression im Sprunggelenkbereich geschädigt, kann der Fuß nicht mehr gebeugt oder abgerollt werden. Es kommt zu Sensibilitätsstörungen der Fußsohle sowie zu Lähmungserscheinungen. Der Fuß kann nicht mehr angehoben werden und wird über den Boden geschoben (**„Bügeleisengang"**).

Fazit – Das müssen Sie wissen

Läsionen peripherer Nerven

- N. medianus: Schwurhand, Karpaltunnelsyndrom
- N. ulnaris: Krallenhand
- N. radialis: Fallhand
- N. peroneus communis: Steppergang
- N. tibialis: Hohlfuß und Krallenzehen

3.17 Restless-Legs-Syndrom

Definition

Restless-Legs-Syndrom (RLS)

Das Restless-Legs-Syndrom ist eine häufige Bewegungsstörung, die v. a. durch einen unwillkürlichen Bewegungsdrang in den Beinen und Füßen gekennzeichnet ist.

3.17.1 Pathophysiologie

Das Restless-Legs-Syndrom (RLS) wird den hyperkinetischen extrapyramidalen Bewegungsstörungen zugeordnet. Begleitend auftreten kann es bei fortgeschrittener Niereninsuffizienz, Polyneuropathie, Eisenmangel oder als Nebenwirkung bestimmter Medikamente (v. a. Antidepressiva). In der Schwangerschaft kommt das RLS gehäuft vor, verschwindet aber nach der Entbindung meistens wieder komplett. Der genaue Pathomechanismus ist nicht geklärt.

3.17.2 Symptomatik

Leitsymptom des RLS ist ein oft quälender Bewegungsdrang in den Beinen und Füßen, gelegentlich auch in den Armen. Begleitend treten Parästhesien auf. Die Symptome verstärken sich in Ruhe und nachts und können durch Bewegung gemindert werden.

3.17.3 Diagnostik und Therapie

Die Diagnose ergibt sich aus der Anamnese und der Inspektion des Patienten.

Die meisten Patienten müssen nicht behandelt werden. Eisen- und Dopaminpräparate sowie Dopamin-Agonisten können die Beschwerden lindern. Auch Antikonvulsiva werden eingesetzt.

3.18 Vertiefungsfragen zu peripheren Nervenschäden, Bandscheibenvorfällen und Störungen der Nerven

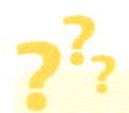

Vertiefungsfragen

Frage 1

Stufen Sie die verschiedenen Störungen innerhalb des peripheren Nervensystems nach dem Grad ihrer Beeinträchtigung für die Betroffenen ein. Welche sind akute Notfälle?

Musterlösung:

Die Einstufung ist abhängig von der Ausprägung und der Ursache der Störung.

- *Eine **Polyneuropathie** beeinträchtigt die Betroffenen zwar, schreitet aber langsam voran und ist teilweise reversibel. Sie ist kein Notfall.*
- *Eine **Trigeminusneuralgie** ist aufgrund der der massiven Gesichtsschmerzen sehr belastend für die Betroffenen. Sie ist allerdings noch kein akuter Notfall.*
- *Eine **Fazialisparese** kann durch einen Schlaganfall oder einen Tumor hervorgerufen werden und muss daher als Notfall bewertet werden.*
- *Eine **Recurrens-Parese** kann durch einen raumfordernden Prozess im Bereich des Mediastinums ausgelöst werden und gilt daher als Notfall.*
- *Bei der Einschätzung eines **Bandscheibenvorfalls** ist entscheidend, wie stark, nachhaltig und an welchem Ort eine Nervenwurzelkompression vorliegt. Ein **Cauda-equina-Syndrom** ist ein akuter Notfall und muss möglichst umgehend operiert werden.*

Frage 2

Welche Gangbilder erwarten sie bei welchen Patienten (mit den in diesem Kapitel vorgestellten Krankheiten)?

Musterlösung:

- *Ein Schlaganfallpatient könnte – je nach Schwere des Apoplex – z. B. eine sog. Zirkumduktion zeigen. Dabei wird das gelähmte Bein im Halbkreis nach außen und vorn geführt.*
- *Ein Patient mit Polyneuropathie zeigt häufig eine Gangataxie, einen unsicheren Gang, bei dem man versucht, Stabilität durch eine Art „Seemannsgang" zu gewinnen.*
- *Ein Patient mit Bandscheibenvorfall zeigt – je nach Lokalisation der Läsion – ggf. eine Schonhaltung. Dazu können eine verminderte Beinmotorik und ausgleichende rudernde Armschwingungen kommen. Dies kann dem „Bügeleisengang" bei einer **Tibialislähmung** sehr ähneln.*
- *Ein Patient mit **Parkinson-Syndrom** zeigt einen steifen, kleinschrittigen und schlurfenden Trippelgang mit nach vorn gebeugter Körperhaltung.*
- *Ein Patient mit **Peroneuslähmung** hat einen sog. sog. Treppensteiggang mit auffälliger Hebung und Beugung des Kniegelenks.*

3.19 Infektionskrankheiten mit Beteiligung des Nervensystems

3.19.1 Meningitis

Definition

Meningitis

Die Meningitis ist eine – meist infektiöse – Entzündung der Hirn- und Rückenmarkshäute. Es handelt sich um einen medizinischen Notfall.

Pathophysiologie

Die häufigste Ursache für eine Meningitis ist eine **Infektion** durch **Bakterien** oder **Viren**. Weitere Ursachen sind u. a. andere Erreger, Schädel-Hirn-Traumen, Strahlen oder Medikamente.

Die Übertragung erfolgt dabei über **Tröpfcheninfektion** von Mensch zu Mensch oder **hämatogen** bei anderen Infektionen im Körper. Infektionen über Vektoren (z. B. Zecken oder Mücken), Stäube oder die Haut sind möglich, aber selten. Menschen mit einem **schwachen Immunsystem** (z. B. im Rahmen einer HIV-Infektion) sind besonders gefährdet.

Die Entzündung der Hirnhäute kann rasch auf das Hirn selbst übergreifen; die dann entstehende **Meningoenzephalitis** kann zu schweren Behinderungen führen und ist lebensbedrohlich.

! Cave

Waterhouse-Friderichsen-Syndrom: schnell und tödlich

Eine gefürchtete Komplikation einer Infektion mit dem Bakterium Neisseria meningitidis (Meningokokken) – insbesondere bei Kindern – ist die Meningokokken-Sepsis und das sog. **Waterhouse-Friderichsen-Syndrom**. Dabei entstehen massive Einblutungen im und am ganzen Körper mit der Folge einer Verbrauchskoagulopathie. Auf der Haut sieht man zunächst feine, punktförmige Blutungen (petechiale Blutungen), die später großflächig zusammenlaufen (Sugillation). Ein Versagen der Nebennierenrinden und das Schockgeschehen können binnen weniger Stunden zum Tod führen. Schon bei geringstem Verdacht muss ein Notarzt verständigt werden. In der Regel ist eine schnellstmögliche hochdosierte Antibiotikum-Gabe lebensentscheidend. Die Meningokokken-Sepsis ist nach § 6 IfSG meldepflichtig.

Mehr zum Waterhouse-Friderichsen-Syndrom lesen Sie im Lernmodul 2 „Biologie, Pathologie, Infektiologie" und im Lernmodul 8 „Atmung, Lunge, Blut, Immunsystem".

Symptomatik

Nach einer Inkubationszeit von wenigen Tagen entsteht bei der **bakteriellen Meningitis** ein akutes **meningitisches Syndrom**. Die Symptome sind stärkste **Kopfschmerzen**, Fieber und **Meningismus** (Nackensteife). Meist kommen eine **Hypersensibilität** (Geräusch-, Licht- und Berührungsempfindlichkeit), Übelkeit und Erbrechen hinzu. Neurologische Aufälle, z. B. Hirndruckzeichen, deuten auf eine Beteiligung des Hirns hin.

Insbesondere Kinder zeigen oft als Schonhaltung einen **Opisthotonus**, einen Krampf v. a. der Rückenstreckmuskulatur. Der Kopf ist dabei rückwärts geneigt, der Rumpf (sog. „Kahnbauch-“ oder „Jagdhundstellung“) und die die Extremitäten sind überstreckt.

Bei Säuglingen kann sich die Fontanelle vorwölben, erste Anzeichen können Trinkschwäche und Schlaffheit sein.

Virale Meningitiden zeigen ähnliche Symptome, können aber langsamer und moderater verlaufen.

Diagnostik

Die Verdachtsdiagnose ergibt sich aus dem **klinischen Bild**. In der körperlichen Untersuchung zeigen sich positive Meningismus-Zeichen (S. 63). Eine **Lumbalpunktion** mit Untersuchung des **Liquors** ist bei Verdacht auf eine Meningitis die beste Möglichkeit, Krankheitserreger nachzuweisen. Auch im Blut können die Erreger nachgewiesen werden. Ein **CT** hilft, die Ursache festzustellen und die Hirndrucksituation abzuschätzen.

Therapie

Bei einer akuten **bakteriellen Meningitis** oder bei Sepsis wird ohne Verzug eine **(meist kombinierte) Antibiose** vorgenommen. Nur bei subakuten Verläufen wird zunächst zur exakten Auswahl des Antibiotikums der Erreger bestimmt.

Virale Meningitiden werden mit dem Virostatikum **Aciclovir i. v.** behandelt.

Je nach Verläufen und Begleiterscheinung kommen auch Kortikoide, Analgetika, Sedativa u. a. zum Einsatz.

Die Meningokokken-Meningitis und -Sepsis ist u. a. im § 6 IfSG gelistet. Es gilt die **Meldepflicht** und gemäß § 24 IfSG ein **Behandlungsverbot** für Heilpraktiker.

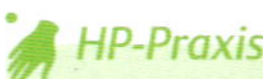

Isolierung, Meldung, Prophylaxe

Patienten mit bakterieller Meningitis müssen isoliert werden. Die Meldung gemäß § 6 IfSG sollte bei V. a. eine bakterielle Meningitis am besten im direkten Kontakt mit dem Gesundheitsamt erfolgen, damit Kontakte des Patienten möglichst schnell erfasst und prophylaktische Maßnahmen (Antibiotika-Behandlung) eingeleitet werden können. Dies gilt auch für Personen und Patienten in der Praxis (Wartezimmer).

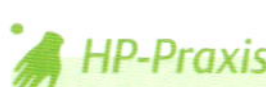

Impfung und Immunität

Die Impfung gegen den Erreger **Meningokokken des Typs C** wird von der **STIKO empfohlen**. Zusätzlich sind auch Impfstoffe gegen die Meningokokken-Typen A, B, W und Y verfügbar. Typ B kommt in Deutschland am häufigsten vor, alle Kinder könnten entsprechend geimpft werden.

Gegen **Pneumokokken** empfiehlt die STIKO für alle Kinder ab dem Alter von 2 Lebensmonaten eine 3-malige Schutzimpfung. Zudem sollten alle über 60-Jährigen sowie bestimmte Risikogruppen geimpft werden.

Gegen **Haemophilus influenzae Typ b** wird von der STIKO für alle Kinder ab dem Alter von 2 Lebensmonaten eine 3-malige Schutzimpfung empfohlen.

Nach einer überstandenen Meningokokken-Infektion besteht eine lebenslange Immunität.

Fazit – Das müssen Sie wissen

Meningitis

Bei einer Meningitis handelt es sich um eine infektiöse **Entzündung der Hirnhäute** (Meningen). Die häufigsten Erreger sind **Viren** und **Bakterien** (v. a. Meningo- und Pneumokokken beim Erwachsenen). Leitsymptome sind **Fieber**, **Kopfschmerzen**, **Nackensteifigkeit** (Meningismus), **Lichtscheu**, **Übelkeit/Erbrechen** und **Nackendehnungszeichen**. Eine gefürchtete Komplikation insbesondere bei **Kindern** mit einer Meningokokken-Meningitis ist das **Waterhouse-Friderichsen-Syndrom**, das durch Haut-, Schleimhaut- und Organblutungen gekennzeichnet ist und über ein Multiorganversagen bei den meisten Betroffenen zum Tod führt.

Bei **bakterieller Meningitis** muss **sofort** (wenn möglich sollten aber trotzdem vorher Blut- und Liquorproben zur Erregerdiagnostik entnommen werden) mit **einer i. v. Antibiotikatherapie** gegen das wahrscheinlichste Keimspektrum begonnen werden. Für Heilpraktiker besteht **Meldepflicht** nach § 6 und **Behandlungsverbot** nach § 24 IfSG. Auch bei Verdacht auf eine **Meningitis mit Herpes-simplex-Virus** muss umgehend Aciclovir i. v. verabreicht werden. Zusätzlich ist eine symptomatische Behandlung nötig (Fieber senken, Hirnödemprophylaxe etc.).

3.19.2 Enzephalitis

Definition

Eine Enzephalitis ist eine entzündliche Erkrankung des Gehirngewebes (im Unterschied zur Meningitis, bei der „nur“ die Hirnhäute betroffen sind).

Pathophysiologie

Eine Enzephalitis kann durch Bakterien, Viren, Pilze oder Parasiten ausgelöst werden.

- **Bakterielle Enzephalitis**: Sie kann direkt durch Absiedelung von Bakterien entstehen (metastatische Form bei Sepsis) oder durch das Ausschwemmen von infektiösem Material (embolische Form bei Endokarditis). Typische Erreger sind Staphylo- oder Streptokokken. Auch die Borreliose kann zu einer Enzephalitis führen.
- **Virale Enzephalitis**: Eine besonders schwer verlaufende Form ist die Herpes-simplex-Enzephalitis. Weitere Viren sind z. B. das FSME oder das Masernvirus.
- Enzephalitis durch **Pilze** (z. B. Candida) und Parasiten (z. B. Toxoplasmose): eher selten und bei Immungeschwächten.

Symptome

Neben (hohem) Fieber, Schüttelfrost und Kopfschmerzen, die häufig zu Beginn auftreten, treten nach einigen Tagen plötzlich Sprachstörungen, Verwirrtheit, epileptische Anfälle und Bewusstseinstrübungen auf.

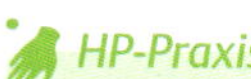

HP-Praxis

Neuropsychologische Defizite

Typisch für die Enzephalitis – im Unterschied zur Meningitis – sind neuropsychologische Defizite (z. B. Sprachstörungen), fokalneurologische Ausfälle (z. B. Sensibilitäts- oder motorische Ausfälle), epileptische Anfälle, ein organisches Psychosyndrom (Wesensveränderung, Verwirrtheit) und Bewusstseinsstörungen.

Diagnostik

Bei einer Sepsis und neurologischen Ausfällen sollte immer auch an eine bakteriell verursachte Enzephalitis gedacht werden. Der Liquorbefund ist häufig nicht so eindeutig wie bei einer bakteriellen Meningitis. Eine Sepsis weist man über Blutkulturen nach.

Die virale Enzephalitis kann man am Anfang nur anhand der klinischen Symptomatik diagnostizieren. Empfohlen wird eine Lumbalpunktion. Der direkte Virusnachweis kann evtl. mittels PCR (Polymerase-Kettenreaktion) gelingen. Die Entzündungsherde im Gehirn können über die Bildgebung (am besten im MRT) nachgewiesen werden. Das EEG ist pathologisch verändert.

Therapie

Eine **bakterielle** Enzephalitis wird mit **Antibiotika** therapiert. Darüber hinaus muss die septische Grunderkrankung so schnell wie möglich behandelt werden. Eine **virale Enzephalitis** wird bei Verdacht auf Herpes-Viren als Auslöser mit dem Virostatikum **Aciclovir i. v.** behandelt. **Symptomatisch** werden Schmerzen, Fieber, Hirndruck behandelt. Die **Prognose** der bakteriellen Enzephalitis ist schlecht. Die Hälfte der Patienten stirbt trotz Behandlung, Überlebende haben häufig **neurologische Ausfälle**. Bei einer viralen Herpes-simplex-Enzephalitis ist die **Letalität** unbehandelt hoch, aber auch nach Therapie bleiben neurologische Restschäden. Aufgrund des potenziell raschen Verlaufs und der schweren Komplikationen einer **Herpes-simplex-Enzephalitis** darf nicht auf den Virusnachweis gewartet werden, sondern bei einem entsprechenden klinischen Verlauf muss sofort Aciclovir verabreicht werden!

Fazit – Das müssen Sie wissen

Enzephalitis

Bei einer Enzephalitis ist das Hirngewebe entzündet, am häufigsten sind Viren (v. a. Herpes-simplex-Virus) und Bakterien (Staphylo-, Streptokokken). Neben Fieber und Kopfschmerzen treten hier – anders als bei der Meningitis – zusätzlich auch neurologische/neuropsychologische Ausfälle (z. B. Sprach-, Sensibilitäts- oder motorische Störungen) und epileptische Anfälle auf. Bildgebung und Liquoruntersuchung sind die entscheidenden diagnostischen Maßnahmen. Die (kausale) Therapie hängt vom Erreger ab. Schon beim geringsten **Verdacht auf eine virale bzw. Herpes-simplex-Enzephalitis** muss wegen des besonders schweren Verlaufs unmittelbar eine **Therapie mit Aciclovir** begonnen werden.

Abb. 3.30 Zeckenbiss.

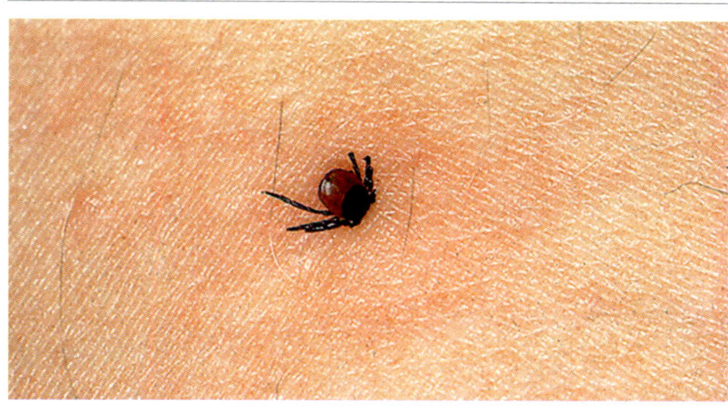

Abb. aus: Fischer M. Erkrankungen durch Zeckenstiche. In: Moll I, Hrsg. Duale Reihe Dermatologie. 8. vollständig überarbeitete Auflage. Stuttgart: Thieme; 2016

3.19.3 Frühsommermeningoenzephalitis (FSME)

Definition

Frühsommermeningoenzephalitis

Die Frühsommermeningoenzephalitis (FSME) ist eine infektiöse Entzündung der Hirnhäute und des Gehirns durch das FSME-Virus, das hauptsächlich über Zeckenstiche übertragen wird.

Pathophysiologie

Die FSME wird durch den Speichel von Zecken in den menschlichen Körper eingebracht. Relevante Vektoren sind derzeit v. a. Zecken (▶ **Abb. 3.30**) in Süddeutschland, Österreich und Osteuropa. Nur 10–30 % der Infizierten zeigen Symptome.

Symptomatik

Wird die Infektion symptomatisch, kommt es nach einer **Inkubationszeit von 1–3 Wochen** zu grippeähnlichen Kopf- und Gliederschmerzen („Sommergrippe") und leichtem Fieber. In ca. 90 % der Fälle klingt die Krankheit dann wieder ab. Im weiteren Verlauf (▶ **Abb. 3.31**) kommt es nach einem **fieberfreien Intervall von einigen Tagen** zu **hohem Fieber** bis zu 40° C mit Übelkeit, **Nackensteifigkeit**, **anhaltenden Kopfschmerzen** und Lichtscheu. Bei ca. 60 % der Fälle kommt es zur Meningitis, bei ca. 40 % zu einer Beteiligung des Gehirns (Enzephalitis) und des Rückenmarks (Myelitis). Dieses Stadium dauert rund 1–2 Wochen und kann mit **neurologischen Störungen** einhergehen.

Diagnostik

Der Verdacht ergibt sich aus der Symptomatik und der Risikoanamnese. Besonders Menschen, die sich sehr viel in Wald und Feld aufhalten, haben ein erhöhtes Risiko. Über die **Blut- und Liquoranalyse** kann ab der 2. Fieberphase der Nachweis spezifischer Antikörper geführt werden.

Abb. 3.31 Verlauf der Frühsommermeningoenzephalitis.

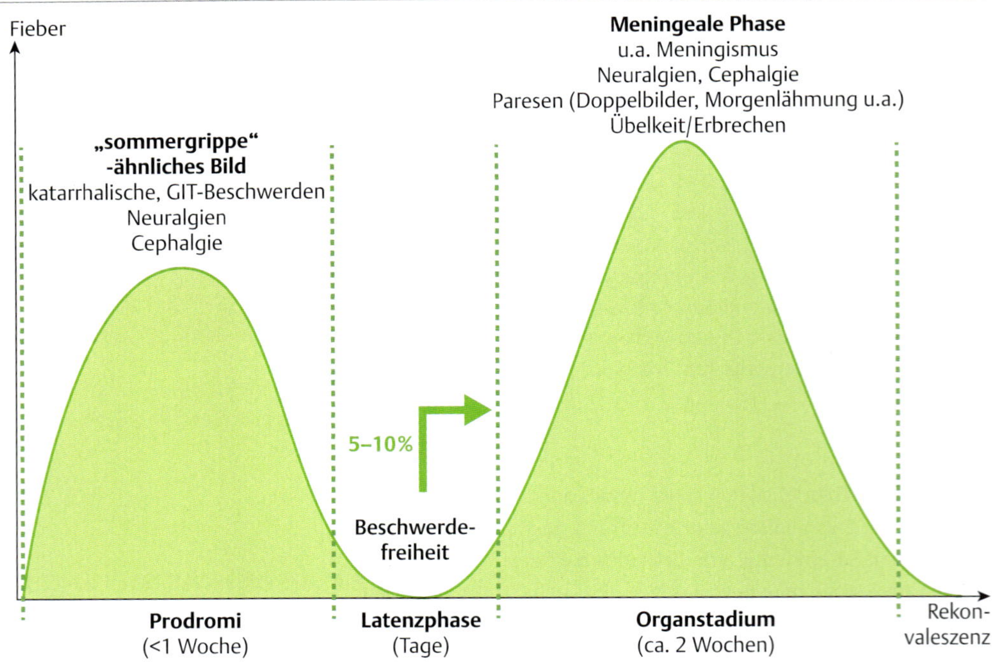

Therapie und Komplikationen

Eine **kausale Therapie ist derzeit nicht möglich**. Die Patienten werden z. B. mit Antibiotika **symptomatisch** behandelt. Nur in schweren Fällen ist eine intensivmedizinische Intervention nötig. Physiotherapie und Logopäde können die Rehabilitation unterstützen.

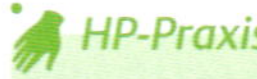

HP-Praxis

Behandlungsverbot für Heilpraktiker

Das FSME-Virus ist im § 7 IfSG gelistet. Daher gilt nach § 24 IfSG ein Behandlungsverbot für Heilpraktiker.

Das Vollbild der Erkrankung kann bleibende neurologische Schäden nach sich ziehen, u. a. Lähmungen, Gleichgewichtsstörungen, Epilepsien, Hör-, Gedächtnis- und Konzentrationsstörungen. Rund 1 % der Patienten mit Meningoenzephalitis verstirbt.

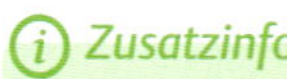

Zusatzinfo

Immunität, Impfung und Prophylaxe

Nach einer überstandenen Infektion besteht eine lebenslange Immunität. Die Impfung gegen den Erreger wird für Risikogruppen empfohlen. Wichtig ist eine möglichst effektive Prophylaxe durch schützende Kleidung, schnelle Zeckenentfernung und die rasche Desinfektion etwaiger Bissstellen.

Fazit- Das müssen Sie wissen

Frühsommer-Meningoenzephalitis (FSME)

Die FSME ist **viral** bedingt und wird durch **Zeckenbisse** übertragen. Nach einer Inkubationszeit von bis zu 3 Wochen folgt eine „grippale Symptomatik“, die in eine Kombination aus Meningitis und Enzephalitis (Meningoenzephalitis) mit gravierenden neurologischen Ausfällen und Bewusstseinsstörungen übergehen kann. Es gibt keine kausale Therapie, daher ist die **aktive Impfung** unbedingt anzuraten. Für Heilpraktiker besteht **Behandlungsverbot**.

3.19.4 Tetanus

Definition

Tetanus

Tetanus (Wundstarrkrampf) wird durch eine Infektion mit dem Bakterium **Clostridium tetani** verursacht. Der Erreger bildet das **Nervengift** Tetanustoxin (Tetanospasmin), das zu tödlichen **Muskelkrämpfen** führen kann.

Pathophysiologie

Der Erreger (Clostridium tetani) ist wie andere Clostridien ein Sporenbildner und gedeiht unter anaeroben (sauerstoffarmen) Bedingungen, z. B. in Erde, Stäuben oder Tierkot. Gelangen die Sporen über kleine Verletzungen in den Körper, bilden sie wieder aktive Bakterien, die unter Luftabschluss die Toxine Tetanospasmin und Tetanolysin in die Blutbahn abgeben. Tetanolysin wirkt hämolytisch und kardiotoxisch; Tetanospasmin gelangt an die hemmenden Synapsen im ZNS und verhindert die Freisetzung von Neurotransmittern. Das Gift erhöht die Erregbarkeit der willkürlichen Muskulatur.

Eine Übertragung von Mensch zu Mensch ist nicht möglich.

Symptomatik

Je näher die Eintrittspforte am ZNS liegt, desto kürzer ist die Inkubationszeit und desto dramatischer verläuft die Erkrankung. Die Inkubationszeit beträgt wenige Tage bis zu 3 Wochen. Es werden verschiedene Formen unterschieden:

Generalisierte Form. Sie ist die häufigste Form und erscheint zunächst wie ein „harmloser" **grippaler Infekt** mit Kopfschmerzen, Schwindel, Myalgien und Schweißausbrüchen. An der Eintrittspforte können sich Missempfindungen zeigen. Es kommt zu Unruhe und einem Tremor der Gliedmaßen. Später kommt es zu typischen Symptomen:

- **Trismus** (Kieferklemme) mit der Unfähigkeit, den Mund zu öffnen
- **„Teufelsgrinsen"** (Risus sardonicus) durch tonische Krämpfe der mimischen Muskulatur
- **Opisthotonus**: Durch Anspannung und Überstreckung der Nacken- und Rückenmuskulatur wölbt sich der Rücken durch und der Patient liegt nur auf den Schulterblättern und dem Gesäß.

Die Betroffenen zeigen **klonische Muskelkrämpfe** der **Extremitäten**, des **Kehlkopfs** und des **Zwerchfells**, die bereits durch geringe akustische, optische oder taktile Reize ausgelöst werden können und 1 bis 2 Minuten andauern. Zusätzlich können kardiovaskuläre Störungen und Herzrhythmusstörungen auftreten. Die spastische Lähmung der Atemmuskulatur kann schließlich zum **Tod durch Ersticken** führen. Die Patienten erleben das Geschehen bei **vollem Bewusstsein.**

Lokalisierter Tetanus. Die Krämpfe bleiben auf die Wundumgebung begrenzt.

Neugeborenentetanus. Er entsteht durch eine perinatale Infektion über die Nabelschnur und kommt in Europa praktisch nicht vor.

Diagnostik

Die Verdachtsdiagnose ergibt sich aus dem klinischen Bild und evtl. der Anamnese (Impfstatus, Verletzung, Risikosituation). Ein Toxinnachweis aus Wundmaterial im Tierversuch ist möglich, ist aber je nach Verlauf und Fortschritt der Erkrankung zweitrangig.

Therapie und Prophylaxe

Eine kausale Therapie ist nicht möglich. Intensivmedizinisch verhindert eine **Herdsanierung** (Eröffnung, Reinigung, Oxidierung und u. U. auch Amputation der Eintrittspforte) die weitere Toxinproduktion und -ausbreitung. Eine **rasche Antitoxin-Gabe** ist oft entscheidend für den Therapieerfolg. Eine Antibiose kann begleitend erfolgen. Die symptomatische Behandlung umfasst je nach Schweregrad: Sedierung, evtl. künstliche Beatmung, Reizabschirmung und medikamentöse Muskelentspannung.

Die beste Prophylaxe ist die Impfung. Diese wird von der STIKO bereits im Säuglingsalter empfohlen und sollte in regelmäßigen Abständen (alle 10 Jahre; im Akutfall bei größeren Verletzungen auch früher) aufgefrischt werden. Die Tetanus-Erkrankung ist nicht im IfSG aufgeführt.

Fazit – Das müssen Sie wissen

Tetanus (Wundstarrkrampf)

Tetanus wird durch den anaeroben Sporenbildner **Clostridium tetani** ausgelöst. Gelangen Sporen in eine tiefe, verschmutzte Wunde, wandeln sie sich in aktive Bakterien um, die das **Nervengift Tetanustoxin** bilden → **Übererregbarkeit** der **Skelettmuskulatur**. Am häufigsten ist die **generalisierte Form** des Tetanus: Akustische und optische Reize lösen Krämpfe der Gesichts-, Kau-, Nacken- und Rückenmuskulatur aus, die u. a. zu **Risus sardonicus** (fixiertes Grinsen), **Trismus** (Kiefersperre) und **Opisthotonus** (Überstreckung von Kopf und Rücken) führen. Lähmung von Zwerchfell und Interkostalmuskulatur → Tod durch **Ersticken**. Patienten sind bei vollem Bewusstsein.
Diagnostik: v. a. durch klinische Symptomatik. **Therapie**: intensivmedizinische Versorgung, sofortige Gabe des **Tetanus-Antitoxins**, **chirurgische** Wundtoilette, **Antibiotika**. Prophylaxe: Impfung (regelmäßige Auffrischung).

3.19.5 Tollwut

Definition

Tollwut (auch Rabies genannt) ist eine in Deutschland seltene Erkrankung des zentralen Nervensystems, die durch das Rabiesvirus hervorgerufen wird und i. d. R. tödlich verläuft.

Pathophysiologie

Das Rabiesvirus wird meist durch den Speichel eines infizierten Tieres übertragen, das den Betroffenen gebissen oder gekratzt hat. Am häufigsten sind Bisse von wildlebenden Hunden. Selten sind Übertragungen über Schmierinfektionen oder Aerosole.

Die Viren vermehren sich für ca. 3 Tage im Muskel- und Bindegewebe an der Eintrittsstelle und wandern dann über die Axone der Nerven in Rückenmark und Gehirn, und von dort in den Körper und u. a. in die **Speicheldrüsen und Tränendrüsen** verteilt. Das Virus wird mit deren Sekreten ausgeschieden.

Symptomatik

Nach einer Inkubationszeit von wenigen Tagen bis zu 3 Monaten zeigt das **Prodromalstadium** zunächst **Allgemeinsymptome** wie Fieber, Kopf- und Gliederschmerzen. Die Eintrittspforte kann Parästhesien und Schmerzen aufweisen. Bereits in dieser Phase klagen einige Betroffene über **psychiatrische Beschwerden** wie Angstzustände und Verstimmungen. In der darauffolgenden **Exzitationsphase** lösen insbesondere der Anblick von laufendem Wasser oder das Hören von Wasserplätschern, aber auch Lichtreize Krämpfe der Schluck- und Kehlkopfmuskulatur aus (**Hydrophobie**). Die Schluckunfähigkeit führt zu Schaum vor dem Mund und Speichelstau. Die Patienten reagieren mit Aggressionen und starken Affektstörungen („Tollwut"). Ein Teil der Betroffenen verstirbt bereits in dieser Phase, bei den weiteren geht die Erkrankung in das **paralytische Stadium** über, in dem durch das Versagen von Herz und Atemmuskulatur der Tod eintritt. Die Erkrankung führt innerhalb von 7–10 Tagen zum Tod.

Diagnostik und Therapie

Die Verdachtsdiagnose wird anhand der Anamnese und des klinischen Bildes gestellt. Laboruntersuchungen können im Speichel und in Gewebsproben des Patienten oder des Tieres den Erreger nachweisen. Ein sicherer Nachweis ist erst postmortal durch Untersuchung des Hirngewebes möglich.

Nach einer Verletzung durch ein verdächtiges Tier muss die **Wunde** umgehend intensiv gereinigt und **desinfiziert** werden. Der Patient muss wegen der **Infektiosität seiner Körperflüssigkeiten** (wie Speichel und Urin) **isoliert** werden. Parallel muss umgehend simultan **aktiv und passiv geimpft** werden. Ohne diese Behandlung endet die Erkrankung tödlich.

Für die Erkrankung besteht gemäß § 24 IfSG ein **Behandlungsverbot** für Heilpraktiker.

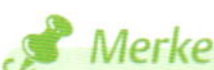

Merke

Besondere Vorsicht bei verdächtigen Tieren

Die Verletzung und bereits der Kontakt mit einem tollwutverdächtigen oder -ansteckungsverdächtigen Tier oder die Berührung eines entsprechenden Tierkörpers sind im § 6 IfSG gelistet und meldepflichtig!

Fazit – Das müssen Sie wissen

Tollwut

Lebensgefährliche Infektionskrankheit, hervorgerufen durch das **Rabiesvirus**; Übertragung meist über den **Speichel** eines erkrankten Tieres (z. B. Fuchs, Hund), selten durch Einatmen der Viren.

Inkubationszeit: kann mehrere Monate dauern. **Prodromalstadium** mit allgemeinem Krankheitsgefühl, Fieber, Kopfschmerzen; dann **Exzitationsstadium** (Reizbarkeit; Krämpfe der Schlund- und Kehlkopfmuskulatur beim Anblick von Wasser); anschließend **paralytisches Stadium** (Muskellähmungen → Atemlähmung, Herzversagen).

Diagnostik: Anamnese und klinische Symptomatik, ggf. Virusnachweis (aus Speichel oder Biopsien); nach dem Tod durch die Untersuchung von Hirngewebe.

Therapie: Patient muss isoliert werden, umgehende aktive und passive Impfung. Bei Ausbruch der Krankheit ist eine Heilung nicht mehr möglich. **Meldepflicht** und **Behandlungsverbot** für Heilpraktiker nach IfSG.

3.19.6 Botulismus

Definition

Botulismus

Botulismus ist eine seltene lebensbedrohliche Erkrankung, die durch Botulinumtoxin, ein Nervengift des Bakteriums Clostridium botulinum, verursacht wird.

Pathophysiologie

Clostridium botulinum ist ein hitzelabiles, **sporenbildendes** Bakterium, welches **anaerob** (d. h. ohne Sauerstoff) wächst. Der wichtigste Übertragungsweg besteht in **kontaminierten Lebensmitteln**: Dosen, eingeschweißten Packungen und Gläsern (▸ **Abb. 3.32**) sowie Räucherware. Die Bakterien gelangen bei der Herstellung in die Produkte.

Clostridium botulinum bildet das **Botulinumtoxin**, welches die Freisetzung von Acetylcholin aus den präsynaptischen Nervenendigungen verhindert. Acetylcholin ist der Überträgerstoff zwischen motorischen Nerven und der von ihnen innervierten Skelettmuskulatur sowie zwischen parasympathischen Nerven und den von ihnen innervierten Muskeln. Durch den Mangel an Acetylcholin kommt es u. a. zu Lähmungen.

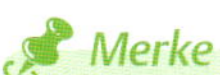

Merke

Tückisch: zäh und unauffällig.

Der Botulismus-Erreger kann nicht nur unter Luftabschluss persistieren, er bleibt auch in Lebensmitteln, die im Kühlschrank gelagert werden, noch aktiv und seine Sporen und Toxine überleben selbst das Erhitzen der Nahrung unter 80° C. Packungen können durch Aufblähung Misstrauen erwecken, schmecken, riechen oder sehen kann man den Befall jedoch nicht.

Abb. 3.32 Botulismus durch Lebensmittel.

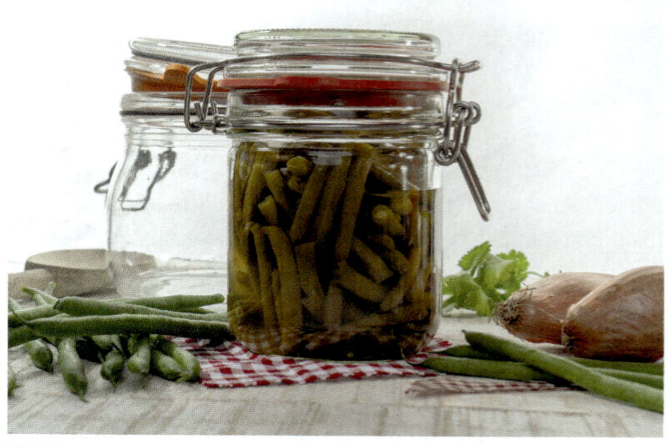

Werden die Regeln zur hygienischen Haltbarmachung nicht eingehalten (z. B. Serilisation), können sich Clostridien in selbst eingeweckten Lebensmitteln vermehren. Nötig sind Temperaturen **über 100 Grad Celsius**, die im privaten Haushalt aus physikalischen Gründen nicht erreicht werden können. *Foto: K. Oborny, Thieme Group*

Eine Sonderform ist der **Säuglingsbotulismus**, bei dem die Sporen typischerweise mit Honig in den Darm gelangen. Die noch wenig ausgebildete Körperabwehr und Darmflora bildet keine ausreichende Barriere gegen die Auskeimung der Bakterien und die nachfolgende Toxinbildung. Deshalb sollen Säuglinge keinerlei Honig, in welcher Form auch immer, erhalten.

Nur äußerst selten ist eine Übertragung über **Wunden**. Entsprechende Fälle sind in Deutschland nur bei i. v.-Drogenkonsumenten bekannt.

Symptomatik

Die Inkubationszeit beträgt meist wenige Stunden. Es können gastroenterologische Symptome wie Übelkeit, Erbrechen und Durchfall auftreten. Anschließend kommt es zu **schlaffen Lähmungen**, die charakteristisch vom **Kopf aus absteigen**. Nur selten entwickeln sich die Beschwerden über einen längeren Zeitraum. Die Paresen äußern sich meist zunächst in **Doppelbilder-Sehen** (Diplopie), einer lichtstarren Mydriasis und oft hängenden Augenlidern (Ptosis). Es folgen **Schluck- und Sprachstörungen** und im weiteren Verlauf eine **Lähmung der Atemmuskulatur**, die zum Tode führen kann. Die Betroffenen haben i. d. R. kein Fieber und erleben die Erkrankung bei erhaltener Sensibilität und vollem Bewusstsein.

Diagnostik

Die Diagnostik erfolgt in erster Linie anhand des **klinischen Bildes**. Der Erreger und die Toxine können in Blut, Magensaft oder Stuhl nachgewiesen werden, dies wird in der Regel aber nicht abgewartet. Cave: Die Erkrankung ist u. a. im § 6 IfSG gelistet, es gilt **Meldepflicht** und nach § 24 IfSG ein **Behandlungsverbot für Heilpraktiker**. Dies entbindet nicht von der Pflicht, in einer potenziell lebensbedrohlichen Situation schnell zu handeln.

Therapie

Bereits bei geringstem Verdacht muss unverzüglich und ggf. intravenös ein Antitoxin verabreicht werden. Wenn die Toxine ins Nervengewebe eingewandert sind und über das Blut nicht mehr zu bekämpfen sind, wird das Antitoxin meist lumbal verabreicht. Eine Antibiotikatherapie ist nur beim Wundbotulismus sinnvoll. Weitere Therapiemaßnahmen (z. B. künstliche Beatmung) sind abhängig von bereits vorliegenden Schädigungen.

Fazit – Das müssen Sie wissen

Botulismus

Lebensbedrohliche Erkrankung, die durch **Botulinumtoxin**, ein Nervengift des Bakteriums **Clostridium botulinum**, verursacht wird. Aufnahme des Toxins meist durch **Lebensmittelintoxikation**. Das Toxin führt zu vom Kopf aus absteigenden **Lähmungen** (u. a. → Schluck- und Sprechstörungen), gehemmte Speichelsekretion (→ Mundtrockenheit), **Bradykardie**, **Hypotonie**; schließlich **Lähmung** der **Atemmuskulatur** (Patient erstickt bei vollem Bewusstsein).
Diagnostik durch klinisches Bild, Nachweis des Toxins im Patientenblut (alternativ ggf. in Stuhl oder Erbrochenem). **Therapie**: intensivmedizinische Überwachung, frühzeitige Gabe des **Antitoxins**. **Meldepflicht** und **Behandlungsverbot** für Heilpraktiker nach IfSG.

3.19.7 Poliomyelitis

Definition

Poliomyelitis

Die Poliomyelitis (spinale Kinderlähmung) ist eine infektiöse, durch das Poliovirus verursachte Entzündung der motorischen Vorderhornzellen des Rückenmarks, die zu anhaltenden Lähmungen führen kann. Die Erkrankung betrifft vorwiegend Kinder und wird auch als Kinderlähmung bezeichnet.

Pathophysiologie

Polio wird unter schlechten hygienischen Bedingungen fäkal-oral durch Schmier-, seltener durch Tröpfcheninfektion übertragen. Nach oraler Aufnahme gelangt es in den Darm, vermehrt sich dort und gelangt auf dem Blutweg in das Nervensystem. Im Rückenmark zerstört es die motorischen Vorderhornzellen.

Symptomatik

Über **95 %** der Infektionen verlaufen trotz nachweisbarer Gewebsschäden **inapparent** (**abortive Poliomyelitis**) und erzielen eine stille Feiung (Immunisierung). Bei symptomatischen Patienten zeigen sich nach einer Inkubationszeit von bis zu 3 Wochen zunächst Symptome eines grippalen Infekts mit Darmbeteiligung (Übelkeit und Bauchschmerzen), die meistens nach kurzer Zeit wieder abklingen. **1–2 %** der Infizierten entwickeln eine Hirnhautentzündung (**aseptische Meningitis; nichtparalytische Poliomyelitis**) mit klassischen Symptomen der Meningitis (S. 127). Bei weniger als **1 %** der Patienten erscheint das typische Bild der „Kinderlähmung" (**paralytische Form**). Nach 1- bis 2-tägiger Latenz kommt es zu Fieber und einer mehr oder weniger ausgeprägten asymmetrischen schlaffen Lähmung vorwiegend an den Beinen. Selten sind auch andere Muskelstrukturen (Arme, Bauch, Herz, Atmung) betroffen. Da nur die motorischen Nervenanteile geschädigt werden sind, bleibt die **Sensibilität erhalten**. Typisch für den Beginn der paralytischen Form ist in vielen Fällen eine **„Morgenlähmung" des noch am Vorabend gesund erscheinenden Kindes**.

! Cave

Beachten Sie: Bei jeder plötzlichen Lähmung muss an **Polio** gedacht werden!
Der Verdacht auf Poliomyelitis (d. h. jede akute schlaffe Lähmung bei erhaltener Sensibilität ohne traumatischen Hintergrund) muss nach § 6 IfSG gemeldet werden.

Diagnostik

Die Verdachtsdiagnose wird anhand der klinischen Symptome gestellt. Im Labor kann der Erreger im Rachen, Stuhl oder Liquor nachgewiesen werden. Zudem können Antikörper bestimmt werden.

Therapie

Eine ursächliche Behandlung der Poliomyelitis ist nicht möglich. Die **symptomatische Therapie** umfasst den Einsatz von Medikamenten zur Entzündungshemmung und Schmerzlinderung sowie **physiotherapeutische Maßnahmen**. Spätschäden des Atemapparats müssen evtl. intensivmedizinisch (einschl. maschineller Beatmung) behandelt werden. Periphere Lähmungen können sich mithilfe intensiver Physiotherapie zurückbilden. Bei zentralen Paresen sind die Heilungschancen gering, die Letalität beträgt bis zu 20 %.

Die Erkrankung ist u. a. im § 6 IfSG gelistet, es gilt Meldepflicht und für Heilpraktiker ein Behandlungsverbot nach § 24 IfSG.

3.19.8 Borreliose

Definition

Die Borreliose (Lyme-Borreliose) ist eine multisystemische bakterielle Infektionskrankheit, die v. a. durch Zecken übertragen wird. Der Erreger ist das Bakterium Borrelia burgdorferi.

Pathophysiologie

Der Erreger wird durch einen Stich auf den Menschen übertragen, hauptsächlich von Zecken, aber auch von bestimmten Mückenarten, Bremsen oder Flöhen. Ein großer Teil der Stiche führt nicht zur Infektion bzw. zu einer Infektion ohne nennenswerte Symptome.

Symptomatik

Das klinische Bild der Lyme-Borreliose verläuft in 3 Stadien:

- Nach einer Inkubationszeit von wenigen Tagen bis 2 Wochen beginnt **Stadium I** als **Lokalinfektion**. Um den Zeckenstich breitet sich ringförmig ein scharf abgegrenztes schmerzloses Erythem aus, das zentral blasser wird (**Erythema migrans**, „Wanderröte", siehe ▸ **Abb. 3.33**). Auch **unspezifische Allgemeinsymptome** wie Fieber, Kopfschmerzen, Myalgien, Arthralgien und Lymphknotenschwellungen sind möglich.
- Im **Stadium II** breitet sich der Erreger über Wochen bis Monate im Körper aus (frühe Disseminierung) und befällt Gelenke, Muskeln, das Nervensystem und weitere Organe. Typisch sind Gelenkentzündungen (**Arthritiden**), die v. a. das Knie betreffen. Der Befall von Muskeln und Nerven (Neuroborreliose) äußert sich in einer Meningitis oder **Karditis.** Entzündete Rückenmarksnervenwurzeln (durch **Radikulitis**) können zu brennenden Schmerzen im Bereich der Bissstelle führen. Häufig sind auch asymmetrische und unsystematisch verteilte schlaffe Lähmungen sowie sensible Ausfälle. Wenn Hirnnerven betroffen sind, kommt es zu Lähmungen der Gesichtsmuskulatur (Fazialisparese). Bei der Inspektion können deutliche rötlich verfärbte Schwellungen von Lymphknoten (**Lymphadenosis cutis benigna**) oder anderem lymphatischem Gewebe auffallen.
- **Stadium III** (chronischer Verlauf) kann Monate bis Jahre nach erfolgter Infektion auftreten. Chronische Verläufe mit Herzrhythmusstörungen und Muskelatrophien sowie weiteren Symptomen der Neuroborreliose zeigen ein oft diffuses Krankheitsbild.

Abb. 3.33 Erythema migrans bei Borreliose.

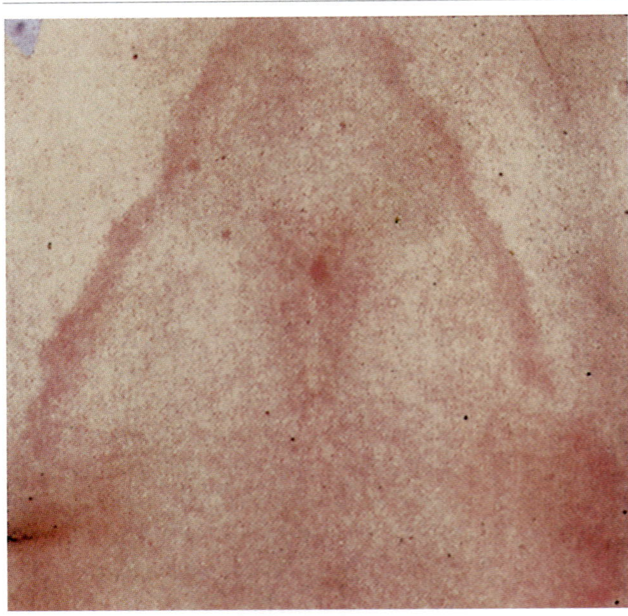

An der Stichstelle entsteht eine Rötung, die sich ringförmig ausbreitet und zentral abblasst (Erythema migrans). *Abb. aus: Meissner M. Borrelia-burgdorferi-Infektion. In: Moll I, Hrsg. Duale Reihe Dermatologie. 8. vollständig überarbeitete Auflage. Thieme; 2016*

Diagnostik

Die Diagnose gelingt am besten, wenn das Erythema migrans entdeckt wird. Leider ist die Hauterscheinung jedoch nicht obligatorisch und wird oft nicht bemerkt. Eine Risikoanamnese und selbst der Nachweis eines Zeckenstiches bieten nur Anhaltspunkte, keine Belege. Der Nachweis gelingt im Labor durch Antikörper im Serum oder Liquor.

Therapie

Therapie der Wahl ist eine dem Stadium entsprechende antibiotische Therapie – zu Beginn der Erkrankung ist meist eine orale Therapie mit Doxycyclin ausreichend. Von einer generellen vorbeugendenden Antibiotikatherapie ist abzuraten. Auch chronische Verläufe werden neben einer symptomatischen Therapie antibiotisch behandelt. Vor allem in Zeckenendemiegebieten sollte man nach Aufenthalt im hohen Gras o. Ä. den ganzen Körper nach Zecken absuchen und diese möglichst früh entfernen.

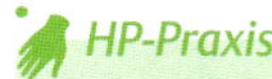

HP-Praxis

Meldepflicht und Behandlungsverbot bei Borreliose

Die Borreliose ist nicht obligatorisch im § 6 IfSG gelistet, sondern nur in einigen Bundesländern aufgenommen. Informieren Sie sich über die jeweiligen Regelungen in Ihrem Bundesland. Ggf. bestehen für Heilpraktiker Meldepflicht und Behandlungsverbot.

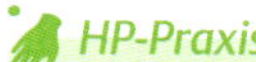 *Fazit – Das müssen Sie wissen*

Borreliose

Erreger ist das Bakterium Borrelia burgdorferi, das v. a. durch Zeckenstiche übertragen wird. Im Frühstadium kann es um die Einstichstelle zu einer ringförmigen, zentral abgeblassten Rötung kommen (Erythema migrans). Darüber hinaus sind grippeähnliche Symptome, Fieber, Gelenk- und Muskelschmerzen möglich. Im Rahmen einer Neuroborreliose kann es u. a. zu einer Hirnhaut- (Meningitis) und Gehirnentzündung (Enzephalitis) kommen. Manche Patienten klagen über Schmerzen aufgrund entzündeter Nervenwurzeln oder entwickeln eine Fazialisparese. Die Borreliose wird antibiotisch behandelt. Da es keine Impfung gibt, ist die Prophylaxe sehr wichtig: Zecken sollten frühzeitig komplett entfernt werden. Je nach Bundesland können für Heilpraktiker Meldepflicht und Behandlungsverbot bestehen.

3.19.9 Herpes zoster (Gürtelrose)

Definition

Herpes zoster

Der Herpes zoster (Gürtelrose) wird durch das Varizella-Zoster-Virus ausgelöst und ist eine Zweitmanifestation von meist in der Kindheit durchgemachten Windpocken (Varizellen). Das Krankheitsbild kann auf ein geschwächtes Immunsystem hindeuten.

Pathopyhsiologie

Varizella-Zoster-Viren werden nach der Erstinfektion (Windpocken, Varizellen) nicht vollständig aus dem Körper eliminiert, sondern „verstecken" sich teilweise jahrzehntelang in sensiblen Ganglien, entweder entlang des Rückenmarks oder im Bereich des Nervus trigeminus. Varizellen finden Sie auch im Lernmodul 2 „Biologie, Pathologe, Infektiologie".

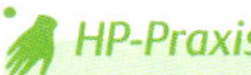 *HP-Praxis*

Hinweis auf geschwächtes Immunsystem

Herpes zoster kommt sehr häufig bei Störungen des Immunsystems vor: u. a. bei AIDS, Morbus Hogdkin, Karzinomen, Sarkomen und anderen malignen Neubildungen, unter einer immunsuppresiven Therapie, bei älteren Menschen oder bei Stress und Traumen.

Symptomatik

Typisch für den Herpes zoster sind wie bei den Windpocken Hautveränderungen (Rötung, flüssigkeitsgefüllte Bläschen) und Schmerzen, die meistens einseitig und scharf begrenzt auf das Versorgungsgebiet eines Rückenmarknervs (= Dermatom) sind. Prinzipiell kann die Krankheit überall am Körper auftreten, am häufigsten betroffen sind Dermatome im Thoraxbereich, gefolgt vom Gesichtsbereich (Äste des N. trigeminus).

HP-Praxis

Impfung

Die ständige Impfkommission des Robert-Koch-Instituts (STIKO) empfiehlt die Impfung gegen Herzes zoster mit einem Totimpfstoff für alle über 60-Jährigen und für Personen ≥ 50 Jahre mit einer erhöhten gesundheitlichen Gefährdung für das Auftreten eines Herpes zoster infolge einer Grundkrankheit oder für Personen mit angeborener bzw. erworbener Immundefizienz bzw. Immunsuppression.

Diagnostik

Heftige Schmerzen im Zoster-Dermatom geben einen ersten Hinweis. Häufig sind die regionalen Lymphknoten vergrößert. Die typischen Hautveränderungen (kleine Bläschen auf geröteter Haut, segmental und halbseitig begrenzt) machen die Diagnose leicht. Im Labor findet man einen erhöhten Zoster-Titer im Serum, im Liquor sind v. a. Lympho- und Monozyten erhöht.

 *HP-Praxis*

Meldepflicht und Behandlungsverbot

Das Varizella-Zoster-Virus und die Windpocken stehen unter §§ 6 und 7 im IfSG, daher bestehen für Heilpraktiker nach § 24 IfSG Meldepflicht und Behandlungsverbot für Windpocken und Gürtelrose.

Therapie

Systemisch wird Herpes zoster mit einem Virustatikum, z. B. Aciclovir behandelt. Eine Lokaltherapie kann nötig werden, um bakterielle Superinfektionen zu verhindern. Die Ursache für die Reinfektion sollte herausgefunden werden, z. B. ein Melanom.

Transferbeispiel

Überprüfungssituation

Prüferin: „Ich komme jetzt als Patient zu Ihnen. Ich bin ein Mann, 73 Jahre alt und vorhin gefallen."
HPA: „Aha, wo sind Sie denn gefallen? Was führt Sie denn jetzt in die Praxis?"
Prüferin: „Am Hochsitz. Die alte Leiter muss wohl etwas moosig gewesen sein. Unglücklich gestürzt."
HPA: „Und nun haben Sie eine Wunde?"
Prüferin: „Ja, so eine Macke am Kopf. Da ist auch Dreck dran."
HPA: „O.k., dann kümmere ich mich zunächst um die Wunde, inspiziere sie, säubere sie und versorge sie mit einem Pflaster oder einem anderen Wundverband – je nach Ausmaß der Sache."
Prüferin: „Gut, kann ich jetzt gehen?"
HPA: „Nein! Mich interessiert jetzt natürlich, ob dieser Sturz irgendwelche Folgen hatte. Ich denke da z. B. an ein Schädel-Hirn-Trauma."
Prüferin (schlüpft kurz aus ihrer Rolle): „Ah so, interessant. Sagen Sie dem Patienten das?"
HPA: „Nein, nicht direkt. Aber ich sage schon, dass ich wissen will, ob da noch was passiert ist."
Prüferin: „Und wie machen Sie das?"
HPA: „Als Erstes würde ich dem Mann in die Augen schauen. Sehe ich an den Pupillen Auffälligkeiten, z. B. eine Anisokorie?"

Prüferin: „Nein. Keine Anisokorie!“
HPA: „Etwas anderes?“
Prüferin (grinst): „Na ja, die Pupillen sind schon recht groß. “
HPA: „Der gute Mann wird wohl keine Drogen genommen haben? Davon gehe ich jetzt mal aus. Sehe ich sonst noch was im Augenbereich? Wie ist es denn, wenn ich da mit meiner Diagnostiklampe reinleuchte?“
Prüferin: „Die Augenlider hängen auch ein bisschen ... wie, wenn man sehr müde ist. Und mit der Lampe ... tja, die Pupillen reagieren auf Licht kaum.“
HPA: „Oh, das ist aber alarmierend!“
Prüferin: „Woran denken Sie denn jetzt?“
HPA: „Auf jeden Fall an eine neurologische Störung. Kein Apoplex, eher etwas Systemisches. Aber ich habe ehrlich gesagt noch keine Ahnung.“
Prüferin: „Alles gut. Machen Sie mal weiter.“
HPA: „Hat der Mann auch Sehstörungen?“
Prüferin (schlüpft in die Patientenrolle zurück): „Ach ja, so richtig gut gucken kann ich nicht.“
HPA: „Was heißt das genau? Ist das eher ein unscharfes Sehen? Oder sehen Sie Teilbereiche nicht? Oder sehen Sie Doppelbilder? “
Prüferin: „Ja, Doppelbilder ... so könnte man das nennen. Das ist ein bisschen wie Schielen.“
HPA: „Oje, was haben Sie denn gegessen?“
Prüferin: „Mir ist aber nicht schlecht. Das heißt, nur ein klein bisschen. Kann nicht am Essen liegen!“
HPA: „Ich denke jetzt an Botulismus. Die Doppelbilder und die beidseitige Ptosis legen das nah. Das würde ja auch den Sturz erklären!“
Prüferin (schaut fragend)
HPA: „Ja, wenn der Mann nicht richtig sehen kann, könnte die Leiter vom Hochsitz ja zum Problem werden!“
Prüferin (lächelt, wird wieder zum Patienten): „Gut. Also, ich hatte was Eingemachtes mit. Von meiner Schwester. Schmeckt auch kalt.“
HPA: „O.k., das ist fast schon klassisch. Ich habe ja vorher schon gedacht, dass es sich hier um einen Notfall handelt. Das ist es jetzt auch!“
Prüferin: „Wieso? “
HPA: „Wenn da ein Botulismus zugrunde liegt, dann braucht der Mann – oder Sie – jetzt dringend ein Antitoxin!“
Prüferin: „Was ist denn, wenn ich das nicht bekomme?“
HPA: „Dann droht eine Lähmung der Atemmuskulatur!“
Prüferin: „Das ist richtig!“
Fallbeispiel fiktiv.

3.20 Vertiefungsfragen zu Infektionskrankheiten mit Beteiligung des Nervensystems

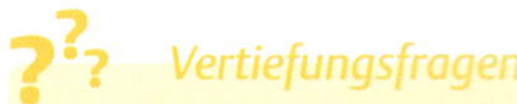
Vertiefungsfragen

Frage 1

Vergleichen Sie kurz die Meningokokken-Meningitis mit der FSME.

Musterlösung:

Die Meningokokken-Meningitis wird durch Bakterien, die FSME durch Viren ausgelöst. Während die Meningokokken schnell ein heftiges Krankheitsbild mit hohem Fieber hervorrufen, findet man bei der FSME den typischen Verlauf bei viralen Infekten: Erst nach einem unspezifischen Prodromalstadium und einem fieberfreien Intervall kommt es zu den charakteristischen Zeichen der Meningitis. Die FSME verläuft in den allermeisten Fällen harmlos, während die Meningokokken-Infektion in vielen Fällen fulminant verläuft. Nicht selten kommt es zur lebensbedrohlichen Komplikation der Sepsis.

Frage 2

Wie ähneln und unterscheiden sich die Symptome bei Tetanus und Tollwut?

Musterlösung:

Sowohl Tetanus als auch Tollwut können eher unspezifische Allgemeinsymptome hervorrufen, u. a. Kopfschmerzen oder Myalgien. Bei beiden Erkrankungen kann es an den Eintrittspforten zu Parästhesien und im Bereich des Rachens zu Symptomen kommen. Letztere sind im Fall von Tetanus eher Krämpfe, bei der Tollwut ist es eher ein Wundgefühl. Bei beiden Erkrankungen können sich im fortgeschrittenen Stadium generalisierte Krämpfe mit Ausbildung eines Opisthotonus zeigen. Die Krämpfe sind bei der Tollwut eher im Bereich der Atemmuskulatur, beim Tetanus auch an den Extremitäten und am Kehlkopf lokalisiert. Deutliche Unterschiede gibt es bei den Leitsymptomen: Beim Tetanus treten eine Kieferklemme (Trismus) und Kontraktion der Gesichtsmuskulatur (Risus sardonicus) auf, bei der Tollwut reagieren die Betroffenen äußerst empfindlich auf Umweltreize, insbesondere auf den Anblick oder das Geräusch von Wasser (Hydrophobie).

Sachverzeichnis